What Every Parent Needs to Know
Autism Spectrum Disorder

儿童孤独症谱系障碍家长指南

第 2 版

主编　Alan I. Rosenblatt　Paul S. Carbone

主译　杨　健　赵冬梅

译者　（以姓氏笔画为序）

首都儿科研究所

王　昕　王　琳　冯晨辉　朱一可　任永颖　刘思奇

刘婉婷　李冬青　杨　健　吴馨如　张　樊　张建昭

苗　硕　唐　鑫　曹佳捷

山东大学齐鲁儿童医院

王美云　邢梦娟　杜玉杰　李　宁　邹宇平　张冬冬

张艳卿　陈　飞　赵冬梅

首都医科大学附属北京儿童医院

崔永华

吉林大学第一医院

贾飞勇

审阅　（以姓氏笔画为序）

首都儿科研究所

刘传合　张建昭

U0284087

人民卫生出版社
·北京·

American Academy of Pediatrics
DEDICATED TO THE HEALTH OF ALL CHILDREN®

版权所有，侵权必究！

图书在版编目（CIP）数据

儿童孤独症谱系障碍家长指南 /（美）艾伦·I. 罗森布拉特（Alan I. Rosenblatt）主编；杨健，赵冬梅主译 . —北京：人民卫生出版社，2022.10
ISBN 978-7-117-33731-1

Ⅰ. ①儿… Ⅱ. ①艾… ②杨… ③赵… Ⅲ. ①小儿疾病 – 孤独症 – 防治 – 指南 Ⅳ. ①R749.94-62

中国版本图书馆 CIP 数据核字（2022）第 188486 号

| 人卫智网 | www.ipmph.com | 医学教育、学术、考试、健康，购书智慧智能综合服务平台 |
| 人卫官网 | www.pmph.com | 人卫官方资讯发布平台 |

图字：01-2019-6762 号

儿童孤独症谱系障碍家长指南
Ertong Guduzheng Puxi Zhang'ai Jiazhang Zhinan

主　　译：杨　健　赵冬梅
出版发行：人民卫生出版社（中继线 010-59780011）
地　　址：北京市朝阳区潘家园南里 19 号
邮　　编：100021
E - mail：pmph @ pmph.com
购书热线：010-59787592　010-59787584　010-65264830
印　　刷：北京顶佳世纪印刷有限公司
经　　销：新华书店
开　　本：889 × 1194　1/32　印张：8.5
字　　数：253 千字
版　　次：2022 年 10 月第 1 版
印　　次：2022 年 11 月第 1 次印刷
标准书号：ISBN 978-7-117-33731-1
定　　价：75.00 元
打击盗版举报电话：010-59787491　E-mail：WQ @ pmph.com
质量问题联系电话：010-59787234　E-mail：zhiliang @ pmph.com
数字融合服务电话：4001118166　E-mail：zengzhi @ pmph.com

评　论

对于想要了解孤独症谱系障碍的父母来说,本书可以极好地帮助他们学习相关知识,同时倡导父母让他们的孩子生活在一个被珍视、被尊重和赋予尊严的世界中。

Timothy P. Shriver, PhD

Chairman of the Board, Special Olympics

简洁明了,通俗易懂,内容广泛,包括诊断、各种行为疗法、家庭压力问题和许多其他重要信息,是适合孤独症儿童家长阅读的基础读物。

Temple Grandin

Author, *Thinking in Pictures*: *My Life With Autism*

这是一本优秀的书,孤独症谱系障碍患儿家长可以从中获取大量信息。对想要帮助孤独症儿童,充分发挥其潜力的人来说更是必读书。美国儿科学会和本书编者、儿科医生 Alan Rosenblatt 和 Paul Carbone(碰巧也是孤独症谱系障碍儿童的父亲)认为该书非常值得一读。

Richard E. Besser, MD, FAAP

Former Chief Health and Medical Editor,

ABC News

在孩子被诊断为孤独症谱系障碍后,他们的父母可以从本书中找到孤独症谱系障碍的相关知识。美国儿科学会和 Carbone、Rosenblatt 博士以通俗易懂的语言解释了很多复杂的问题,我将向需要孤独症谱系障碍相关信息的家庭推荐此书。

Patricia Wright, PhD, MPH

National Director, Autism Services, Easter Seals

这是每一位有孤独症谱系障碍孩子的家长都需要读的书。这本书从婴儿期到成年期的每个发展阶段,都概述了作为父母如何通过游戏、语言鼓励、计划以及与专业人士合作来帮助孩子。关于家庭关系、与儿科医生的关系,以及家长作为倡导者参与的方式等章节,都为家长提供了指导和鼓励。书中也有多个家庭在讲述的故事中,描述了家庭中父母的经历和应对策略,提供了希望和安慰。

Nora Wells, MEd

Director of Programs, Family Voices

翻阅《儿童孤独症谱系障碍家长指南》,与其说是阅读一本书,不如说是与孤独症专家进行了一次交谈。书中关于家庭、倡导和资源的章节尤其有用。本书信息准确,综合性高,以富有同情心、易于读者阅读的风格撰写,穿插着鼓舞人心的故事和可爱的幽默。大多数家长会对其中一些故事产生共鸣,有些故事会同时带来眼泪和微笑。这是家长、服务提供者和倡导者的必备书。

Chris Plauché Johnson, MEd, MA, MD, FAAP

Medical Director, Autism Community Network

Clinical Professor (Retired), University of Texas

Health Science Center at San Antonio

Cochair, American Academy of Pediatrics

Autism Subcommittee (2003—2007)

注意

　　本书中包含的信息旨在补充而不是代替您孩子儿科医生的建议。在开始任何治疗或干预计划之前，您应该咨询您孩子的儿科医生，他们可以结合您孩子的个人需求，根据症状向您提供治疗建议。如果您对本书中的信息如何应用于您的孩子有疑问，请咨询您孩子的儿科医生。

　　为了保护个人隐私，每位家长的故事中的姓名和身份细节可能已经被更改，这部分内容仅供参考。这些经历可能适用也可能不适用于每个家庭，也不代表是治疗的唯一选择。在开始任何治疗或干预计划之前，您应该咨询您孩子的儿科医生，他们可以结合您孩子的个人需求，根据症状向您提供治疗建议。

　　本书中提到的产品仅供参考，书中提到的产品并不代表其受美国儿科学会的保证或认可。

　　除特别注明外，本书中的信息和建议对男女儿童均适用。为了说明这一点，我们在整本书中选择交替使用男性代词和女性代词。

致　谢

Editors

Alan I. Rosenblatt, MD, FAAP

Paul S. Carbone, MD, FAAP

American Academy of Pediatrics Board of Directors Reviewer

David Bromberg, MD, FAAP

American Academy of Pediatrics Lead Staff

Kathryn Sparks
Manager, Consumer Publishing

Alex Kuznetsov
Manager, Children With Special Needs Initiatives

Medical Reviewers/Contributors

Alyssa R. Rosen, MD, FAAP

Lisa Shulman, MD, FAAP

Katharine Zuckerman, MD, FAAP

Parent Reviewers

Donna M. Johnson, MHS

Kelly King

Writer (First Edition)

Winnie Yu

专家序

对于有孤独症谱系障碍（autism spectrum disorder, ASD）患儿的家长，我诚挚地向您推荐此书。在本书中，您可以通过作者详细的叙述，了解 ASD 的相关信息，并找到作为家长参与 ASD 孩子成长过程的恰当方法。本书对从事儿童心理行为发育、儿童保健、儿科临床等专业的人员也有重要的参考价值。

ASD 是患病率较高，其诊断、治疗和康复都较复杂的疾病，近年来越来越引起广泛的关注，需要医生、社会、家长等共同努力，提高 ASD 孩子的生活质量，不断改善治疗和康复的效果。随着 ASD 早发现、早干预这一重要理念的逐年推广和不断深入，家长关注孩子潜在的发育问题、与医生合作进行早期干预的重要性逐渐显现。

本书系统地介绍了作为家长如何对患 ASD 的孩子从婴儿期到成年期各个发育阶段提供支持，以及如何与相关医护人员合作以发挥 ASD 孩子最大的优势潜能，有助于家长充分了解 ASD 相关知识；同时，对于医疗保健人员如何帮助 ASD 孩子，本书也以简洁的语言提供了一定的指导，能够帮助医护人员在临床工作中提高对 ASD 的认识，更好地为孩子和家长提供专业服务和帮助。

总而言之，无论是家长还是专业人员，这本书都无疑是一部极好的指导手册，提供了有关 ASD 的丰富信息，有助于家长及专业人员对于 ASD 做到早发现、早干预。

朱宗涵　教授
首都儿科研究所研究员
宋庆龄儿科医学奖专家委员会主任
中国医师协会儿科医师分会首任会长
中华预防医学会儿童保健分会原主任委员

中文版序

孤独症谱系障碍（autism spectrum disorder，ASD）是一种神经发育障碍性疾病，主要临床表现为持久性的社会交往障碍以及狭窄兴趣和重复刻板的行为方式，除了这两个核心特征外，ASD 患者还可能共患癫痫、焦虑、智力障碍、语言障碍及运动障碍等疾病。近年来，ASD 的患病率在全球呈现上升趋势，报道为 1‰~3‰，男性高于女性。该病致残率、共患病率高，有 ASD 儿童的家庭通常承担巨大的精神和经济负担。因此，ASD 儿童的早期识别和干预对其健康成长和家庭生活质量至关重要。

ASD 的诊断需要医生和家长的共同参与和配合。ASD 儿童的临床症状不会完全相同，症状的严重程度也存在差异。父母、儿科医生通过观察孩子在玩耍、学习、说话或行为方式上的不同之处，关注 ASD 的一些早期迹象，可以达到 ASD 早期诊断的目的。

在整个干预计划和干预训练中，家长的重要性不言而喻，尽早进行干预非常重要。ASD 的症状在每个孩子身上的表现不尽相同，因此 ASD 患儿需要个性化的干预计划，有所侧重地进行不同功能的康复训练。2020 年，美国国家孤独症干预专业发展中心明确地将家长执行干预作为孤独症循证实践的重要干预方法，即家长通过系统培训并运用个性化干预手段，可以改善孤独症儿童的功能，促进其健康发展。另外有研究表明，家长参与的干预模式可以有效减轻 ASD 儿童父母的焦虑和抑郁情绪，使其正确地参与到孩子的干预训练中，与患儿建立正常的亲子关系。总之，家长积极参与，同儿科医生良好合作，有利于尽早对 ASD 患儿进行个性化干预，促进 ASD 患儿的康复和成长。

本书由美国儿科委员会 Alan I. Rosenblatt 博士及儿科教授 Paul S. Carbone 主编，美国儿科学会出版，全书共 15 章，涵盖了 ASD 的概况、诊断、行为干预、教育、药物治疗等内容。作者对孤独症诊治的各个环节做了详细的描述，指导家长从幼儿到成人的每个发展阶段，通过日常生活、游戏等方式帮助孩子,语言通俗易懂,是一本有助于家长客观正确认识 ASD 的指导手册。书中对于重要的内容,如 ASD 的典型表现、药物治疗等,以问答的形式呈现,简洁明了;同时书中穿插了一些 ASD 儿童的故事,相信很多家长都能产生共鸣。

　　本书在翻译出版过程中得到了首都儿科研究所领导和同仁的大力支持,各位译者在繁忙的临床工作和学习中抽出时间完成了翻译工作,在此向他们表示诚挚的感谢。

　　希望本书的出版能给正为 ASD 所困扰的家长提供帮助。限于我们的经验水平,书中难免存在纰漏,如有错误之处,恳请广大读者不吝指正,以便今后不断地修改完善。

杨健　教授
首都儿科研究所附属儿童医院
神经内科首席专家
中国医师协会儿科医师分会
会长,神经学组组长
国家卫生健康委第二届儿童用药专家委员会
副主任委员

赵冬梅　主任医师
山东大学附属儿童医院
儿童保健所主任
中国妇幼保健协会
自闭症防治分会常委
山东省预防医学会
孤独症防治分会主任委员

目　录

第 1 章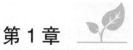

什么是孤独症谱系障碍？

　　作为一位儿子患有孤独症谱系障碍（autism spectrum disorder, ASD）的儿科医生，我非常了解当孩子被诊断为 ASD 时家长的心情。2004 年，我儿子 2 岁的时候被诊断为 ASD，在诊断之前，从婴儿时期我就担心儿子的发育情况。我注意到，有时他对胃食管反流的症状感到不舒服，而有时他却非常安静且难以互动。虽然他也在不断进步，但是对比儿童发育里程碑来讲，他的进步太缓慢了。比如他小时候，不会用手指物表示他想要的东西，直到他 2 岁也不会开口说话。

　　虽然儿子被诊断为 ASD 是非常痛苦的事情，但是确诊后，我开始可以更好地理解他，同时我也开始探索如何帮助我的孩子发挥他的发育潜能。

　　虽然我是孩子的母亲，也是一名儿科医生，但是和大部分父母一样，我很难调整我对孩子的期望。起初，我想到了我和我的父亲一起做过的事情，比如说玩球，但是我的儿子却很难和我一起做这件事情。后来我意识到一些事情对孩子的挑战性太大了，我可以设定一些对我和孩子都比较有趣的游戏。在陪伴孩子训练的过程中我逐渐意识到，抚养 ASD 孩子和抚养正常孩子并无二致，反而是一件很特别的事情，是我的儿子给我带来了这些与众不同的体验，并让我从中享受到乐趣。

　　我们往往只关注 ASD 孩子会做什么，却不太关注他们不会做什么。在整个过程中，我们竭尽所能让孩子获得最好的治疗以便让孩子发展得更好。从科学角度讲，我们知道有循证医学依据的最有效的 ASD 治疗方法是行为治疗，因此，从儿子很小的时候我们就开始了行为干预训练。此外，除了尝试强化行为干预之外，我们还愿意尝试一些安全的补充治疗和替代疗法。同时我们参与到一些研究中，尝试了几种不同的

营养补品和无麸质/无酪蛋白饮食,后来了解到这些干预疗法对减轻
ASD 症状缺乏证据支持。一段时间后,我们得出结论,在给予孩子行为
疗法的同时进行饮食干预并没有比不进行饮食干预好,因此我们停止
使用饮食干预。我们继续通过行为疗法来训练他,并对他的进步感到
非常高兴。

现在我的儿子可以积极参与社团的活动。在家人、朋友、教育者、
治疗师和医生的帮助下,享受许多与同龄孩子同样的活动:游泳、篮球、
保龄球、夏令营、阅读和探索。与他熟悉的人都夸赞他有温柔的举止,
好奇的天性和丰富的幽默感。

——Paul Carbone,MD,FAAP

🦢🦢🦢🦢🦢

Ellen 一直为儿子的天资聪慧、词汇量丰富和对恐龙的熟知而感到
自豪。但是在 Brian 11 岁那年,他在社交方面出现了很大的问题。同
学们发现他对恐龙的痴迷已经到了令人厌烦的程度,如果同学们对史
前生物的了解程度不如他的话,Brian 就会对他们非常不耐烦。他很难
理解同龄人的嘲讽。他不能同大家正常地交流,如果大家不能明白他
的意思,他就变得十分生气。课堂上老师讲课时他有时会变得很粗鲁,
说一些讽刺的话。

Brian 还有一些奇怪的行为举止。在排队等待的时候他总是去触
碰别人,无缘无故地跌倒,在别人面前发出大声的、不当的言论。Ellen
最担心的是在她和他说话时,Brian 似乎从来没有注视过她的眼睛。

经过了一段时间,特别是当 Ellen 回到大学获得心理学学位并阅读
了很多书籍以后,她感觉她的儿子一定是存在其他问题。尽管在他 7
岁时已经被诊断出患有注意缺陷多动障碍,但现在她开始怀疑他是否
也患有 ASD,这也是一位老师曾经提醒过的诊断,但 Ellen 一直拒绝接
受这个诊断。她说“他不符合我认为 ASD 应该有的特征,我一直认为
ASD 儿童没有依恋感,反应迟钝且处在自己的世界中”。

Ellen 让 Brian 接受了心理学家的评估,筛查测试提示他患有 ASD。
对 ASD 的了解越多,Ellen 就越感觉 Brian 确实是一名 ASD 患者。

Ellen 考虑是否让儿子进行一个专业的 ASD 诊断。一方面,她知道通过明确诊断,Brian 将能获得更多的训练治疗;另一方面,她担心一个确定的诊断会让儿子从此"戴帽",她也担心"恐怕有些人会用特殊眼光看我,认为我不是一个好母亲"。

如果您也遇到过类似情况,您很可能会理解 Ellen 所面临的一些担忧,或 Carbone 博士在接受儿子的诊断时所经历的艰难情绪。像 Ellen 一样,您可能在想是否应该带孩子进行专业的评估,以及一个明确的诊断对孩子的一生意味着什么。与 Carbone 博士一样,您可能想知道在哪里可以找到一些信息,帮助孩子提高社交技能和沟通能力。或者您可能怀疑您的孩子患有 ASD,但是还没有在儿科医生那里得到确诊。

我们希望通过阅读本书可以得到您所需要的信息,帮助您为孩子做出最佳决策。在本书中,您将学习 ASD 是如何定义和诊断的,以及可用于治疗 ASD 的发育行为疗法,您将了解何时需要药物治疗,以及补充和替代治疗是否会对孩子有所帮助,并且我们还会帮助您创建一个包括儿科医生在内的治疗团队。我们提供的信息可帮助您照顾孩子,如何利用好各种类型的服务和可能的援助。此外我们还可以帮助您了解抚养 ASD 孩子对您和您家人的影响。一些其他父母的故事可以让您在治疗孩子的过程中了解到您并不孤单。随着孩子的成长,ASD 将如何影响您的孩子,以及作为治疗小组最重要的成员,ASD 孩子的父母可以为孩子的成长做出哪些努力。

孤独症谱系障碍(ASD)是一种生物学的神经发育障碍,会影响儿童的行为表现、社交和沟通技巧。对于大多数儿童来说,这是个慢性的过程,需要进行终生管理。研究表明,大约 9% 的儿童会随着年龄的增长,不断改善其各项技能,可以恢复到不再符合 ASD 的诊断标准。总体上，这些孩子具有正常的学习能力，并接受早期强化行为干预治疗（请参阅第 4 章）。但是对于大多数 ASD 儿童而言，尽管病情可以恢复到不再符合 ASD 的诊断标准，但仍然存在其他的发育和行为障碍。

毫无疑问，我们可以从很多渠道了解更多有关 ASD 的信息。美国 CDC 于 2018 年进行的一项研究结果显示，大约每 59 名儿童中就有 1 名被诊断患有 ASD，患病率约为 1.7%。男孩的患病率是女孩的四倍，白人儿童的患病率比黑人和西班牙裔儿童高。

ASD 确诊人数急剧增加的主要原因是疾病诊断标准有所变化。1994 年，专家对诊断标准进行了修改，包括了症状较轻的儿童和语言接近正常发育里程碑的儿童。此外，越来越多的研究表明，早期强化行为治疗对 ASD 儿童十分重要，这促使美国联邦政府重视 ASD 的早期发现，使更多的儿童可在更早的年龄获得治疗和帮助。对 ASD 早期诊断和干预重要性的重视也激发了几项重大的公共教育运动的兴起，这几项活动向父母传授了 ASD 的有关知识，强调了早期诊断的重要性。由于现在越来越多患有 ASD 的儿童在早期即被确诊，ASD 的患病率也就增加了。

虽然公众对 ASD 的关注度提高了，但是要弄清楚您的孩子是否患有 ASD 并不容易。ASD 的诊断是非常复杂和困难的，没有任何 2 名 ASD 儿童会表现出完全相同的症状，并且严重程度也差异很大。有些孩子的情况很难判断，而有些孩子的情况比较容易诊断。在大多数情况下，确定孩子是否患有 ASD 通常始于关注孩子成长的父母。但是在某些情况下，是由儿科医生、老师或托幼机构照顾者通过观察孩子在玩耍、学习、说话或行为方式上的不同之处，注意到 ASD 的一些早期迹象的。

ASD 儿童可以被治愈吗？

ASD 的症状在不同儿童间有很大的差别。研究表明大约有 9% 的儿童可恢复到不再符合 ASD 的诊断标准，但大部分儿童仍会存在一定程度的发育行为障碍。

　　我们将在第 3 章中讨论更多有关 ASD 诊断的问题。首先，我们将回顾过去，看看 ASD 是如何发展成为影响健康的主要问题的。

孤独症简史

　　1943 年，约翰·霍普金斯大学医学院的儿童精神病学家 Leo Kanner 博士首次提出了孤独症。Kanner 博士是第一个提出孤独症一词的人，该词是从瑞士精神病学家 Eugen Bleuler 处借鉴的，Eugen Bleuler 用这个词来描述那些有古怪特质、以自我为中心的患有精神分裂症的人。Kanner 博士使用孤独症一词来描述在他临床门诊中的 11 个孩子，他们似乎更喜欢独处而不是社交。孩子们都表现出极端的孤僻、对他人完全漠不关心的性格。他们几乎没有眼神交流，也不会进行假装游戏。有些孩子在机械记忆方面却表现出惊人的天赋。有的孩子做事情必须按照一定的常规，喜欢旋转玩具和刻板的动作。Kanner 博士认为孤独症是一种先天性疾病，患有这种疾病的儿童出生后没有进行社交互动的生物学基础，这些孩子生活在自己的世界中。即使在今天，Leo Kanner 博士对孤独症的描述也得到了其他专家的高度评价，并被一致认可。

　　20 世纪 50 年代，弗洛伊德派的精神心理分析学家对孤独症进行了新的阐述，认为感情淡漠、疏远的父母所生的孩子会出现情感的消退。他们尤其关注母亲的情绪，并将这些母亲称为"冰箱妈妈"。芝加哥系统发展培训学校（Orthogenic School）的主任，Bruno Bettelheim 博士对孤独症进行了研究并扩展了这一理论（Bettelheim 是哲学博士，但作为儿童心理学家被大家熟知，虽然他没有接受过任何正规培训，但他在芝加哥大学讲授心理学课程）。在 Bettelheim 博士的研究中比较有特点的一个患儿是一名叫 Joey 的男孩，Bettelheim 博士在他 1959 年发表在著名的《科学美国人》杂志上的文章中称他为"机械男孩"。Joey 在 18 个月大的时候仍不会说话，他的祖父母形容 Joey 是一个"孤僻且难以靠近"的孩子。Joey 对机械物体着迷，喜欢拆开和重新组装电风扇。4 岁时 Joey 除了来回摇摆自己的身体就是沉迷于机械物品。

　　像当时的许多研究人员一样，Bettelheim 博士将 Joey 的异常行为归因于他的父母。Bettelheim 博士声称,他们的"冷模式"育儿风格促使 Joey 退缩到自己的世界里,同时他被诊断患有精神分裂症。

值得关注的现象

在 2010 年 10 月的《大西洋月刊》中,Donald Triplett 被再次报道,Donald Triplett 是医学博士 Leo Kanner 在当前著名的孤独症报告中报道的第一个孩子。此时他已 77 岁,住在密西西比州的森林中,尽管他一生面临许多挑战,但他仍然被居住的社区所接纳了,并且他喜欢高尔夫球等活动。

孤独症谱系障碍的早期信号

社会交往差异

- 当被抱起的时候拒绝依偎在怀里,而是弓起背抵抗
- 在婴儿期就可能表现出独特的脾气性格,例如被认为是"非常安静"或"非常易恼怒"的婴儿
- 很少或根本没有眼神交流
- 对父母的微笑或其他面部表情交流没有或几乎没有表情回应
- 不会跟随父母的目光或手指去看父母正在看或指着什么
- 不会要或很少指出物品以得到父母的关注
- 不太可能拿出物品显示给父母以分享他的兴趣
- 不太可能表现出恰当的面部表情
- 很难通过观察别人的面部表情来识别他们的想法或感受
- 不太可能表现出对他人的关注(同情)
- 难以建立并保持友谊

沟通交流差异

- 在 15 个月龄时不能说出单词或 24 个月龄大时不能说出 2 单词的短语
- 可以完全重复别人所说的内容,但不理解其含义(鹦鹉学舌或模仿语言)
- 对声音有反应(例如汽车喇叭或猫的叫声),但是叫其名字没有回应

- 不能区分代词你我(代词颠倒)
- 对交流的兴趣不大或不太感兴趣
- 不太会开启或继续一段对话
- 不太会使用玩具或其他物体进行假装游戏
- 机械记忆能力可能很强,特别是对于数字、歌曲、电视广告,或一个特定主题
- 通常在15个月龄至24个月龄时,语言发育不符合发育里程碑,或出现语言倒退现象

行为差异(刻板、重复和受限模式)
- 可能喜欢晃动、旋转、摇摆、转动手指或拍手(刻板行为)
- 可能喜欢呆板、固定的顺序和固定的程序
- 可能会沉迷于几个活动,一整天反复进行
- 可能更喜欢玩玩具的一部分而不是整个玩具(例如,喜欢玩具卡车的旋转车轮)
- 可能具有碎片化的技能,例如在很小的时候就能够阅读但常常不了解具体含义
- 即使有疼痛或任何恐惧,可能也不会哭泣
- 可能对气味、声音、光线、质地和触觉非常敏感或根本不敏感(感觉处理能力上的差异)
- 可能目光和凝视与正常人不同(例如,从不寻常的角度看物体)
- 可能有不寻常或过于强烈但范围狭窄的兴趣

实际上,孤独症在《精神障碍诊断与统计手册》(*Diagnostic and Statistical Manual of Mental Disorders*, DSM)的前2版中被归类为儿童精神分裂症的一种表现形式。DSM由美国精神病学协会出版,旨在为行为表现提供诊断标准。

直到专家开始更多地从生物学角度考虑孤独症,Bettelheim博士的观点一直持续存在。1964年一位名为Bernard Rimland的心理学家将婴儿孤独症描述为具有较强遗传因素的神经系统疾病。Rimland和他的妻子对孤独症非常熟悉,他们自己的孩子患有孤独症,并且是他们自己做出的诊断。

20 世纪 70 年代早期的研究表明,尽管孤独症与精神分裂症有类似的症状,但与儿童精神分裂症不同。1977 年,第一项关于双胞胎和孤独症的研究发表在《儿童心理学与精神病学期刊》上。这项对同卵双生孤独症患者的研究提示孤独症有很强的遗传倾向。如果同卵双胞胎中一个孩子患有孤独症,另一个孩子也有很大可能存在其他认知障碍。发现孤独症与基因的联系意味着需要对孤独症进行更精确的描述,以便对其进行正确的研究和更好的理解。1980 年,"婴儿孤独症"在第 3 版 DSM 中被列为一个单独的疾病类别。

ASD 儿童通常的表现是什么?

对于父母而言,判断孩子是否患有 ASD 是一件不容易的事情。ASD 的某些症状可能会程度较轻或出现在患有其他类型发育行为问题的儿童中。此外,并非所有 ASD 儿童都会表现出所有症状,一些孩子可能只表现出其中部分症状,这使得诊断 ASD 的过程变得困难。下面列举的一些例子可能有助于将 ASD 的孩子与其他孩子区分开。

12 月龄

- 一个发育正常的孩子在听到别人叫自己的名字时会转头。
- 患有 ASD 的孩子即使反复多次叫他的名字,他也可能不会转头看,但会对其他声音产生反应。

18 月龄

- 语言能力落后的孩子会用手指、用手势或使用面部表情来表示自己想表达的内容。
- 患有 ASD 的孩子可能不会尝试用其他方式补充语言表达的不足,或语言能力有限,表现为鹦鹉学舌式地模仿电视里的或刚听到的声音。

24 月龄

- 一个正常发育的孩子可以将一张照片展示给他的母亲,并与她分享他的快乐。
- 患有 ASD 的孩子可能会让妈妈打开一瓶泡泡水,但当他这样做时,却不会看着妈妈的脸或一起分享玩耍的乐趣。

目前对 ASD 的定义

即使在此书最新版本里,ASD 的定义仍在不断修订。最新版本的发育行为障碍诊断手册 DSM-5 于 2013 年出版。为了统一当前的诊断标准,我们不再对 DSM-Ⅳ 中使用的定义进行过多的讨论。简而言之,该疾病基本上保持不变,但如何分类和描述却有所不同。

我儿子 20 月龄大,在这之前一直发育正常。有人说他可能存在发育倒退,可能是 ASD 的征兆。这是什么意思?

孤独症谱系障碍(ASD)儿童中约有 33% 出现发育倒退。这些孩子可能一开始遵循正常的发育进程,然后逐渐地或突然地丧失社交或沟通技能,但运动技能不受影响。研究表明,这种情况最有可能在 18~24 月龄之间发生。如果他们已经开始说单词,他们可能会突然停止说话,并且在呼唤他们的名字时可能不再会转头看。他们可能会沉浸在自己的世界中,并对自己的周围环境越来越冷漠,不再感兴趣。他们可能会变得更加烦躁。对于父母而言,这种突然的变化就是一种预警信号。仔细观察儿童在确诊之前的行为就会发现,在倒退之前儿童在某些方面落后于发育里程碑的状况已经存在,至少是轻微存在的。当研究人员回放之前的儿童家庭录像时,如 1 岁生日聚会上的录像,研究人员发现,有些孩子在倒退到比较明显的 ASD 表现之前,已经能够找到一些比较微妙的变化。最常见的状况是,在呼唤这些孩子的名字时,他们并不会总转头看。

孤独症的新定义

在 DSM-5 中,用单一的 ASD 诊断范畴取代了 DSM-Ⅳ 中的 "广泛性发育障碍",包括孤独症障碍、阿斯伯格综合征、待分类的广泛性发育障碍、童年精神分裂的障碍。DSM-5 提供了一种定义孤独症的简化方法。

符合 DSM-5 诊断的 ASD 儿童必须在两个主要方面存在问题:社会交流形式以及刻板或重复的行为和兴趣。更详细的描述是:

- 在各种情况下存在的持续性社会交往和社会互动障碍,无法用其他发育迟缓来解释。这种障碍包括难以发起和维持一段对话,难以进行眼神交流,缺乏面部表情以及难以根据不同的社会情况调整自己的行为。

- 强迫重复的行为、兴趣或活动模式。这些可能包括异常和持续的运动形式,总是维持常规和仪式以及专注于异常事物的兴趣。还可能包括感觉的异常,这些行为在 ASD 儿童中很常见,但以前并未用于诊断 ASD。感觉异常的儿童可能对某些声音、质地或光线过度敏感,也可能对环境引起的疼痛、热或冷的物体不敏感。

新标准指出,症状必须在儿童早期就开始出现,并且会影响儿童的日常功能。此外,诊断必须考虑儿童的年龄、发展阶段、智力水平和语言水平。

如果您对孩子的诊断有任何疑问,或对 DSM 的分类或术语有疑问,请与儿科医生联系。

对于孤独症,我们了解的和不了解的方面

Bettelheim 博士关于孩子孤独症是由父母原因导致的论点到现在已经经历了很长一段时间。现在我们知道 ASD 是一种神经发育障碍,发生于大脑早期形成阶段。我们也知道早期诊断和治疗对于 ASD 患儿的重要性,现在有工具来帮助我们确定孩子是否患有 ASD 或高度怀疑患有 ASD。为此,美国 CDC 与美国儿科学会等成功地组织了公众宣教活动,例如"早识别、早干预"以促进预警、筛查和早期诊断,这些行动促使数百万儿童成为得到早期治疗的受益者。另外,我们知道一些疗法比其他疗法可以更有效地改善疾病症状。

例如,发育和行为干预疗法是 ASD 个体治疗的主要手段。行为干预法专注于改变特定的行为和症状。随着行为的改变,社会关系和对基本发展能力的掌握程度不断提高。有几种不同类型的行为干预法

（请参阅第 4 章）。多项研究一致表明，与未接受训练的 ASD 儿童比较，早期接受了高强度和系统性行为干预治疗的 ASD 儿童，他们的社交、智力、语言、行为和自理等的能力均有提高。

在本书中，我们讨论了几年前还不存在，但现在已经可用的资源和服务，并提供得到这些资源和服务的方法。有特殊需要的人们在当今社会已被广泛接受，家庭和社区已经打开了接纳的大门，让他们参加一些活动，进入一些以前无法进入的场所。已经有报告表明 ASD 成人的生活质量更多地取决于家庭的支持和社区的包容，而不是缺陷的自身特征。相比于前几代人而言，当今患有 ASD 的孩子更有可能过上充实而有意义的生活。即使这样，关于 ASD 仍然有很多未解之谜，尽管现在我们已经很清楚，造成 ASD 的原因很多，其中的一些原因已经很明确，但大部分病例，尚无法确定确切的原因。另外，所有的 ASD 儿童都各有特点，但无法个性化治疗。尽管科学家知道 ASD 的诊断率正在急速上升，他们也计算出 ASD 本身的发病率在快速上升，但对原因的寻找也衍生出一些无根据的理论和未经证实的救护措施。

接种疫苗。研究表明，近 20% 的父母担心疫苗对他们的孩子不安全，可能导致健康问题，如孤独症或糖尿病等。特别是有些人对麻疹 - 流行性腮腺炎 - 风疹（measles-mumps-rubella, MMR）疫苗很担心。他们的担心来源于一些孩子在接种 MMR 疫苗数周至数月后出现行为退化，并被诊断为 ASD。这种表象导致许多父母误以为 MMR 疫苗与 ASD 之间存在因果关系。长期以来的研究表明，疫苗不会引起 ASD，但不幸的是，一些父母仍然担心接种疫苗的安全问题（更多详细信息，请参阅第 2 章）。

许多人还担心硫化汞问题，有的疫苗用汞剂保护层保护其免受细菌污染，这种担心也被证明是错误的。自 2001 年以来，除了一些流感疫苗以外，大多数美国制造的常规儿童疫苗没有硫化汞，但是 ASD 的诊断率还在继续攀升。

对病因的研究还有一种理论是胃肠道通路异常导致大脑发生变化。其认为 ASD 是一种胃肠道障碍，因此产生了营养疗法，但是这个说法缺乏科学理论的支持。

我的朋友说她的妹妹用无麸质/无酪蛋白饮食治愈了他儿子的 ASD。我们应该尝试吗?

尽管美国儿科学会不认可无麸质/无酪蛋白(GFCF)饮食会起到一定的疗效,但确实也知道有些父母可能考虑尝试无麸质/无酪蛋白饮食。在这样做之前,家长与孩子的医生讨论孩子的营养需求是非常重要的。例如,不含酪蛋白的饮食会限制孩子摄入钙和维生素 D 的量,这些可能会导致孩子以后出现骨质疏松症。因此,找到其他方式满足孩子对钙、维生素 D 和铁的需求非常重要。您还必须确保满足孩子对热量的需求。您的儿科医生可能会推荐您去咨询注册营养师。

在您的孩子进行无麸质/无酪蛋白饮食之前,请确定目标行为以及如何衡量这些目标行为的变化。因为这样做您可以评估饮食疗法是否起到了作用。最后,请确保您孩子的食物偏好和日常习惯。患有 ASD 的儿童通常不喜欢改变。您的孩子可能不喜欢吃那些与她过去的饮食不一样的食物,不喜欢吃与家人不一样的食物,可能需要使用行为策略来吸引她吃新的食物。如果您孩子的烦躁状况或肠道疾病有所改善,但 ASD 症状无变化,那可能是因为她有常见的肠道问题,例如乳糖不耐受症。

尤其令人关注的是无麸质/无酪蛋白饮食。这种饮食是基于以下理论:麸质(存在于大麦、黑麦、燕麦和小麦中的一种分子)和酪蛋白(在奶制品中发现的一种分子)产生的物质进入血液循环并进入大脑,促使儿童产生 ASD 症状。您会在第 7 章中看到更多有关营养疗法和其他替代疗法的信息。

孤独症儿童父母须知

作为患有 ASD 或怀疑患有 ASD 儿童的父母,您可能想了解更多有关 ASD 的信息。在这本书中,我们会尽力为您提供最新的情况以及更多有关 ASD 的信息。我们还会分享其他父母的故事,通过故事提供最好的信息来源和情感支持。我们的目标是为您和孩子提供所需的知识。我们鼓励您与您孩子的医生一起合作，他可以为您的每一步提供帮助。有正确的情况进展和信息作为支持，您将能够根据目前的知识和对疾病的了解程度，为您的孩子做出最佳选择。

❧ ❧ ❧ ❧ ❧

孤独症斗士：Carmen Pingree

早在 1979 年，当 Carmen Pingree 的儿子 Brian 被诊断为 ASD 时，有 95% 患有 ASD 的儿童要进入机构。他们家附近唯一针对 ASD 儿童的机构在美国盐湖城，机构中有 4 名学生，另外有 12 个孩子在排队等待。一个确定的诊断通常需要数年的时间。

尽管 Brian 具有 ASD 所有的典型表现，确诊的过程也是不容易的。Brian 摇摆身体持续几个小时，忽略家人的感情和关注，痴迷于挡风玻璃、刮水器、高处和灯光。他喜欢拧开螺丝，打开和锁上门闩。专家称 Brian 是"受虐""情绪失常"和"智力迟钝"。

当他快 4 岁时，他终于被确诊了，这对于 Carmen 是一种解脱，"我们终于知道我们正在面对的到底是什么问题"，她说，"我们阅读书籍，参加会议，结识其他父母，并找到了一个小的行为治疗项目的专业人士。这些信息缓解了我们的挫败感，提供给了我们在家里如何处理 Brian 行为的工具，直到我们找到一种方式扩展学前教育计划。"

Carmen 与其他父母一起获得了一所即将关闭的教学楼，然后她把精力转向犹他州州议会争取拨款。她回到大学，学习特殊教育和政治并获得硕士学位，同时圆满完成了摆在她面前的任务。她邀请议员参与项目计划，了解 ASD，并在午餐时听取有关预算的要求。

她的丈夫和其他四个孩子都参与了这项工作，最终在犹他州成功获得了孤独症的服务项目资金，包括学前教育项目、青少年家庭教育和一项住院治疗项目。

Carmen 不仅仅是游说，她也开始从事促使联邦政府和社区对孤独症研究进行资助的工作，并帮助犹他大学和加州大学洛杉矶分校建立了一项为期 5 年的流行病学和遗传学联合研究。这些年来,她成为了斯坦福大学和犹他州立大学的孤独症研究顾问、犹他州孤独症学会主席,并做一些演讲,她的研究成果被众多科学期刊发表。

2003 年为扩大学前教育项目(包括小学生在内的 ASD 儿童)建设了新的大楼。之前的名字是 Carmen B. Pingree 孤独症儿童中心,新建大楼的名字是 Carmen B. Pingree 孤独症学习中心。作为一个研究点,该中心还为 ASD 儿童的父母和兄弟姐妹提供交流场所,为孤独症专业的毕业生提供实习训练场所,同时也是儿科和精神病学医师的交流场所。

Brian 现在已经四十多岁了,但卡门继续为 ASD 儿童的家庭服务,也继续为咨询委员会和她儿子居住的项目中心提供服务。Carmen 说,"Brian 很享受自己作为 Pingree 里 20 个孩子叔叔的角色,整个家庭支持让 Brian 继续参与他们的活动,并为 ASD 儿童提供训练支持,他们都认为能够得到这些服务机会是他们生活中非常幸福的事情。"

(赵冬梅　王美云　译)

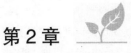

第2章

是什么导致了孤独症谱系障碍？

在您得知或怀疑您的孩子患有孤独症谱系障碍（ASD）之前，您可能已经认识了患有 ASD 的人，或者您认识曾经与患有 ASD 的儿童和成人一起工作过的人。在最近的几十年中，确诊为 ASD 的人数一直在持续增长。在 20 世纪 40 年代，Leo Kanner 博士首次描述 ASD 时，他认为这是一种罕见的疾病，很少有医生在其职业生涯中会遇到。1990 年，孤独症仍旧被认为罕见，大约每 1 000 名儿童中就有 1 名 ASD 患儿。有关 ASD 是一种较常见的神经发育障碍的现代认识是 20 世纪 90 年代，由新泽西州布里克镇的一群父母发现的。因为他们在社区中看到了很多 ASD 病例，因此说服了当地 CDC 的一个小组进行调查。调查的结果确定了布里克镇约每 150 名儿童中就有一名 ASD 患者，并促使 CDC 建立了一个美国全国性站点网络，以比较 ASD 在该国其他地区发生的普遍程度。从 2000 年收集的数据来看，这个名为孤独症和发育障碍监测（autism and developmental disablties monitoring, ADDM）网络的计划在调查了美国 14 个社区的儿童记录后发现了相似的估计值（1/150）。从那时起，ADDM 网络随后连续 6 次估计了在美国儿童中 ASD 患病的情况，并且在大多数情况下，ASD 患病率呈持续增长趋势。最新的估计是根据 2014 年所收集的数据，每 59 名儿童中就有 1 名患有 ASD。在 CDC 审查医疗和教育记录以得出这些估计数的同时，美国各地的父母参与了 2016 年母婴健康院（Maternal and Child Health Bureau）进行的美国儿童健康调查，该调查主要通过与父母进行访谈的方式进行。通过父母的报告发现，美国 3~17 岁的儿童和青少年中有 2.5% 患有 ASD。显然，ASD 已成为一个重大问题，促使 CDC 宣布它为 "紧急的公共卫生问题"。

自 2000 年以来，ASD 病例增加了 150% 的原因尚有争议。其中的一些原因可以归因于公众对这种疾病的认识提高以及筛查工具的发展,这些筛查工具帮助父母和医疗保健专业人员更容易识别 ASD 儿童。在过去 30 多年的时间里,诊断标准的改变扩展了 ASD 的定义,这也促成了 ASD 病例的增加。自 1980 年"婴儿孤独症"作为单独的单元首次出现在《精神障碍诊断与统计手册》(DSM)的第 3 版中以来,诊断标准已经扩展到了包括较轻度的情况,例如广泛性发育障碍 - 暂定(1987 年增加)和阿斯伯格综合征(1994 年增加)。当前的 ASD 标准于 2013 年在 DSM-5 中发布,似乎该诊断标准与上一版的诊断标准相比更加严格,但美国 CDC 使用这两组标准比较了 2014 年 ASD 的患病率,其数值是相同的。

　　对 ASD 儿童的行为疗法和教育支持的增加也可能是造成 ASD 病例增加的原因。例如,许多保险项目现在涵盖了以前没有的针对 ASD 的各种疗法,促使更多的家庭和医疗保健专业人员进行 ASD 诊断以获取这些有益的干预措施。所谓的"替代性诊断"也被认为是导致病例增加的另一个原因。这可能始于 1990 年《残疾人教育法》(*Individuals with Disabilities Education Act*, IDEA)的通过,当时 ASD 被认为是一类儿童需要接受特殊教育计划的疾病。IDEA 将 ASD 确认为需要接受特殊教育的类型后,"智力障碍"或"情绪障碍"等其他类别的孩子人数减少了,而 ASD 分类中的孩子人数则增加了。但是一些专家得出结论,这些因素仅占"增加"的一部分。例如,哥伦比亚大学的一项研究表明,ASD 的诊断方式改变只能解释 1992—2005 年间加利福尼亚州 ASD 病例上升的 25%。这意味着现在被诊断为 ASD 的儿童中有 1/4 在 1993 年未被确诊。另一方面,英国最近的一项研究估计成年人中 ASD 的发生率与儿童相似。这似乎表明,如今孩子患 ASD 的真正风险并未增加。虽然最近发生的一些事件解释了为什么频繁地进行 ASD 诊断,但关于儿童患 ASD 的真正风险是否增加,仍存在激烈的争论。例如,一些专家指出环境毒素暴露的变化可能与 ASD 风险增加有关。

　　作为讨论的一部分,重要的是要清楚患 ASD 的风险增加(例如父母年龄较大)与导致疾病的原因(如一些医学和遗传综合征)之间的区别。诸如父母年龄之类的危险因素并不直接导致 ASD,但与没有危险因素的孩子相比,其患 ASD 的可能性更高。患 ASD 的风险增加,意味着父母年龄可能是许多因素之一，有助于诊断儿童 ASD，但其本身可能不是发病原因。对于先天性风疹综合征的儿童（请参阅本章后面的"其他环境暴露"部分），母亲怀孕期间风疹病毒感染会导致 ASD。对于脆性 X 综合征的儿童（请参阅本章后面"脆性 X 综合征"），导致 ASD 的原因是 X 染色体上特定 DNA 序列的扩增。

ASD 的挑战

我们才刚刚开始了解导致 ASD 的原因。大约 15% 的 ASD 儿童（根据使用较早的遗传诊断技术的研究）明显与潜在因素有关，例如染色体异常、遗传综合征或已知的环境暴露。然而，在大多数儿童中，ASD 的根本原因并不清楚。

我们知道 ASD 是一种基于生物学的神经发育障碍，受遗传因素和越来越多环境危险因素的影响。简而言之，ASD 是大脑早期发育过程中发生的某种事件的结果。到底是什么触发了大脑中的事件（一个或多个事件），仍未完全了解。科学家们相当确定，ASD 是遗传风险与环境暴露之间复杂的相互作用的结果，而这种相互作用因儿童而异。随着对环境危险因素研究的不断深入，增加 ASD 风险的基因变异也在被快速识别。科学家可以肯定的一件事是：ASD 有多种形式，并且有多种原因。了解 ASD 的病因一直是一项主要的研究挑战，但人们对它仍只是一知半解。

ASD 的遗传学

要了解遗传对 ASD 的影响，掌握一些遗传学基础知识会有一定的帮助。遗传学是对遗传物质继承的研究，遗传是指父母将细胞内的遗传物质指令传递给后代，决定了后代的特征，例如头发的颜色、眼睛的颜色和身高。我们所有的人体细胞都有 46 条染色体：即 2 条性染色体和 22 对非性染色体或常染色体。我们从父母每人那里分别继承一半的染色体。染色体由 DNA 组成，其形状像双螺旋或螺旋梯。基因是 DNA 的基本单位，它编码指导蛋白质合成的指令，从而使每个细胞都能完成其特定的工作。换句话说,基因为人体细胞提供了使机体正常运转所需的指令菜单。DNA 的变化会影响基因的工作方式。单个基因的变化或变异称为突变,可能导致某些疾病和功能障碍的发生。

几十年来,科学家们已经知道,基因组成在 ASD 的发展中起着重要的作用。共享相同基因的同卵双胞胎比共享较少基因的异卵双胞胎明显更容易同时都患 ASD。此外,兄弟姐妹的 ASD 患病率远高于普通人群的患病率。根据 2011 年发布的一项研究,大约 19% 的 ASD 儿童的弟弟妹妹被诊断患有 ASD。最近的研究表明,儿童发生 ASD 的风险中有 64%~91% 与遗传有关。性别也起着重要作用,男孩比女孩更容易患 ASD。在 2011 年的研究中,ASD 患儿的弟弟妹妹中,大约有 1/4 的男性会罹患 ASD,而女性则只占 1/10。美国 CDC 在其 2018 年的报告中估计,男孩患 ASD 的可能性是女孩的 4 倍。

专家也知道,基因的许多变异与 ASD 的发生有关,而不仅是一种变异(例如镰状细胞贫血患儿);但这些并不发生于所有患有 ASD 的儿童。一些患有 ASD 的孩子具有从其父母那里继承的遗传变异,而其他变化则是由非继承于父母的自发突变引起的。这些变异通常涉及遗传物质小的缺失和重复,称为拷贝数变异。其他变化涉及遗传密码的微小变化,而不是重复或缺失。ASD 另外的遗传原因是其他类型的染色体变化,这些变化主要与潜在的遗传综合征相关。例如,脆性 X 综合征是由 X 染色体(性染色体之一)的微小变化引起的,大约一半患有此病的儿童患有 ASD。ASD 有多种不同的遗传原因,目前所描述的任何一种遗传变化占所有 ASD 病例的比例均不超过约 1%。美国医学遗传学和基因组学学院使用当今的基因检测技术估计,有望证明 30%~40% 的 ASD 儿童在遗传上的病因。

ASD 儿童大脑结构的差异

ASD 儿童的大脑有明显的差异,在没有 ASD 的儿童中则不太可能看到这种差异。尽管这些差异不能解释 ASD 的病因,但它们可能有助于解释 ASD 儿童通常表现在社交、性格和运动技能方面的不同。

关键区别是：

- 高达 16% 的 ASD 幼儿比正常儿童的头大，又称大头畸形。
- 总脑容量更大。
- 小脑中的浦肯野细胞数量减少。浦肯野细胞是大脑中的大神经元，负责协调运动技能。最近的研究表明，他们与语言、注意力和想象力有关。
- 前脑边缘系统成熟的差异。边缘系统由几个大脑结构组成，包括海马、杏仁核、丘脑核和边缘皮质。这些结构与情绪、行为、长期记忆和气味有关。
- 额叶和颞叶的差异。额叶涉及更高级的认知功能、情绪和行为冲动的控制以及将思想转化为言语的能力等各个方面。颞叶在听觉感知和处理、视觉处理以及长期记忆的形成中起重要作用。触觉和味觉也似乎与颞叶的记忆整合在一起。
- 脑干差异。脑干将大脑连接到脊髓。它将感觉信号从身体传送到大脑，将运动信号从大脑传送到身体其余部分。脑干还参与调节心脏和呼吸功能、睡眠周期和意识。
- 新皮质的差异。新皮质是大脑薄薄的外层，参与更高级的功能，例如感觉感知、运动命令的生成、空间推理、意识思维和语言。大脑这一区域的形成差异也与智力障碍和癫痫发作有关。

科学家知道，这些大脑结构中有许多是在妊娠的前两个月形成的。所以，专家们怀疑导致 ASD 发生的环境影响很可能是在母亲妊娠的初期发生的。此外，较新的大脑成像技术表明，患有 ASD 人的大脑不同部位之间的连接存在差异。未来的研究将帮助我们理解这些连接的性质以及它们通过何种方式影响大脑功能，从而导致 ASD 症状的发生。

遗传疾病和 ASD

一些被诊断患有 ASD 的人单个基因的遗传变化会导致特定的遗传综合征。虽然并非每个患有这些疾病的孩子都有 ASD,但是患有这些遗传综合征会增加孩子患 ASD 的风险。以下是部分与 ASD 相关的遗传综合征。

脆性 X 综合征

脆性 X 综合征(FXS)是一种遗传病,主要影响 X 染色体,通过母系遗传。它是导致男孩智力障碍最常见的遗传原因。由于男孩只有一个 X 染色体,因此与女孩相比,他们受到的影响更大。患有 FXS 的男孩可能具有独特的身体特征,其中可能包括头部、耳朵、睾丸(青春期后)等的异常增大。患有 FXS 的儿童也可能会出现肌肉无力和关节松弛的情况。多达 50% 的 FXS 患者有 ASD。

如果您的孩子患有 ASD 并伴有智力障碍或广泛发育迟缓(这意味着您的孩子没有达到各个年龄预期的所有发展里程碑),或您的孩子具有 FXS 的身体特征,或有智力障碍家族史,则应进行 FXS 测试。

雷特综合征

雷特综合征(Rett 综合征)主要发生在女孩身上,通常在出生之后的 24 个月内出现,一般有一段时间的正常发育过程。患有 Rett 综合征的女孩通常会失去对手部技能的控制,并会产生手的扭曲动作。他们还会出现行走困难、头部发育迟缓、癫痫发作以及社交技能障碍。

通过 DNA 测序,可以在 90% 以上的病例中诊断出 Rett 综合征。患有 ASD 的女孩,尤其是那些具有特殊手部动作的女孩,可以考虑进行 Rett 综合征测试。

结节性硬化症

患有结节性硬化症(tuberous sclerosis complex, TSC)的儿童常有大脑、皮肤和其他器官的良性肿瘤。该病常与癫痫反复发作和发育迟缓有关。ASD 与 TSC 之间的联系很紧密——多达 25% 的 TSC 儿童患有ASD。

快乐木偶综合征

快乐木偶综合征(Angelman 综合征)在每 15 000 名儿童中就有 1名。患有这种疾病的儿童有智力障碍、步态不稳、非典型笑声、癫痫发作和独特的面部特征。这种疾病通常被认为是导致 ASD、智力障碍或脑瘫的原因。特定基因检测可以识别 80% 以上的病例。

苯丙酮尿症

通用新生儿筛查几乎消除了这一曾经的导致智力障碍和 ASD 的常见原因。苯丙酮尿症是一种代谢紊乱,会影响人体加工苯丙氨酸这种化学物质的能力,这种物质在许多食物中都存在。当这种化学物质在体内积累过多时,就会对大脑产生毒性。在婴儿早期限制含有苯丙氨酸的食物可以预防后期临床症状的发生。

16p11.2 缺失综合征

在 300 名 ASD 儿童中,大约有 1 名患这种疾病。患这种疾病的儿童可能患有孤独症、发育迟缓或智力障碍、语言迟缓、头部过大和超重。

16p11.2 重复综合征

大约每 400 名 ASD 儿童中就有 1 名患这种疾病。患这种疾病的儿童通常会有孤独症、精神疾病、头部较小、体重不足。

15q 重复综合征

大约每 500 名 ASD 儿童中就有 1 名患这种疾病。患这些疾病的儿童通常有孤独症、发育迟缓或智力障碍、癫痫发作和肌张力降低。

有助于理解孤独症的新的基因检测技术

一种称为染色体微阵列分析的新基因检测，可使遗传学家观察到小片段DNA的微小变化。如今，更加敏感的检测包括整个外显子组测序，该测序与染色体微阵列分析相结合，可确定儿童染色体中产生蛋白质的DNA分子的整个序列。这些检测使我们对DNA变化如何引起ASD有了更好的理解。这些新的特定检测可能会很贵，因此您应该从保险公司获得预先批准，以确保可以报销。

为了解孤独症而进行遗传检测的益处和局限性

益处

- 确定您孩子ASD的确切原因。
- 确定家庭其他成员是否为携带者。
- 提高对再生一个孩子患ASD风险咨询的准确性。
- 帮助进行更明智的生殖决策，包括使用人工生殖技术。
- 可限制寻找ASD病因的额外诊断检测。
- 对明确诊断的遗传疾病，虽然没有特定的治疗方法，但可以识别相关疾病，并最大限度地减少经特定遗传诊断的常见并发症的影响。
- 一旦建立了基因诊断，就可以使科研人员在研究中进一步增进对疾病状况的了解，并在必要的情况下对治疗进行监测。
- 加入针对特定遗传病的网络注册，可以使来自全球的具有相同确诊疾病的家庭相互联系并相互支持。

局限

- 在大多数情况下，无法确定根本原因。
- 价格昂贵，可能未完全在保险范围内。
- 即使明确了诊断，也可能不会改变治疗建议。
- 如果发现未知意义的突变或拷贝数变异（DNA缺失或重复），则从结果难以得出结论。

表观遗传学可能有答案

表观遗传学融合了先天与后天因素。这是对环境如何影响基因表达的研究。表观遗传变化发生在基因层面，可能是由于暴露于环境因素（例如您呼吸的污染的空气和经历的生活压力）引起的。科学家们认为，这些表观遗传的改变可能会一代一代地传递下去。

通常，这些表观遗传学变化即链接在 DNA 上的化学结构发生甲基化，从而导致相关的基因表达的沉默或激活。一些专家认为，表观遗传学可能最终可以帮助研究人员查明导致 ASD 以及许多其他疾病（例如癌症、阿尔茨海默病、肥胖症）的潜在环境因素，从而有助于研发出新的治疗方法。已知表观遗传因素会引起某些遗传疾病，例如 Angelman 综合征（请参阅本章前面的"快乐木偶综合征"）。

使用表观遗传学的最新发现之一是催产素的研究。长期以来，专家一直怀疑患有 ASD 的人与没有 ASD 的人相比，体内催产素（负责社交行为的结合激素，例如识别亲人、建立对他人的信任和减轻焦虑）的含量较低。杜克大学科学家最近的研究表明，问题可能出在催产素受体上，催产素受体使激素与神经元（神经细胞）结合并起作用。研究人员发现，患 ASD 的人的催产素受体基因上的甲基比没有患 ASD 的人更多。当这些甲基成为遗传密码的一部分时，人们认为该基因已"关闭"，这可以解释 ASD 患者的一些社交困难。控制这些基因的甲基化可能会引导新的治疗方法，但是在此之前还需要进一步的研究。

环境暴露与孤独症的风险

研究人员正在积极研究环境中可能增加 ASD 风险的因素，多年来，关于可能原因的理论并不缺乏。例如，一些父母归因于疫苗，特别是他们的孩子在接种疫苗后才显示出 ASD 迹象时。所以自然而然就想知道孩子患病是否与 ASD 症状变得明显之前发生的事件（例如疫苗接种）有关。然而，经过大量研究，科学家发现疫苗与 ASD 之间不存在联系。

关于疫苗和 ASD 提出的三个主要理论是:

1. 麻疹 - 腮腺炎 - 风疹(MMR)疫苗会损伤肠壁,从而导致 ASD。

2. 硫柳汞是某些疫苗中的防腐剂,可能通过损害神经系统而导致 ASD。

3. 一次或过早接受太多疫苗会通过影响免疫系统而导致 ASD。

让我们回顾一下这些问题的科学研究。

麻疹 - 腮腺炎 - 风疹疫苗

许多研究均针对麻疹 - 腮腺炎 - 风疹(MMR)疫苗和 ASD。这些结论表明,MMR 疫苗与 ASD 之间没有联系。例如,《新英格兰医学杂志》上发表的一项研究比较了丹麦接受 MMR 疫苗的儿童(440 655)和未接受 MMR 疫苗的儿童(96 648)的 ASD 发生率。如果 ASD 和 MMR 之间存在联系,我们可以预期 MMR 组的 ASD 发生率会更高。但是研究人员发现两组之间的 ASD 发生率没有差异。

硫柳汞

硫柳汞是一种有机含汞抗菌化合物,在美国疫苗中一直使用到 1999 年。自 1998 年以来,对硫柳汞和 ASD 进行了很多研究,得出的结论是,与未接受硫柳汞的儿童相比,接种含硫柳汞疫苗的儿童没有更高的患 ASD 的风险。例如,研究人员比较了 256 名 ASD 儿童与 700 名无 ASD 儿童的年龄、性别以及硫柳汞接受情况。他们发现,暴露于含有硫柳汞的疫苗不增加患 ASD 的风险。另一项研究评估了 7~10 岁之间 1 047 名儿童的大量心理测验的表现,在比较了暴露于不同量含硫柳汞疫苗儿童的表现后,他们发现接触硫柳汞与智力或心理功能缺陷之间没有联系。

疫苗过多

近来,人们普遍担心,同时接种多种疫苗可能会以某种方式削弱免疫系统,从而引发 ASD。基于这种信念,有人建议父母应使用非标准的疫苗接种时间表来避免疫苗的影响。不推荐这样做的原因有很多。首先,同时接种多种疫苗是安全的。与过去的疫苗相比,如今更精制的疫苗即使一起使用对免疫系统的不良影响也较小。这意味着,即使孩子们同时接种更多的疫苗,对免疫系统的影响也比过去几年要少得多。其次,有证据表明,延迟接种疫苗不会影响生长发育。最近的一项研究将按时接种疫苗的学龄儿童与未按时接种疫苗的学龄儿童进行了比较,结果表明按时接种疫苗与多种语言和智力测验中的良好表现有关。未按时接种疫苗的儿童在任何一项测试中均表现不佳。另一项最新研究表明,与那些暴露较少的儿童相比,暴露于较高剂量的刺激免疫系统的疫苗的儿童很少患 ASD。对于担心孩子过早接种过多疫苗或认为延迟免疫是有益的父母,这些研究表明婴儿期及时接种疫苗是安全的。最后,重要的是要了解美国 CDC 制订的疫苗接种计划旨在保护最易患疾病的儿童。延迟接种疫苗或不给您的孩子接种疫苗可能会使他或她患相应的疾病。如果居住在许多人使用非标准疫苗接种时间表的社区中,那么即使是完全接种疫苗的人,其感染疫苗可预防疾病的机会也会增加。一项研究表明,按照这些时间表进行接种的学龄儿童的比例每增加 1%,完全接种疫苗的儿童中发生百日咳(发声咳嗽)的风险就会增加一倍。

跳过或延迟接种疫苗还会增加附近其他孩子患病的风险。例如,由于未接种疫苗的儿童过多,美国许多社区最近或现在正在爆发麻疹和百日咳。未接种疫苗有助于病毒或细菌在人与人之间传播。这种传播可能导致严重疾病甚至死亡。较新的研究表明,由于父母对疫苗的关注,患 ASD 儿童的弟弟或妹妹不太可能获得免疫。由于有大量的证据,我们强烈认为疫苗对 ASD 儿童是安全的,并希望他们免受潜在的严重疾病的侵害,其中某些疾病可能对患 ASD 儿童的伤害更大。如果您对疫苗有任何疑问,请务必与您孩子的儿科医生讨论。

其他环境暴露

科学家公认,ASD 通常可能是环境暴露与人的基因之间复杂的相互作用所致。因此,虽然您可能天生具有 ASD 的遗传易感性,但在某些情况下,可能需要特定的环境暴露或事件发生(甚至可能在子宫中发生)才能使该基因以导致 ASD 的方式表达出来。

一些专家怀疑我们环境中的某些化学毒素或其他物质可能是导致

ASD 的原因。例如，最近的一些研究表明，生活在空气污染物（例如臭氧）较多地区的孕妇生育 ASD 儿童的风险更高。诸如无机汞之类的毒素、许多其他重金属（如铅）、农药和塑料中的物质也被吹捧为"可疑对象"。人为制造的一类化学物质，即多氯联苯，还被怀疑可能是对幼儿的神经发育产生不利影响的罪魁祸首。目前正在进行研究以进一步调查这些问题。特别需要注意，尽管这些针对大量人群的环境研究有助于研究人员更好地了解 ASD 的潜在原因，并更多地将重点放在研究工作上，但他们并不打算以此对患 ASD 的个体做出建议。例如，不建议对血液或头发进行检测以量化环境因素，例如重金属。因为关于这些物质是否是导致 ASD 的原因的证据尚不足，结果难以解释（我们所有人体内都会有这些物质），以及建议的治疗方法（例如螯合疗法）也可能很危险。

专家认为，怀孕期间接触某些药物会导致 ASD 的发生。特别值得一提的是两种药物。其中之一是丙戊酸，一种用于治疗躁郁症和癫痫的抗惊厥药。另一个是沙利度胺，一种目前用于治疗多发性骨髓瘤（一种骨髓和血液肿瘤）的药物。沙利度胺在 20 世纪 50 年代末和 60 年代初曾被用于治疗怀孕期间的呕吐，但后来因造成先天缺陷而被禁止使用。据信，这些药物会在怀孕的前三个月影响胎儿大脑的发育，而此时大脑最有可能出现发育异常。

有研究对怀孕期间的几种感染性疾病与 ASD 之间的可能联系进行了调查，但到目前为止，只有一种感染（风疹）被证实与 ASD 有关。风疹，也称为德国麻疹，引起皮疹以及肌肉和关节疼痛。当母亲在怀孕初期暴露于风疹病毒时，先天性风疹会在胎儿中发展。患有这种疾病的婴儿除了严重的发育迟缓外，通常还具有许多先天缺陷，也可能有 ASD 症状。近年，引入风疹疫苗后，该疾病已不再引起人们的关注。风疹疫苗是 MMR 疫苗的组成部分。

值得注意的是，最近的研究调查了服用一组治疗妊娠期抑郁症的常用药物［选择性 5- 羟色胺再摄取抑制药（SSRI）］与 ASD 之间的联系。自 2013 年以来，已经发表了三项大型研究的结果。第一项研究回顾了丹麦超过 50 万例分娩的相关信息，表明妇女在怀孕期间服用 SSRI 与孩子患 ASD 的风险增加无关。第二项研究调查了加利福尼亚州近

1 000 对孩子患有 ASD、发育迟缓或发育正常的母子,结论是,怀孕前三个月使用 SSRI 可能会增加男孩患 ASD 和发育延迟的风险。第三项研究检查了魁北克省的 100 000 多例婴儿,结果表明,在妊娠中期和晚期使用 SSRI 会增加发生 ASD 的风险。鉴于这些矛盾的结果,为抑郁症妇女提出建议比较困难。首先要注意的是,怀孕期间未得到治疗的抑郁症与早产、低出生体重和发育迟缓的风险增加有关。因此,在怀孕期间治疗抑郁症可能有很大益处。此外,尽管在怀孕期间使用 SSRI 可能会增加孩子患 ASD 的风险,但该风险仍然相对较低。由于这些原因,患有抑郁症的孕妇应与医生讨论所有治疗方案的风险和益处。

最近的研究表明,在子宫内暴露于大量酒精的婴儿会发展为 ASD 以及其他一系列神经发育障碍。这些婴儿患有胎儿酒精综合征或酒精相关的神经发育障碍。它们通常具有生长缺陷,导致身材矮小、头围小、肌张力降低、面部异常、心脏缺陷和发育迟缓。胎儿酒精综合征的儿童也可能被诊断为患有 ASD,尽管 ASD 和产前酒精暴露之间的联系需要进一步研究。

家庭健康因素和孤独症的风险

父母的健康在孩子的健康中始终扮演着重要的角色,因此,专家们探索家庭健康与 ASD 之间的联系也就不足为奇。科学家们对母亲的自身免疫性疾病病史进行了研究,这些疾病会导致人体免疫系统自我攻击。特别是,母亲患类风湿关节炎、腹腔疾病、系统性红斑狼疮或有 1 型糖尿病家族史的儿童更容易患 ASD。最近的研究表明,患有自身免疫性疾病的母亲的血液中存在抗脑抗体,可能起一定作用。

年龄较大的父亲和母亲的孩子发生 ASD 的可能性增加。这可能与男性随着年龄增长而传递具有突变的 DNA 的风险增加有关。没有人确切知道为什么年龄较大的父亲和母亲的孩子更容易患 ASD,但是专家怀疑,年龄较大的妇女其荷尔蒙的变化会影响胎儿大脑的发育。需要进行更多的研究才能确切地知道孕妇和父亲的年龄如何影响 ASD 的发生。研究表明,从 20 岁开始,孕妇年龄和父亲年龄每增加 10 岁,其子女患 ASD 的风险分别增加 18% 和 21%。此外,有几项研究观察了由辅助生殖技术孕育的儿童患 ASD 的风险,但结果有些矛盾,因此需要更多的研究来明确回答这一问题。

两次怀孕之间的时间间隔(也称为怀孕间隔)也是一个危险因素。一项核查了第二胎孩子出生记录的研究表明,那些在第一胎出生后 12 个月内受孕所生的孩子被诊断患 ASD 的可能性增高 3 倍。在第一胎出生后 12~23 个月受孕所生的孩子被诊断患 ASD 的可能性几乎增加 2 倍。

妊娠并发症和新生儿健康对 ASD 风险的影响

数项研究的数据表明,患有妊娠糖尿病的母亲更有可能生出患有 ASD 的婴儿。当孕妇产生高水平血糖时,就会发生妊娠糖尿病。通常在怀孕的第 24~28 周通过口服葡萄糖耐量试验进行检测。分娩后葡萄糖水平通常恢复正常。最近,研究人员还发现,怀孕期间的相关状况,例如肥胖和高血压也可能增加 ASD 的风险。

实际上,许多产前和围产期危险因素与 ASD 相关,包括早产、胎儿窘迫、低出生体重和出生创伤等。但是,存在关联并不意味着这些因素会导致 ASD。这些因素只是可能会增加患 ASD 的风险,但每种风险对个人总体风险的贡献可能相对较低。

患有脑病的婴儿患 ASD 的风险较高。脑病是一个术语,用于描述会改变大脑功能或结构的任何类型的脑部疾病。一项研究表明,新生儿脑病的幸存者中有 5% 后来被诊断患有 ASD。这些孩子在遗传上容易患脑病或 ASD。

此外,出生时黄疸的婴儿更有可能患 ASD。黄疸是许多新生儿皮肤会呈现的黄色,它发生在新生儿的肝脏不能分解胆红素时。胆红素是由红细胞分解产生的胆汁中的一种物质。一项研究表明,患有黄疸的婴儿患 ASD 的风险增大,尤其是如果这些婴儿的母亲以前有生产史,并且出生在每年 10 月至次年 3 月之间(每天的日照时间较少)。尽管该研究没有说黄疸会导致 ASD,但它确实表明黄疸可能是患病风险增加的因素之一。

孤独症发生原因的持续研究

为探索 ASD 发生原因的奥秘,在全球范围内进行了深入的研究工作。目前正在进行的一些重大研究项目是:

- 美国很多州,如科罗拉多州、密苏里州、威斯康星州、北卡罗来纳州、马里兰州和佐治亚州均设有 ASD 和发育障碍研究与流行病学中心,由当地的 CDC 管辖和指导。每个中心都在研究名为 "探索早期发展的研究" 项目的各个方面,并寻求确定可能使儿童面临 ASD 风险的因素。更多相关信息,请参见 www.cdc.gov/ncbddd/autism/seed.html。

- 早期 ASD 风险纵向调查(Early Autism Risk Longitudinal Investigation, EARLI)追踪了 1 200 多名从怀孕到婴儿出生后 3 年的母亲以及孩子的生活状况,以探索可能引起 ASD 的潜在环境风险因素。EARLI 将研究所有家庭成员的 DNA 概况,并检验 ASD 具有遗传和表观遗传基础的假说。研究在多个地点进行,包括约翰·霍普金斯大学、德雷塞尔大学费城儿童医院 / 宾夕法尼亚大学、加州大学戴维斯分校和位于加利福尼亚北部的凯萨医疗机构(Kaiser Permanente)。

- 来自遗传学和环境的儿童 ASD 风险(Childhood Autism Risks from Genetics and the Environment, CHARGE)于 2003 年启动,是环境因素中对 ASD 和发育迟缓的危险因素的首次综合研究。CHARGE 的研究认识到,没有任何单一因素可以解释所有 ASD 病例,在过去的几十年中,也没有任何事件或暴露可以成为诊断迅速增加的原因。这项研究是在加利福尼亚大学戴维斯分校的 MIND 研究所进行的,研究对象是在加利福尼亚出生的年龄在 24~54 个月之间的孩子。

- 美国国立卫生研究院最近启动了《环境对儿童健康的影响》计划,这是一项为期 7 年的新计划,旨在调查环境暴露对儿童健康和生长发育的影响,包括物理、化学、生物、社会、行为、自然和建筑环境。

- 由西蒙基金会的 ASD 研究计划资助的 SPARK 研究旨在收集有关 50 000 多个 ASD 儿童和家庭的遗传、行为和医学信息。该项目在 20 所不同的医学院和 ASD 研究中心设有站点,希望能够更好地了解 ASD 风险的遗传和环境因素。

> **我有一个患有 ASD 的女儿和一个没有 ASD 的儿子。我儿子会携带一个 ASD 基因,并将其传给后代吗?**
>
> 　　专家知道,如果一个家庭中的一个孩子患有 ASD,那么这个孩子的兄弟姐妹也容易患上 ASD。如果您的儿子没有 ASD,那么他遗传 ASD 基因的概率很低。但是,他遗传的概率可能会比没有 ASD 同胞的人高一些,特别是如果他具有 ASD 特质(被称为广泛孤独症表型)的话。如果您的女儿进行了 ASD 基因检测,并且发现了遗传原因(与 ASD 的诊断相符的基因变异),则很可能会建议您为儿子进行基因检测。如果他携带相同的基因变异,可能会增加他的孩子患 ASD 的风险。ASD 的遗传学很复杂,父母可以从遗传学家或遗传顾问那里寻求咨询,以更好地了解再发风险。

孤独症斗士: Alison Singer

　　Alison Singer 是 NBC 一位成功的电视节目高管,她的女儿 Jodie 于 2000 年被诊断出患有孤独症。这一诊断永远地改变了 Alison 的生活。2005 年"孤独症代言"发起时,她离开电视台,担任了该项目的常务首席执行官。

　　2009 年,她成立了自己的组织,孤独症科学基金会。该小组筹集资金来支持 ASD 研究,将父母和科学家聚集在一起分享信息,并培训科学家与媒体合作。它还将最新的科学技术带给了 ASD 最前沿的人们——父母和教育者。

　　将科学公之于世是 Alison 对抗那些纠缠于疫苗和未经证实但经常被吹捧为治疗神话的方式。即使到现在,Alison 仍经常收到提供所谓治愈方法的电子邮件。"这些机会主义者利用了父母绝望的心情,他们愿意尝试任何可能帮助孩子的方法"她说,"相信我,我知道这一切。我们非常爱我们的孩子,希望他们能够进步,因此我们愿意尝试任何事情。这就是科学检查和干预如此重要的原因。我们需要知道什么有效，什么无效。没有快速解决方案，这些需要时间和努力，但确实可以提供帮助。"

Jodie 现年 21 岁。时间已经告诉 Alison，通过正确的疗法，患有 ASD 的儿童可以取得显著进步。"他们被确诊时是最糟糕的时刻，" Alison 说。她还有一个没有 ASD 的小女儿。"这是最糟糕的一天，从那时起，孩子们将继续获得技能。他们会让你大吃一惊，即使有时向前两步，向后一步。倒退的步伐是令人沮丧的，但是我已经学会欣赏前进的步伐，这比我曾经想象的还要多。"

她给父母的建议是"与你所在社区的其他家长交流"。"服务总是来自本地"，她说，"最好的信息通常来源于你所在社区的其他家长。"

（崔永华　译）

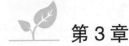

第 3 章

如何判断自己的孩子是否患有孤独症谱系障碍?

　　Carly 最近很焦虑,因为她 17 个月大的儿子 Asher 还不会说话,而且 Carly 发现当叫 Asher 的名字时,他很少回应。在 18 个月就诊时,Asher 还是不会说话,叫名字也不回应,于是儿科医生对他做了孤独症谱系障碍(ASD)的筛查。由于筛查结果提示 Asher 很有可能患病,随后他被转诊到专科医院,并最终确诊为 ASD。在儿子确诊后,一方面 Carly 和家人非常震惊,但与此同时他们也为自己之前的担心焦虑有了结果而感到宽慰,而 Asher 的评估、诊断之路也让家长更加了解他,更加懂得怎样去帮助 Asher。到如今,Asher 已经 7 岁了,虽然他仍然存在着社会交往障碍与沟通交流缺陷,但是能看到 Asher 每天一点点地进步,他的家人已经很欣慰了。

⁊◦ ⁊◦ ⁊◦ ⁊◦

　　为 ASD 孩子确诊通常并不容易。与糖尿病、乳糜泻等器质性疾病不同,ASD 并不是通过血液检查、影像学检查(X 线片、CT 等)等诊断的。与之相反,ASD 的诊断需根据抚养人对患儿发育的描述,以及有 ASD 专业背景的人士对患儿行为特征的观察而得出。有时,家长感觉自己的孩子与别的孩子有些不同,也会有助于 ASD 的初诊。

　　确诊 ASD 困难的原因有很多。首先,每一个患儿的临床表现都是不同的。尽管 ASD 儿童有着相似的特征,但这些特征的具体表现在每一个孩子大相径庭。ASD 的严重程度也大不相同。例如,一些 ASD 患儿疾病较轻,几乎没有言语问题,成年后也可以独立生活,而有些 ASD 儿童智力水平很高,甚至被认为是天才。然而,相当一部分 ASD 儿童却并没有这么幸运,他们 ASD 病情较重,同时伴有智力或其他方面的残障,甚至可能终生不能自理。此外,还有一些特殊情况的 ASD 儿童,他们可能伴发遗传代谢性疾病或其他复杂疾病,需要病情稳定后,才能对这部分儿童的发育状况进行准确评估。

目前的专家共识是,ASD 早期诊断和治疗对于患儿的预后、未来的生活质量有决定性作用。然而在临床上,虽然大多数 ASD 相关症状在患儿 24 个月大的时候(甚至更早)就已经显现出来了,但很多孩子直到学龄前期、学龄期才被诊断出来。因此,目前对于 ASD 的早期诊治仍然是一项具有挑战的任务。

ASD 的确诊年龄可能受到疾病严重程度以及其他社会经济因素的影响。一项研究表明,较严重 ASD 儿童的平均确诊年龄为 3.1 岁,而病情程度较轻 ASD 儿童的平均确诊年龄为 7.2 岁。

为什么有些孩子被诊断得早,而另一些孩子被诊断得晚,这项研究还提供了一些可能的解释。在咨询了 4 个初级保健医生后,他们表示来自农村 / 低收入家庭的孩子,其确诊年龄较晚。此外,症状的类别也会导致确诊年龄的不同:与无明显语言能力缺陷的孩子相比,语言发育明显落后的儿童初诊年龄早了 1.2 年;存在拍手、脚尖走路、异常玩耍方式的儿童,其往往在早期得到诊断,而存在疼痛过度敏感或有听力障碍的儿童,其确诊年龄较晚。

是否存在共患病、ASD 是否是倒退型以及性别差异都可能是导致确诊年龄差异的原因。与不伴有智力障碍、全面发育落后的儿童相比,患有这些病的 ASD 儿童更容易在早期发现。倒退型 ASD,即在一段看似“正常”的发育期后出现发育倒退,这样的儿童有可能被早期诊断。一般来说,男孩的确诊年龄比女孩早。这可能与女孩本身的性格特征有关,例如一个女孩,她不善于沟通,不会和别的小朋友交往玩耍,家长往往认为是害羞,也更容易被社会接受,因此女孩 ASD 具有“伪装性”,它能很好地隐藏其社会交往能力缺陷,家长也往往容易忽视。

尽管 ASD 的早期诊断对于获得早期干预是非常关键的,但是在 2009 年完成的一项美国全国性的研究表明,ASD 儿童的整体诊断中位年龄是 6 岁,超过 1/4 的孩子直到 8 岁才得到诊断。但好消息是,ASD 的最早确诊年龄正在逐年降低。据美国 CDC 统计,2002 年最早确诊年龄在 49~66 个月之间,到 2014 年,ASD 最早确诊年龄在 32~55 个月之间。

ASD 早期诊断需要父母和儿科医生的共同合作。在这种合作关系中,父母应该提出您认为孩子行为或发育存在的问题,例如他与众不同的玩耍、学习、说话和行为的方式。同样,儿科医生的职责是倾听并处理您的问题。在您孩子的就诊期间,儿科医生可能会问一些特定的问题,或让您填写一些关于您孩子发育的问卷。儿科医生之所以采取这些步骤,是因为他们了解早期诊断和干预的价值,并且知道如果发现孩子存在问题,能给家长提供哪些建议和帮助。本章将帮助您了解 ASD 的早期症状,这样您就可以更好地与儿科医生合作,让您的孩子得到所需的帮助。

在婴儿早期开始监测 ASD

像成年人一样,所有的婴儿都是独一无二的。有些人开口说话早,而另一些人则是很晚才学会说话。有些人在很小的时候就开始爬行,另一些人似乎需要更长的时间才学会走路。即使在家庭中,父母也常惊异于自己孩子的成长和发育有多么不同。但专家们越来越认为,即使在出生后的头几年内,ASD 的早期症状也很明显。

虽然在 24 个月以下的孩子中诊断 ASD 可能不那么容易,但作为父母,应该注意您孩子的发育情况,以便能更早发现其问题。例如,到 3 个月大时,大多数婴儿已经会微笑,并表现出与他人玩耍的乐趣,并逐渐用他们的面部表情和肢体动作进行交流。在运动发育方面,婴儿俯卧位伸展双腿或踢腿时,他们能够抬起头,并且能够将前胸抬离床面。把他们的小脚放在坚硬的表面上时,他们就会往下蹬。大多数 3 个月大的婴儿都能张开和闭合双手,把手伸进嘴里。他们通常能用手够到悬挂的物体,并开始抓玩具。

同时,他们可能会全神贯注地看着您,眼睛追视移动的物体。他们常常能从远处认出熟悉的物体和人。婴儿听到您的声音时可能会微笑,并朝声音的方向转过头。有些婴儿可能会发出咕咕的声音(发出元音)并模仿您发出的声音。

对于有发育障碍的婴儿,如 ASD 婴儿,其中一些发育里程碑可能会延迟甚至缺失。患有 ASD 的婴儿可能极少对大声的噪声做出反应,对别人微笑,或伸手去拿东西。家长很少能注意到 ASD 孩子手的运动,或是手跟随物体的移动。他们可能只是偶尔发声,偶尔注意到陌生的面孔,或很少有竖头动作。

当然,即使是非常健康的婴儿在 3 个月大的时候也可能达不到这些能力,有些婴儿发育稍微慢一点。如果您的宝宝没有按时拥有所有这些能力,并不一定意味着他患有 ASD 或其他发育障碍。ASD 和其他发育障碍通常不容易在婴儿期被诊断出来,但那些存在全面发育落后的儿童会在就诊中被发现,得到早期诊治。如果您的孩子确实有发育落后的迹象,您可以提交附录 C 所示的早期干预计划转诊表,该转诊表旨在帮助从出生到 3 岁可能有发育障碍的婴幼儿。我们将在第 4 章中对此进行更详细的讨论。最重要的是,通过观察这些症状会让您及儿科医生注意到孩子潜在的发育问题。如果这些发育落后持续存在或出现新的问题,您应该和孩子的医生合作进行早期干预,以帮助您的孩子充分发挥他的潜力。

ASD 的早期表现

当您的孩子感冒时,他会流鼻涕、咳嗽甚至低烧。当您的孩子患有湿疹时,他的皮肤会痒,且会出现皮疹。但是,当您的孩子患有 ASD 时,其临床表现可能不容易被发现,尤其每个孩子的表现会有所不同。但是,在大多数 ASD 儿童中,存在一些常见且共有的临床表现。

语言发育异常

ASD 儿童的语言发育差异很大。有些 ASD 儿童很早就会说话,甚至滔滔不绝似乎从来都有说不完的话。另一些 ASD 患儿则表现得很安静,很晚才学会说话。婴儿通常在生后头几个月内就开始发出元音或“咕咕”的声音。到 6 个月大时,婴儿可以将辅音和元音结合在一起,称为“咿呀学语”阶段,发出诸如“da”或“ba”之类的简单声音。随着婴儿语言的发育,他们开始将这些声音(“da da”)联系起来并引入新的声音,例如"pa"。

在 4~6 个月时,正常发育的婴儿会表现出轮回交替的说话方式,即在咿呀发声和不发声之间交替。例如,婴儿通常在刚起床时就咿呀发声,直到妈妈进入房间时才安静下来,好像在等待着听妈妈会说什么。当妈妈离开取回尿布时,他们可能会再次开始发声。当婴儿以这种方式发声时,家长有可能与他们保持"交谈",从而轮流发声。这种轮流发声在成年人表现为句子的交替,而在婴儿则表现为咿咿呀呀的发声。这些轮流交替的发声,以及目光接触和共享的情感表达(非语言或肢体语言表示的)为以后使用真实单词进行对话打下了基础。随着时间的积累,婴儿的声音越来越清晰,开始听起来像某个单词。最终,一个正常发育的孩子将开始学会简短的句子。

大多数父母渴望听到他们的孩子说出第一句话,孩子学说话常常会使得父母十分兴奋。因此,当孩子不会说话时,很容易引起父母的注意,并带着孩子去看儿科医生。语言发育落后通常是父母和医生注意到的第一个表现,引起人们对孩子可能患有 ASD 的担忧。这些通常是家长向儿科医生表明孩子需要评估的第一个标志。

几乎所有的 ASD 儿童都具有语言方面的问题。在一些患有 ASD 的儿童中,语言技能可能会缺失或延迟。在另外一部分 ASD 孩子中,例如在具有所谓"典型的语言"或"较高级的语言"的 ASD 儿童中,他们虽具备较为高级的语言能力,但却难以维持一段对话,因为他们只谈论自己感兴趣的某个话题。因此,ASD 儿童大多具有语言方面的问题,其语言能力或为低级或为高级,反映出 ASD 语言能力的个体差异。与正常发育的儿童相比,这种语言能力的缺陷主要体现在语言运用领域,即运用语言进行社会交流中。

语言运用涉及的技能包括:掌握肢体语言;保持眼神交流;理解隐含含义;说话时使用正常的语音、语调和音量;保持对话主题;能够体会到其他人对所讨论内容的兴趣程度。在学龄前 ASD 儿童与同龄人互动之前,这种差异可能并不明显。许多 ASD 儿童会有语言发育落后,所有 ASD 儿童都存在语言应用的问题。

在孩子 18 个月大的时候,大多数语言发育问题就已经很明显了。最明显的是,您发现您的孩子不会用手势(如手指物)进行交流或表达自己的愿望。患有轻度 ASD 的儿童通常会发声，但他们的语言可能很奇怪且缺乏目标指向性。例如，他们说出的词似乎没有意图，并且可能来源于电视节目或电影（例如重复模仿电视中的台词）。ASD 儿童的早期语言发育模式可能与正常发育儿童有所不同。

仿说 / 模仿语言

仿说是重复说另一个人的话。它可能是即时的，也就是孩子在听到别人说话后会立即重复听到的内容；仿说也有可能是延迟的，也就是孩子可能在听到别人说话的数小时、数天甚至数周后冒出来重复的话。

但是请记住，仿说也可能发生在没有 ASD 的儿童中。但是不同之处在于，在没有 ASD 的儿童中，通常在听到别人说话后立即仿说，这样的仿说也不会在儿童以后的词汇语言中出现。而在 ASD 儿童中，这样的仿说可能持续一生，这会严重影响他们与他人交流沟通的能力。

此外，ASD 儿童还倾向于即时仿说和延迟仿说的混合表达，并且在语言表达中存在大量的重复语言。例如，他们可能会背诵整个广告并长期反复朗读，即使其他人试图与他们交流时也是如此，无法中断他们的重复语言。

起初，重复仿说可能给人们留下一种印象，即患有 ASD 的孩子很有语言天赋。ASD 孩子的词汇、语法和句法可能会使他在这个年龄听起来很老练，有些甚至可能在识别颜色、形状、字母和数字方面表现出超常的能力，但是患 ASD 的儿童，其声音可能以单调的方式或另一种特殊的语调传递。在近处跟他们交流，他们会存在听觉延迟或难于接受语言交流，这意味着难以理解他人所说的话。大多数发育正常的孩子在 12~15 个月大时就可以服从简单的一步指令。如果您要求 ASD 孩子"去拿玩具"，他可能没有回应。如果您要求他从多个物品中识别一个熟悉的物体，例如带吸管的杯子或鞋子，他通常是无法做到的。

弹出式字词

一些 ASD 儿童可能说某些词语时没有什么感情色彩，似乎也没有什么理由和目的，但这种表达是完全自发的，并且经常与语境不一致。例如，一个 ASD 孩子可能在玩球儿时说出"狗"这个字，而附近却没有狗（不论是真实、毛绒玩具或图片，都没有看到）。一些 ASD 孩子可能会在压力很大的时候弹出某些字词，例如当牙医试图将他放到手术椅上时，ASD 的孩子可能会弹出"再见"。这样的弹出式字词可以持续数天或数周，然后消失。

成串的词语／词组／短语

ASD 儿童有时会说将多个单词连在一起的词组，例如"这 - 是 - 什么？我 - 不 - 知道"，但他们说这些短语时并没有真实含义，ASD 孩子无法将单词组合成具有真实含义的句子。

有些孩子似乎掌握了他这个年龄段所有的语言技能，但在 15~24 个月之间（通常在 18~21 个月之间）又逐渐消失了。这些孩子可能患有 ASD。当 ASD 孩子存在语言倒退的表现时，他可能会失去语言能力，以及交流时也不使用手势，这种能力的丧失可能是突然的或逐渐的。语言能力的丧失可能伴随着社交退缩和更多以自我为中心的活动。对于许多父母来说，语言能力的丧失通常是发育异常的一个标志。

有关您的孩子在与您交流方面应具备哪些能力，请参阅本章"出生至 24 个月内的发育里程碑"部分。

出生至 24 个月内的发育里程碑

在您的宝宝说出第一个单词之前，她已经开始使用微笑、表情、动作和声音与您进行交流了。儿童成长的速度不同，但是他们通常能够在特定年龄段做某些事情。以下是儿童普遍的发育里程碑，但请记住它们只是相对的标准。如果您对孩子的成长有任何疑问，请咨询专业的行为发育儿科医生，当然越早越好。即使孩子真的存在发育落后，早期干预也可以发挥重要作用。

到 12 个月时，大多数婴儿会

- 寻找并能够找到声音的来源。
- 多数情况下，在您叫他们名字时都会回应。
- 挥手说"再见"。
- 当您一边说"快看——！"并指向物体所在方向时，婴儿能顺着您的指向看过去。
- 咿呀学语并伴有语调的变化（声调有升有降，像在说一句完整的句子似的）。

- 会轮流与您"交谈"——说话时听着并注视着您,然后在您停下时继续说话。
- 对爸爸说"ba ba",对妈妈说"ma ma"。
- 至少会说一个单字。
- 当孩子想要一个东西却够不到时,能够指向那个东西或发出声音。

在 12~24 个月之间,大多数幼儿会

- 能服从简单的指令,一开始是家长说话和手势一起发出的指令,然后是家长只说话发指令也可以听从。
- 在获得允许后能够去另外一个房间取东西。
- 当被问一些身体部位时,可以立马指向这些身体部位。
- 指向有趣的东西,让您也可以看到它们,跟您一起分享它们。
- 把东西拿到您面前,给您看。
- 指向一个物体,让您叫出它们的名字。
- 在被问到一些简单的实物或图片时,孩子可以说出他们的名字。
- 喜欢假装(例如假装做饭)。他们喜欢和您一起,或和心爱的毛绒动物、玩偶一起玩假装游戏,在这个过程中使用各种手势和语言。
- 在 18~24 个月之间,每周学习一个新单词。

在 24 个月大时,大多数幼儿会

- 手指指向许多身体部位和常见物体。
- 指向书中的一些图片。
- 服从一步指令(无须辅助任何手势),例如"将杯子放在桌子上"。
- 能够说约 50~100 个字。
- 能够说一些两三字短语或词组,例如"爸走""玩玩具""一起走"等。
- 约有一半的话被他人(或成年人)理解。

社会技能缺陷

因为有了社会交流交往，人们之间互通互联密切相关。当我们想与他人分享我们的生活时，我们会在一起聚会、喝咖啡、用餐。社交活动始于新生儿和婴儿期，婴儿热情地凝视他们的父母，发出轻柔的"咕咕"声，指向他们希望看到的人和物。在患有 ASD 的儿童中，对这种社交连接的要求减少或消失了。患有 ASD 的孩子可能会很满足于独自一人，不太可能寻找其他人进行互动。ASD 儿童缺乏社交互动似乎在幼儿时期就表现出来了，但是专家们现在也知道，更为基本的社交技能缺陷甚至可能在更早的时期就已经显现出来了。更为高级的社交技能包括共同关注、社交导向和假装游戏。

共同注意

一个 ASD 孩子的父亲一边指着某件东西一边说："看！"时，这个孩子并不会看所指电视上的人物。ASD 的孩子在给他妈妈画完画后，也并不会把绘画展示给妈妈看。尽管父母一再要求，学龄期 ASD 儿童仍然很少与父母分享在学校发生的事情。这些 ASD 儿童均表现出共同注意不足。共同注意是为了将他人的注意力集中在"我"关注的事物上，或是为了分享经验、分享乐趣。像所有发育里程碑一样，共同注意的发育也是按照年龄增长逐步形成的。

当一个正常发育的婴儿听到父母或熟悉的亲人的声音时，会开心地笑起来，这就是对于亲人声音做出的反应，在这时就已经开始共同注意的发育了。大约 8 个月大时，婴儿会跟随您的视线移动他自己的视线，看看您在看什么。在 10~12 个月大时，当您指向一个有趣的事物，并说："看！"时，婴儿会转过头来先看看物体，看看究竟是什么吸引了您的注意，然后婴儿再将目光转向您，以确认他看到了您所注意的。

在 ASD 儿童中，这种共同注意发育的速度可能不同。ASD 婴儿不太可能跟随您的视线去看，他们对与您互动也不感兴趣。大声叫出婴儿的名字或拍拍他的肩膀，可能不会像正常发育的婴儿那样容易引起他的注意。此外，ASD 儿童对与您分享自己刚看过的事物也不太感兴趣。

ASD 儿童的社会交往问题会一直持续到幼儿期。在大约 12 个月时，一个正常发育的孩子将开始尝试通过提要求这一社交互动，来要一个自己够不到的物体。他可以通过发出简单的声音（例如"啊"）或用手指向这个物体来实现要东西的目的。这叫作命令性指向或指向请求。大约 14~16 个月大时，正常发育的孩子会指向他喜欢的对象，只是为了与您共享乐趣，与您分享经验。这叫作声明性指向或指向展示。他的眼神会在您和他感兴趣的事物之间交替转换，这充分体现了共同关注。专家提出，是否能够始终如一地表现出共同注意，可以可靠地预测孩子是否会在未来一年内发育出功能性语言。

共同注意延迟或缺乏共同注意是 ASD 最特异的早期症状之一。与正常发育的儿童相比，ASD 儿童不太可能指向或评论事物。即使当他们指向物体时，他们对这一物体表现出的兴趣也不太高，并且在指向物体时也不能与您沟通交流。尽管有些 ASD 孩子可能会指出他们学到的形状、物体和颜色，但是这样的"指向"是一种匹配和命名，而不是为了分享经验。尽管存在这些共同注意的问题，但大量研究表明，通过早期干预，ASD 儿童的共同注意可以得到改善。

社交导向或叫名反应

对于大多数父母来说，叫孩子的名字时，婴儿的第一次转头是一个激动人心的时刻。在发育里程碑中，这也是重要的社交技能里程碑，称为社交导向。这个里程碑通常是在婴儿 8~10 个月大时发育出来的。ASD 孩子可能不知道看护者试图引起他们的注意。可能需要大声喊这个孩子的名字才能最终引起注意。未能回应其名字是幼儿期 ASD 儿童最常见的早期症状之一，但有时会被忽视。尽管需要排除听力障碍，但临床上可发现，大多数 ASD 儿童都可以听到环境中的声音（例如，门铃声），但对人的声音反应不敏感。在 2017 年的一项研究中发现，后来被确诊为 ASD 的 6~24 个月大的孩子与未被诊断患有 ASD 的孩子相比，叫名反应更差。但需要注意的是，在后续的研究中发现，部分确诊 ASD 的儿童其叫名反应逐渐好转，这表明尽管叫名反应是 ASD 的重要标志，但并不持续存在。经过一段时间的干预，大多数 ASD 儿童的叫名反应会有所改善。

假装游戏技巧和友谊

就像您想象的那样,您会注意到 ASD 孩子玩玩具的方式和其他孩子有所不同。通常,发育正常的孩子会通过抓物体来开启游戏,这项技能大约在 4 个月大时学会。婴儿们可能会咬玩具,并且在 8~10 个月大时,他们可能会将玩具撞击在一起或撞在地板或桌子上,或将它们扔到周围。游戏的这个阶段被称为感觉运动阶段。在大约 12 个月时,婴儿们更加了解如何玩玩具,并可能会更合适地玩玩具。例如,在 12 个月时,婴儿可以将积木块堆叠起来,而不是在地板上敲打木块。不久之后,假装游戏出现了,他们可能会使用玩具奶瓶给娃娃喂奶,或用玩具电话与奶奶通话。此后假装游戏逐渐变得更加复杂,可以使用简单的事物来表示其他更复杂的事物。例如,香蕉可能会变成电话,木制积木可能会被当作汽车。

与正常发育儿童相比,ASD 儿童在 24 个月大之前几乎不会玩假装游戏。他们可能对玩具几乎没有兴趣,而是更喜欢玩线头、笔、石头等日常物品。即使他们确实对玩具有兴趣,也只是会玩玩具的一部分,而不是整个玩具(例如,转玩具车的轮子,抠娃娃的眼睛)。因此,患有 ASD 的男孩玩玩具车的时候,不是沿着地板推玩具车,而是专注于旋转轮子或打开和关闭车门。具有正常的非语言智力的 ASD 儿童可能特别擅长把东西组装在一起,例如叠杯子和组装拼图,并且以后可能会精通计算机游戏或建筑游戏。一些 ASD 儿童可能还会反复不停地排列物体,这被称为仪式游戏。这些类型的游戏不涉及模仿、观察,也不包含和其他人一起玩的内容。

一些 ASD 孩子喜欢打闹,这可能仅仅是个表象。当爸爸把他们扔向空中或在地板上挠痒时,他们可能会很喜欢。许多 ASD 孩子喜欢这种感觉社交游戏。尽管这种表现在 ASD 中很典型,但与自发的社交活动相比,ASD 儿童更喜欢这种感觉社交游戏。换句话说,他在寻找被扔起来或挠痒时发生的感觉刺激,而不一定是其他人的陪伴。

对于不太负责任的父母来说,ASD 儿童的日常行为似乎更容易管理,因为他很乐意自己独自玩几个小时而不找妈妈或爸爸。但是,仔细研究孩子的游戏方式就会发现,该游戏具有感官性、构建性和仪式性,并且不涉及其他人。在以后的生活中,患有 ASD 的孩子可能经常难以与同龄人互动，并且无法按照社会规则进行小组合作。结果，患有 ASD 的儿童有更大的可能被欺负和被社交孤立。

重复和异常行为

患有 ASD 的儿童可能表现出异常的行为举止。他们可能会拍手、摇摆身体或转动手指，尤其是当他们兴奋时会更加严重。一些 ASD 孩子会走路时踮脚，或者点头，嗅闻和舔食不能吃的东西。这些行为称为刻板行为，即重复行为，这些行为表面上看起来没有目的性，却是强迫性的。刻板行为通常是无害的，但在某些情况下可能会明显干扰孩子做其他事情或阻止孩子学习新技能。到 24 个月大以后，刻板行为会变得更明显。

尽管刻板行为在 ASD 儿童中很常见，但并非仅发生在 ASD 中。患有智力障碍或全面性发育落后的儿童也可能表现出刻板行为。即使是发育正常的幼儿，有时也会用脚尖走路，或是在兴奋时也会拍手。

狭窄兴趣

大多数孩子在童年期都会与他们心爱的玩偶、毛毯或珍贵的玩具建立牢固的感情。然而，患有 ASD 的儿童对物品的依恋较为特别，例如钢笔、手电筒或动画人物。而且，ASD 儿童对物品的依恋也更加持久，他们可能在任何时候都强烈地想拿着这些东西。

具有高级语言技巧的 ASD 儿童可能对于物体的迷恋较少，而更迷恋话题和事实。此外，对某些话题感兴趣也并不代表这个孩子就一定存在发育问题，但是 ASD 儿童对于话题的着迷程度通常比正常儿童强。在某些情况下，ASD 儿童可能对于他感兴趣的话题无所不知，像是一本百科全书。例如，Ellen 的儿子 Brian 对恐龙产生了浓厚的兴趣，这并不奇怪，因为他的父亲是一位古生物学家，还有几位古生物学家朋友，而且许多正常孩子也对恐龙着迷。但是 Brian 对恐龙的兴趣非常浓厚。他经常乐于与他人讨论恐龙，甚至在同学不感兴趣的情况下他还是继续讨论。这种狭窄兴趣的表现在患有 ASD 且语言能力较好的儿童中很普遍。

ASD 的其他共同特征

语言发育差异和社交技能缺陷是 ASD 儿童最突出和最典型的特征。但是许多 ASD 孩子也有其他的发育问题。

认知障碍

尽管认知障碍不是 ASD 的核心症状，但在患有 ASD 的儿童中很常见。在一次统计调查中，专家估计 90% 的 ASD 儿童伴有智力障碍（该术语因年龄不同和使用不同的评估工具而有不同的标准）。美国 CDC 2018 年的数据表明，约 31% 的 ASD 儿童存在认知障碍。

许多 ASD 孩子的确在技能学习和发育上存在差异。例如，有一些 ASD 孩子可能是数学天才，但可能存在阅读障碍。一些 ASD 孩子可能具有难以置信的专注力、记忆力和数学技能，而另一些 ASD 孩子则表现出卓著的音乐和艺术才能。在临床上，只有极少数 ASD 孩子才可能具有极高的技能和天分，因而被别人叫作"天才"。达斯汀·霍夫曼（Dustin Hoffman）在电影《雨人》中扮演的人物，是在有限的领域具有卓越才能的人。例如，某些专家可能无须进行任何练习就能进行快速计算，或是存储大量信息并掌握复杂的音乐。在患有 ASD 的儿童和成人中，天才或智力较好的很少见（比例从不到 1% 至 10% 不等）。

感觉运动症状

ASD 孩子对我们日常经历的声音、画面和触感可能通常是难以适应、难以融入的。有些 ASD 儿童对其环境中的事物很敏感，甚至会被过度惊扰。另一些 ASD 儿童对一些令常人不舒服的感觉极度敏感或完全不敏感。但是，儿童对视觉和声音的敏感度在各个感官上可能不一致。例如，聚会上的喧闹声可能会使 ASD 的孩子很不安，甚至使她完全听不到妈妈叫她名字的声音。ASD 儿童可能会在很长一段时间内从不同角度注视玩具或其他物体，从而对玩具或其他物体进行过度审视，而对她周围的其他环境却不感兴趣。

有些孩子具有触觉防御能力，他们对某些纹理和表面过于敏感，例如袜子的松紧带或衬衫的标签。有些 ASD 患儿可能会拒绝拥抱，因为他们不喜欢被人碰触。他们还可能对食物的某些质地产生反感。ASD 儿童也可能表现出异常的寻求感官刺激的行为，例如喜欢用脚趾走路（即使他们的脚踝运动功能正常）、拍手、旋转、来回摇摆、跳跃或咀嚼物体。

一些 ASD 孩子运动功能存在异常。有些 ASD 儿童似乎具有更好的精细运动能力，例如可以给小珠子穿线，但大多数 ASD 儿童在大运动方面存在落后，诸如跑步、攀爬和跳跃等。许多 ASD 儿童在运动协调和运动计划方面也存在问题，这涉及仔细考虑一项运动，然后按正确的顺序进行运动。一些 ASD 儿童可能在运动时表现得很笨拙。有些 ASD 孩子可能表现为过度活跃，并出现注意缺陷多动障碍的症状。而另一部分 ASD 儿童可能不太活跃，甚至很少活动。

孤独症相关常见病

ASD 儿童经常伴有其他健康问题和精神类疾病。这些相关病症可能会对他们产生深远的影响。这些疾病通常会影响孩子的行为、学习能力以及整体健康状况。治疗这些疾病可能有助于孩子的整体发育，也就是说与您的儿科医生讨论这些疾病是至关重要的。实际上，孩子可能会遇到这些问题中的一个或几个，在第 6 章中有关于帮助控制其中一些疾病的药物的讨论。以下是 ASD 儿童的一些常见医学、行为和心理健康问题。

癫痫

ASD 儿童比正常发育的儿童更容易发生癫痫——大脑突然的和过度的放电，它会产生各种症状，包括意识丧失和抽搐。癫痫更常见于伴有其他情况的 ASD 儿童，这些儿童通常伴有全面性发育落后、智力低下、严重运动功能障碍或有癫痫家族史。在癫痫发作期，儿童可能四肢抖动，失去知觉或凝视。ASD 儿童的癫痫发作最常见于 5 岁以下的孩子，其次高发于青春期。怀疑患有癫痫的 ASD 儿童可能需要进行其他检查,包括脑电图检查或脑部影像学检查,以确认癫痫发作并寻找可能的原因。

胃肠道疾病

与发育正常的儿童相比,患有 ASD 的儿童更有可能出现胃肠道问题。许多 ASD 儿童会出现慢性胃肠道症状,如便秘、腹泻、呕吐和腹痛。患有或不患有 ASD 儿童中的大多数胃肠道问题都是功能性的,这意味着在胃肠道内没有明确的致病因素。对于某些胃肠道疾病(例如便秘)尤其如此,这可能是由于孩子的选择性饮食习惯和对食物的挑剔导致的。而一些胃肠道疾病是由胃肠道的特定问题引起的,如乳糜泻是由麸质和相关蛋白引发的自身免疫性疾病。在 ASD 儿童患有胃肠道疾病的时候,如果患儿伴有以下情况需及时告知儿科医生:体重减轻、便中带血、黑色或柏油样便、长期或持续的呕吐、长时间的腹泻、腹部腹痛或经常发热,因为这些病症可能是更严重的胃肠道疾病的症状。

患有胃肠道疾病的 ASD 儿童可能不会告诉家长他的腹痛症状。相反,您可能会注意到孩子会经常没有诱因地出现以下情况:经常清嗓子、尖叫、啼哭、呻吟和抽泣。有些孩子可能会表现出延迟性仿说或重复性短语,即重复说之前他们听到的与胃部或疼痛有关的短语,例如"你肚子疼吗"。

其他的 ASD 孩子可能会做鬼脸、咬牙或面部抽动。有些 ASD 儿童可能会咬衣服,将腹部靠在家具上或用手指轻拍喉咙。一些 ASD 孩子可能表现为进食量、饮水量增加,或是对他们之前喜欢的食物不喜欢了。背部弯曲、自我伤害行为或重复性行为增加等异常身体姿势也可能是胃肠道不适的征兆。

腹部疼痛或不适也会导致孩子的整体健康状况恶化。您可能会注意到您的孩子变得烦躁或可能出现睡眠问题。重要的是要告诉儿科医生这些症状或与胃肠道疾病相关的其他肢体行为。在听完您的倾诉并检查孩子之后,儿科医生可能会选择一种药物来治疗最可能的胃肠道疾病(例如便秘或胃食管反流)或进一步检查其中一些疾病。

　　虽然有研究正在探索一些 ASD 儿童是否存在特殊的胃肠道问题,但目前认为对于 ASD 儿童或正常发育儿童,治疗胃肠道疾病的方法都是相同的。因为目前认为 ASD 儿童和发育正常的儿童胃肠道疾病是相同的。在这一问题上,目前没有证据表明 ASD 儿童的胃肠道微观结构有什么不同,也没有证据表明 ASD 儿童胃肠道内菌群过度增长引起 ASD 行为恶化。

　　截至本书出版时,也没有证据表明胃肠道疾病直接导致 ASD。19世纪 90 年代提出了一种理论,它声称,给 12 个月大的孩子注射麻疹 - 风疹疫苗引起的胃肠道变化(“肠渗漏”)导致了 ASD。后来发现这项研究存在明显缺陷,并已从医学文献中撤回。尽管有很多关于 ASD 的胃肠道基础的理论,但尚无证据表明胃肠道系统紊乱与 ASD 症状之间存在特定联系(有关此问题的更多信息,请参见第 7 章)。

抽动障碍

　　一些 ASD 儿童伴有抽动障碍——表现为短暂的、不自主的运动或发声性抽动,亦可符合抽动秽语综合征的症状特点。ASD 和抽动障碍有很多共同点,包括仿说、强迫行为和异常运动行为。一些证据表明,有抽动秽语综合征的患者也存在一些与 ASD 患者相同的大脑异常。对有中度到重度抽动障碍的患者,药物治疗会很有帮助。

睡眠障碍

　　研究表明,约为 40%~80% 的 ASD 儿童存在睡眠问题。他们可能入睡困难、不睡或早醒。严重的睡眠问题可能会影响孩子的生活质量,使他的注意力分散,并可能使他变得烦躁,表现出更多的重复性行为。同样,患有睡眠问题孩子的看护者也可能不得不中断睡眠,从而增加了家庭的整体压力。一些 ASD 孩子睡眠量似乎比同龄人少。与儿科医生讨论您孩子的睡眠问题很重要,因为它们可能是由其他疾病(例如胃食管反流)引起的,这些疾病会引起疼痛并导致夜间醒来(请参阅第 6 章)。

肥胖

ASD 儿童和青少年患肥胖症的风险与普通人群相似,甚至更高。ASD 患者较少有机会或有兴趣参加主动的娱乐活动和有组织的体育运动,而且 ASD 人群拥有重复的饮食方式,其中包括高热量的食物。另外,有一些处方药的副作用会增加体重,用垃圾食品作为奖励以养成良好的行为的方式也会增加体重。对 ASD 和正常发育儿童都应该进行饮食和活动水平的监控。与儿科医生一起制订健康的饮食计划和适当的体育锻炼方案。对发育正常儿童、青少年的健康体重方案进行修改后能够很好地用于 ASD 患者。

注意缺陷多动障碍

许多 ASD 儿童难以完成任务、难以集中注意力,可能会冲动和多动。一些 ASD 儿童最终被诊断为注意缺陷多动障碍(ADHD)。注意缺陷多动障碍是具有脑生物学改变的疾病,如不加以治疗,可能导致入学困难、自尊心低下以及交友困难。这种情况很普遍,约占所有学龄儿童的 6%~9%。

患有 ADHD 的儿童很难过滤无关的信息。他们在确定优先次序、组织工作和延迟满足方面都感到困难。然而,在 ASD 儿童中,注意力不集中可能与自我指导的想法或活动有关,例如重复语言、重复刻板手势或行为,而不是与环境中小的干扰有关。一些患有 ASD 和 ADHD 的儿童可以接受药物治疗。

攻击行为和自伤

许多 ASD 儿童难以调节情绪,难以控制冲动;加上不能清楚地表达自己的需求和挫败感,ASD 儿童可能会表现出攻击性行为和自伤。另一方面,耳部感染的疼痛可能会使孩子把头撞到墙上。攻击性行为也可能源于便秘引起的胃痉挛,也可能是由潜在的精神疾病(例如焦虑症)引起的。如上所述,攻击性行为有多种原因,如果您的孩子变得具有攻击性或出现自伤,则应及时与儿科医生沟通。通常,需要许多专业人员共同努力找出攻击性行为的原因。一旦知道了病因,许多潜在的治疗方法就可能有所帮助。对潜在病因的药物治疗可改善一些 ASD 孩子的攻击性行为或自我伤害行为。

焦虑症

ASD 儿童容易出现焦虑症，可能表现为从紧张到活动过度以及其他不适当的行为，例如尖叫或攻击性行为。由于许多 ASD 儿童的日常活动非常有限，因此出现意料之外的变化会导致他们焦虑和不当行为增加。在有家族病史的儿童中，焦虑症可能更常见。由于 ASD 儿童在沟通方面遇到困难，如果他们不知道如何处理，可能会感到焦虑。

患有焦虑症的 ASD 儿童有时会沉迷于某些行为。许多孩子的日常活动变得非常僵化和固定。他们可能希望每天以完全相同的方式度过早晨，例如，他们的毛绒玩具每天都要以相同的精确布局摆放。当这些习惯被打破时，或当护理人员试图将其从一种活动转变为另一种活动时，他们可能会难以适应，甚至长时间地发脾气。ASD 患儿的焦虑症可以通过识别焦虑症状，进行特定的行为疗法或药物疗法（或两者同时使用）进行管理与治疗。

抑郁症

ASD 儿童更容易患抑郁症，这是一种情绪失调症，在发育正常的儿童中可能导致悲伤、活动减少和对喜爱的活动缺乏兴趣。识别 ASD 和其他发育障碍儿童的抑郁症可能更具挑战性。在考虑患儿存在抑郁症时，可能需要将孩子的当前状态与其日常行为方式进行比较，尤其要注意哭闹、活动时兴趣、对周围人的兴趣、睡眠方式、食欲以及精力是否充沛。在同时患有 ASD 和抑郁症的儿童中，某些行为，如攻击性行为和烦躁的强度、频率和持续时间可能会有所增加。有抑郁症家族史的 ASD 患儿其抑郁症发病风险更高。ASD 患儿的抑郁症可以采用针对抑郁症状的特定行为疗法或药物（或两者同时使用）进行治疗。

如果您担心自己的孩子患有 ASD,该怎么办

如果您认为孩子可能患有 ASD,最好的办法就是向儿科医生咨询。通过和您交流并观察您的孩子,儿科医生可以与您一起决定下一步怎么办。如果儿科医生也怀疑您的孩子有 ASD,并建议您进行更系统的 ASD 评估,这将有助于您了解更多有关如何帮助您的孩子充分发挥其潜能的信息。尽管对您和您的家人来说,难以接受孩子确诊 ASD 这一事实;但对孩子来说,早期确诊意味着能够尽早开始干预,从长远来看,有益于获得最佳治疗。

举例来说,Carly 已经知道儿子 Asher 有问题好几个月了。孩子诊断为 ASD 后,她感到很痛苦,但 Asher 确诊后,立即得到了治疗师的早期干预治疗。经过 2 周的时间,Carly 接受了孩子 ASD 的诊断,并开始考虑她需要做什么。同时,治疗师为 Asher 申请了早期干预治疗,Asher 参加了几次,在 2 个月后 Asher 即将进入特殊儿童学校上学。

在您的孩子每次进行健康检查时,您的儿科医生可能会询问您对孩子的行为或发育有什么疑问。您一定要利用好这些健康检查的机会,和医护人员讨论您的疑问。如果您家有患者,一定要及时告知儿科医生。您的儿科医生将仔细观察您的孩子并进行相应的检查。如果您有这方面的疑问,需要经常与儿科医生会面,以全面了解孩子的整体发育情况。

在您的孩子进行 9 个月、18 个月、24 个月或 30 个月的保健时,儿科医生可能会要求您填写有关孩子发育情况的筛查问卷。其中一些问卷会询问您孩子发育的各个方面。其他的医护人员可能会询问您一些关于 ASD 的表现。这些筛查问卷和访谈可帮助您的儿科医生识别有发育障碍风险的儿童,但不能用于诊断特定发育障碍性疾病。如果发现您的孩子有发育障碍性疾病的风险,医生会建议对孩子进行全面评估。全面的发育评估可以诊断特定的发育障碍性疾病。

对 ASD 的综合评估可能需要请专业团队进行。团队成员可能包括您孩子的儿科医生、发育儿科医生、心理学家、精神科医生、神经科医生、言语病理学家、作业治疗师、社会工作者、听力专家等。这些专业人员在评估可疑 ASD 的儿童中具有特定的作用(表 3-1)。

表 3-1　ASD 儿童跨学科评估 [a] 小组

团队成员	职能
听力专家	评估听力损失是否是引起发育落后的原因
发育儿科医生、儿童神经科医生和 / 或儿童保健专业人员	进行医学评估 识别并对发育问题进行治疗
遗传学家和遗传顾问	当家族病史、检查结果或诊疗过程提示该患儿存在潜在的遗传学问题或遗传综合征时,对患儿进行评估 提供遗传学咨询,以预测再发风险
作业治疗师	评估精细运动和大运动是否落后 评估感觉处理是否存在问题 制订治疗计划
精神科医生	对 ASD 儿童精神疾病和适应不良行为进行评估和治疗
心理学家	进行认知或发育测试 执行诊断检测方法 识别相关的精神疾病并制订行为治疗计划
社会工作者	明确家庭需求 将 ASD 家庭引导到支持机构和组织
言语病理学家	评估语言理解、表达和使用方面是否存在落后 制订治疗计划

[a] 为了便于回忆孩子的发展里程碑和行为,父母应在参加诊断评估之前,查看孩子早年的婴儿档案、记录和视频记录。

经许可转载自 Primary care for children with autism; February 15, 2010; Vol 81; No 4; *American Family Physician*. 版权所有 ©2010 美国家庭医师学会。

关于发育领域的名词解释

发育监测:是儿科医生用来识别可能患有发育障碍性疾病(例如 ASD 等)儿童的过程。这个过程包括您向儿科医生倾诉您关于孩子生长发育和行为方面的担忧,以及在访问过程中医生仔细观察您的孩子,并咨询是否存在发育障碍性疾病家族史。

　　发育筛查:是儿科医生使用的有关孩子行为和发育的父母版问卷(标准化工具),以进一步阐明孩子是否存在发育障碍性疾病的风险。

　　综合评估:是经过监测和筛查发现有患 ASD 风险的儿童,要对其进行多步骤评估。这个过程包括询问家长、观察孩子、对孩子进行体格检查以及其他有助于诊断的检查。在理想情况下,综合评估应该由专业人员组成的团队来完成。

一个患者的故事:Jacob

　　2010 年 10 月,发表在《发育与行为儿科学杂志》上的一篇病例报道讲述了 Jacob 的故事。Jacob 是一个 22 个月大的男孩,他没有 ASD 家族史。但是他的父母在发育筛查测试中对 3 个问题的回答引起了儿科医生的关注。他们告诉儿科医生,Jacob 不会做假装游戏,例如假装打电话、聊天或是假装照顾洋娃娃;在父母叫 Jacob 的名字时,他也不会有什么回应;有时 Jacob 总是无所事事地凝视或无缘无故地来回徘徊。在另一项发育筛查测试中,父母对 Jacob 不会说话显得很焦虑。在近 24 个月大的时候,Jacob 只会说 2 个希伯来语单词和 1 个英语单词。根据这两项筛查结果,儿科医生将 Jacob 送去进行进一步诊断评估,以明确 Jacob 的发育问题,而 ASD 只是众多发育障碍性疾病中的一种。

　　对 ASD 的综合评估应包括病史、体格检查、观察孩子和听力测试。此外,其他专业团队成员可能会对孩子的语言和认知进行更为专业的评估,并进行其他针对 ASD 的测试。如果您孩子的 ASD 似乎与第 2 章中列出的疾病有关,则可能还建议进行其他检查(表 3-2 列出了儿科医生可能用来帮助儿童进行 ASD 评估的筛查工具)。

表 3-2 按年龄分类的 ASD 筛查问卷

筛查工具	年龄段
婴幼儿沟通和象征性行为发展量表（CSBS DP ITC）	6~24 个月
婴幼儿社会性和情绪评估简表（BITSEA）	11~48 个月
改良版婴幼儿孤独症筛查量表（M-CHAT-R/F）	16~30 个月
家长对社交互动的观察表（POSI）	16~35 个月
社会沟通交往问卷（SCQ）	4 岁或以上的儿童（或发育水平相当于≥24个月）
儿童孤独症谱系测验（CAST）	4~11 岁
克鲁格阿斯伯格（Krug Asperger）疾病指数（KADI）（适用于具有正常或良好的口语表达能力的 ASD 患者）	6~21 岁
孤独症谱系障碍筛查问卷（ASSQ）	7~16 岁
孤独症商值（AQ）- 青少年版	11~16 岁

　　尽管有这么多的 ASD 领域专家,也有很多诊断工具可用,但是目前明确诊断儿童患有 ASD 仍然是一个挑战。由于目前 ASD 没有明确的通过血液监测的生物标志物,而且在影像学上也没有明确的改变,因此许多因素导致明确诊断很困难。此外,用于诊断 ASD 的一些标准不适用于小年龄段的孩子,尤其是 24 个月以下的孩子。同样,家庭中不同的照顾者对孩子发育的判断结果不一致,因此在评估时会导致不同的诊断结局。另外,并不是世界上所有国家和地区都拥有诊断 ASD 的完备团队以及医疗保健专业人员,因此即使家长有对于自己孩子发育方面的担心,也可能无法得到及时的诊治。

当您的孩子已诊断为 ASD 时

　　要想预测您的孩子是否终生伴有发育障碍性疾病很困难。孩子的父母、其他亲人以及整个家庭都需要时间来调整对孩子的预期。您肯定会担心孩子将来会怎么样,但请记住,大多数 ASD 儿童会在整体功能方面有显著进步,许多 ASD 的孩子可以做得特别好,并且可以上正常的小学。许多 ASD 患者可以与家人、同龄人建立有意义的社会关系，并在成年后实现生活独立。

虽然对 ASD 的诊断可能会改变您的养育方式，但需要注意的是，只要孩子得到及时的诊断和治疗，ASD 患儿以及其他发育障碍性疾病的患儿在生活中所取得的成就将远超出您的想象。即使像 Carly 这样的父母，最初对自己的儿子患有 ASD 感到沮丧，但如今他们意识到，诊断 ASD 可以帮助他们更好地了解自己的孩子，继续寻找合适的治疗。在接下来的章节中，我们将介绍如何帮助您的孩子获得支持和治疗，使孩子能够发挥他最大的潜力。

一直到最近，我们 20 个月大的儿子一直都很健谈，似乎马上就能说好多话了。但是我和我丈夫最近才注意到，儿子说话时的手势和肢体语言都没有几周前那么多了。我们最近搬到了一所新房子，而我丈夫又开始了新工作，所以他很少看到我们的儿子。环境的变化会影响我们儿子的沟通能力吗？我们很担心。

在临床上，搬家或父亲变换工作等环境的变化并不会导致孩子语言能力明显下降。但是，如果您的孩子的交流沟通能力发生明显下降，则需要立即去看儿科医生。ASD 在这个年龄阶段的较为典型的表现就是语言能力倒退，而您儿子现在正处于这个阶段。大约 33% 的 ASD 儿童，之前似乎"发育正常"，然后失去了部分或全部语言和社交功能。如果您的孩子有上述表现，一定要及时看儿科医生。即使看过之后未获明确诊断，至少可以使您给孩子应有的关注，这个过程将使您学习如何帮助儿子并开始早期干预，从而帮助他发挥最大的潜力。

孤独症斗士：Catherine Lord 博士

当 Catherine Lord 还是一名本科生的时候，她在加利福尼亚大学洛杉矶分校与心理学家 O. Ivar Lovaas 博士一起上心理学课，Lovaas 博士创建了应用行为分析疗法。Lord 博士回忆道，"他接受了孤独症这一项挑战，以此来检验操作性条件反射可以教会任何人任何事这一理论。"

　　Lord 博士参加过一个项目，该项目是关于教 ASD 儿童说话的。"我同时教两个完全不同的 ASD 孩子，但发现他们两个也有着惊人的相似之处。"她说，"我认为这就是 ASD 最初吸引我的原因。ASD 患者在他们的想法和他们所看到的事物之间建立的联系让我着迷，即使他们无法轻松地表达出来。"

　　如今，Lord 博士已经是加利福尼亚大学洛杉矶分校医学院的杰出教授了。她设计了孤独症诊断观察量表（ADOS），该量表可以对沟通、社交互动情况进行标准化评估，也可以作为 ASD 的诊断工具，Lord 博士也因此而备受赞誉。此外，她还是孤独症诊断访谈量表（修订版）（ADI-R）的合著者，临床医生在与家长的访谈中可以使用该量表，它包括儿童的早期发育、沟通、社交互动和行为方式等。

　　她说，我们的目标是要创造一种标准化的方法，以应用于每个医学中心。我们了解到不同的诊疗中心、不同的医生做出的诊断是不同的。即使每个诊疗中心应用的诊断标准不同，我们还是可以用最通俗的语言来阐释 ASD 的各种症状，以便所有医疗工作者都能正确理解。

　　ADI-R 和 ADOS 这两个量表为 ASD 的遗传学和神经生物学研究提供标准化方法。这两种工具使全世界的临床医生可依赖有效和可靠的工具来识别 ASD 的临床表现。

（贾飞勇　译）

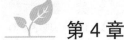

第4章

孤独症谱系障碍儿童的行为和发育干预

当您刚刚得知孩子患有孤独症谱系障碍（ASD）的时候,您和家人可能会很不安、很焦虑,因为接下来将面对的问题是:如何为孩子找到正确的干预措施或治疗方法,这个过程可能充满挑战性,但同样是很重要且值得做的。可靠的治疗计划可以帮助您的孩子充分发挥他的潜力。您所考虑的任何治疗方法都应该根据孩子的优势和问题所在,个性化地进行,有具体的干预目标,这些目标的进展是可监控的,并有科学的有效性证据。在本章中,我们将探讨治疗 ASD 几种不同的行为和发育的干预方法,包括针对多个发育领域的综合干预方法和针对特定问题方向的针对性的干预方法。当然,对于孩子而言,没有一个万能处方对所有孩子都有效。一开始您可能会被多种干预选择弄得不知如何抉择,也会从不同的专家、家庭成员和其他有 ASD 儿童的家长那里得到很多建议。最后,为孩子选择正确的治疗组合肯定是经过仔细考虑的。这些可能取决于孩子的年龄和发展需要、所在社区的资源、保险范围,以及什么最适合您的家庭,我们将在后面的章节中讨论。现在,首先看一下您都有哪些方法可以选择。

干预目标和治疗计划

上一章节讨论过,确定干预目标应该从诊断评估开始。理想情况下,由进行诊断评估的专业人员或团队为孩子做一些检查,明确孩子在沟通、社交技能、自立能力或适应技能等方面的功能水平。此外,他们可能已经意识到了这些情况可能会对未来干预产生干扰的挑战性或不适应性行为(如发脾气或身体攻击)。这些结果都将帮助您和孩子的治疗团队制订干预的目标。任何针对 ASD 干预的主要目的都是帮助孩子学习他生活所需要的技能。对于 ASD 儿童来说,这意味着要帮助他获得必要的沟通和社交技能,并减少那些破坏性或无益的行为。指导孩子如何在不同的情况下以社会接受的方式应用这些技能也很重要,这个过程被称为概括归纳。换句话说,这些干预措施将帮助他与其他孩子相处,在学校里尽可能学到更多,并掌握基本的日常生活技能。这个过程并不容易,您可能需要几个月甚至几年的时间才能看到进展,这取决于孩子的具体问题。但最终的目标是:最大限度地提高孩子的独立性和生活质量,同时减轻家庭的压力。为了做到这一点,在孩子的儿科医生及专业团队的协助下,共同制订并实施适合于孩子和家庭需要的干预计划是十分重要的。

然而,同样重要的是要记住,对 ASD 儿童成年后的追踪研究表明,ASD 通常被认为是一种终生疾病。虽然有些家长把"治愈"ASD 作为干预目标,但越来越多的 ASD 患者指出,他们应该被尊重,应该被他们的社区接受、接纳,并且有权决定自己的生活。我们同意这一点。当我们在临床上为家庭提供治疗计划咨询时,我们鼓励孩子积极参与每一个决定,这是符合发展需要的。最近的一项研究表明:与成年 ASD 患者的生活质量最相关的因素是让他们感受到家庭和社区的接纳,而不是他们的功能水平如何。因此,无论未来的人生旅程会怎样,我们都希望您能为每一次胜利或进步而庆祝,无论它有多小。

什么时候开始干预

人们曾经认为,ASD 在 3 岁或 3 岁以上才能得到诊断。近年来,ASD 的症状越来越明显,通常出现在孩子出生后的 24 个月内。2007 年,美国儿科学会开始建议对所有 18 个月和 24 个月的儿童进行全面筛查(也称为卫生监督检查)。在这么小的年龄就寻找 ASD 迹象,这意味着,对父母而言,选择治疗方法并尽快开始治疗很重要。

孤独症自我倡导组织（网络）

用他们自己的话来说，孤独症自我倡导组织（Autistic Self Advocacy Network，ASAN）的使命是"推进关于 ASD 的残疾人权利运动。ASAN 相信，倡导 ASD 的目标应该是让 ASD 患者享有平等的资源、权利和机会。我们致力于让世界各地的 ASD 患者掌握自己的生活和我们共同社团的未来，并努力组织 ASD 社团，以确保在有关我们的全国性讨论中，我们的声音能够被听到。"

许多人认为他们的 ASD 不是一种障碍或残疾，而是一种值得他们庆幸的特质，他们称其为神经多样性。

他们还推进自我倡导的理念——即对自己的生活拥有决定权——并采用了"Nothing About Us，Without Us!（关于我们的决策应由我们决定）"的口号。

他们还指出，干预的一个关键组成部分是社区融合。他们致力于"融合和尊重，倡导孤独症患者在学校和工作中享有平等机会的权利，改善对社区服务和支持的资助，并研究如何更好地为他们提供服务。"

引自孤独症自我倡导组织，网址：http://autisticadvocacy.org. 信息来自2018 年 11 月 2 日。

一个好的治疗计划都包含什么

每个治疗方案都是不一样的，就像每个孩子都是独一无二的。孩子对特定干预的反应也会有所不同。每个方案都有自己的理论、实践和方法。有些是综合性的行为干预方案，侧重于教会孩子新的技能，同时尽量减少不良行为。有一些方法是发展性的，利用与看护者和其他人的互动来帮助儿童学习社交互动、交流和调节他们的情绪，而另一些是社会交往方面，利用建立人际关系技能来改善儿童的社交能力。有些被设计用于教育环境，强调教室的规则以及教学风格，以帮助 ASD 儿童更好地融入在校学习。还有一些治疗方案更注重培养特定的技能，比如语言、自我照顾和社会交往。其他的治疗方案可能会整合不同的方案。您会发现做多个治疗方案和根据孩子的需要改变治疗方案同样是有意义的。您可以在 ASD Video Glossary（http://resources.autismnavigator.com）的治疗部分，注册并观看视频，从而了解各种治疗。

专家们一致认为，一些原则和要素是使儿童干预计划成功的关键。首先，一旦您和儿科医生怀疑孩子有 ASD，最好马上开始孩子的干预计划，而不是浪费时间等待最终的诊断结果。较早接受治疗的儿童通常比等待治疗的儿童疗效和预后更好。大多数 ASD 儿童将受益于采用行为、发育或多种方法干预的综合治疗模式；这种模式的干预强度大（即每周 20 小时或以上）；并在很长一段时间内致力于实现各种各样的干预目标。干预可以在不同的环境中进行，比如家庭、社区中心、教室，也可以与治疗师一对一地进行或与一群同龄儿童集体进行。

一个好的干预项目除了治疗师之外，还应该包括其他人员来强化孩子日常生活中的新技能（称为泛化新技能）。例如，父母应该积极参与儿童的干预，甚至可以通过严格的训练来学习如何帮助他们的孩子。兄弟姐妹、祖父母、保姆和其他照顾孩子的人通常也会参与到儿童的干预训练中。对于学龄儿童，教师也可能参与其中。此外，您的孩子也应该尽可能寻找机会与正常发育的同龄人互动（更多信息，见第 9 章）。

干预程序是结构性的，通常会整合日常活动、可视化的活动规划表和为降低干扰而设置的物理边界。孩子应该有机会将在项目中学习到的技能应用到新的环境和实际情况中，并有机会实践日常生活中的有功能的技能。与此同时，重要的是，无论谁在实施治疗，都要测量和记录孩子的病情。只有了解孩子的干预进展情况，才能评估治疗的效果。

由于 ASD 是一种影响多个发育领域的复杂疾病，因此制订一个针对多个领域（包括社交技能和沟通等方面）的干预计划是很重要的。除了教您的孩子获得需要的技能外，帮助孩子减少那些无益的行为也是很重要的。最终，无论是在家里、在学校，还是在社区，所做的这些还是为了让孩子更独立。例如，最近的一项研究表明，有一半 ASD 儿童父母受到过孩子对他们身体上的攻击，约有 1/3 的孩子出门时对外人有攻击性。由于已被发现攻击性是与父母压力关系最紧密的因素，应在干预项目中尽早解决这个问题。

重要的是要明白并不是所有的 ASD 儿童都需要同等程度的治疗。正如孩子的情况不同，治疗也不同。例如，具有典型的高智商的孩子可能需要较少的干预。如果 ASD 儿童有更明显的症状或问题干扰了他们的日常功能,就需要多种方式的高强度(即每周的干预次数和时长)治疗。一些孩子只需要几年的治疗,而有些孩子可能会受益于更长期的治疗。特别是年龄较大的儿童,更加需要针对特定行为问题的干预。大多数 ASD 儿童在成年后都将受益于对他们在独立生活、工作、社会关系和心理健康等方面的支持。让自己熟悉各种各样的治疗选项是找到适合孩子治疗方法的关键。儿科医生可以帮助您熟悉不同的专业人员,而他们提供的服务是孩子整体干预计划的某一部分。

干预方法:应用行为分析

　　一些比较著名的 ASD 疗法应用的是应用行为分析(applied behavior analysis, ABA)的原理。ABA 的原理是基于 B. F. Skinner(斯金纳)的工作。斯金纳是 20 世纪 30 年代知名的行为心理学家,他认为行为是被现实世界中的事件所操纵和控制的。这些原理后来在 20 世纪 60 年代被心理学家和研究人员优化后用于 ASD 儿童的教育。应用行为分析也被用于指导和矫正儿童和成人的其他行为问题。应用行为分析是目前循证依据最好的,被认为是对 ASD 儿童最有效的干预方法之一。

　　简而言之,ABA 是一种使用强化来激励和塑造期望行为的教学方法。其中 ABC 理论是基本(A= 前提, B= 行为, C= 后果)。

- 前提(Antecedent)是行为出现之前的语言或物理推动,例如妈妈的直接要求。
- 行为(Behavior)是孩子对前提事件的反应。如果妈妈让他指着一个苹果,而他照做了,他就是在对前提事件所表现出适当的行为反应。
- 后果(Consequence)是孩子做出反应后所发生的事情。后果的类型决定了这种行为将来会再次发生,还是逐渐减少。例如,正面强化,即表扬和母亲的微笑,更有可能确保孩子在下一次妈妈问的时候会指着苹果。

　　传统 ABA,有时被称为 Lovaas 模式,产生于 20 世纪 70 年代早期 O. Ivar Lovaas 博士的研究。到 20 世纪 80 年代中期,Lovaas 博士在他的研究中证明,在密集的早期干预中使用 ABA 对 ASD 儿童进行干预,能够使近一半孩子回归常规课堂。然而,即使是不能接受常规教育的孩子也可以从 ABA 中受益,父母也可以使用 ABA 的方法来教育和管理孩子的行为。研究表明,接受密集 ABA 治疗的 ASD 儿童可能在智力、语言、学习成绩和自我照顾行为方面取得显著和持续的进步。他们还可以在社交技能方面取得显著进步。

　　ABA 的目标很简单:增加孩子取得进步的行为和技能,减少那些不良的、制造麻烦的或可能阻碍融入团体的行为和技能。为了达到这个目的,把孩子交给一位有经验的治疗师是很重要的,他会把这些行为和技能分解成小的、可量化的步骤。然后,针对期望孩子表现的行为进行反复的教学,通过积极的奖励强化行为会让孩子们觉得非常有动力。孩子也应该有机会在各种环境中练习这些行为,比如在家里、学校和社区。

　　ABA 已经在许多不同的情景中使用,并达到相应的目的,并可用于提高 ASD 患者的交流、游戏、自我照顾、工作、社交、课业和社区生活等技能。Lovaas 博士最初的治疗方案是每周与一名专业人员进行 40 小时的一对一治疗。然而,目前许多专家认为,每周使用较少的时间,ABA 疗法仍然有效。孩子的治疗团队将根据您孩子的需要推荐最合适的强度。

　　如果有行为问题,如长时间或激烈地发脾气或攻击,您的治疗师可能会建议做一个功能行为分析(functional behavior analysis, FBA)。FBA 帮助发现特定行为的前提方法和评价结果。FBA 可以提出干预策略,从而改变行为,并评估干预是否有效。在学校,您可能听到很多关于这个评估工具的信息,FBA 也可以作为 ABA 干预项目的一部分。

　　行为分析干预方案的实施,由在行为分析方面获得认证的专业人员进行,这些专业人员被称为行为分析师(board certified behavior analyst,BCBA)。通常,注册的行为技术员(registered behavior technicians, RBT)在 BCBA 的督导下执行大部分干预工作。一般情况下,BCBA 会定期与家长会面,回顾孩子的进步情况,并让您参与决策。应用 ABA 包括许多不同的方法,这些方法是根据儿童的需要而使用的。让我们来列举几个。

回合式训练

　　回合式训练(discrete trial training, DTT)是使用最广泛的 ABA 干预方法之一。回合式教学训练通常用来教授一些基本技能,比如集中注意力、指令控制和模仿指令。专业的治疗师与孩子一对一地开展干预训练,孩子会得到一个指令或要求,这也称之为识别刺激。如果孩子执行了这个指令,治疗师会给予表扬,甚至会给一个让孩子觉得非常愉快的奖励。

DTT 的流程是这样的,比如教孩子在看到别人时打招呼:治疗师会向您的孩子解释并演示,当治疗师进入房间时,需要跟孩子说"你好"。走进房间是前提,孩子说"你好"是行为。每次孩子完成打招呼,治疗师都会表扬,并给予奖励,比如贴纸,这就是结果。如果您的孩子没有说"你好",治疗师可能会帮助您的孩子复述一次"你好"。这种在演示正确行为时的额外帮助称为提示。然后重复这个场景,直到孩子掌握这个技能。当孩子可以独立地,一致地,在多种情况下,在没有辅助提示的情况下完成指令时,学习就成功了。

请记住,指令可以是口头传达的,也可能是通过图片、手势等视觉形式传达的。无论如何给出,都应该做到清晰、简明、易于孩子理解。

正式的 DTT 通常是持续 2~3 个小时的教学过程,年幼的儿童在小桌子上或在治疗室与治疗师一起完成。每节课会分成小段的结构性的时间用于完成某一项任务,同时中间会穿插着休息时间。

有些人认为,DTT 这种方法不能教会孩子产生自发性,在这种高度结构化的环境中学习到的行为很难转移到孩子的自然环境中。为解决这些顾虑,还有其他应用 ABA 原理的干预方法在孩子熟悉的环境中更自然地进行训练。

情境教学

为了塑造孩子的某种行为,有时可以把孩子置于做某事的情境中。例如,您可以让孩子坐在一张只有纸而没有蜡笔的桌子旁,这样就会迫使孩子向您提要求索要蜡笔。您还可以拿着孩子最喜欢的玩具而不给,迫使孩子提要求来索要玩具。在这种偶然情境下完成教学,而非正式的结构性教学。

关键反应训练

关键反应训练(pivotal response training, PRT,以前称为自然语言范

例）不是针对某一特定技能,而是侧重于提高对其他行为会产生影响的关键性的技能（如动机、主动与他人沟通和自我管理）。通过改善这些关键的技能,PRT 可以间接地提高游戏技能、社会行为和控制自己行为的能力。

与使用更具体教程的 DTT 不同,PRT 是以儿童为主导的,利用儿童与成年人互动的自然本能和愿望进行的。使用针对孩子个性化的奖励和强化措施,并让家长定期在孩子最自然的环境——家里——参与到训练中来。

言语行为

使用同样的 ABA 原则,言语行为（verbal behavior, VB）通过鼓励孩子使用语言来得到想要的。干预方法是基于 1957 年 B. F. Skinner（斯金纳）的同名著作。该方法将语言分为 4 个单元——斯金纳称之为操作单元——每个单元都有自己的功能和目的。ASD 儿童经常使用单词作为标签或命名。当一个词被用来请求时,它被称为提要求。如果这个词是在讨论中使用的,而讨论对象并不在那里,那么它就被称为交互式语言。当一个词被重复时,它被称为仿说。

VB 的目标是教授不同的语言使用方法,并鼓励孩子更多地使用语言提出要求和进行讨论。VB 背后的理论是,理解语言不代表会使用语言。

发展性人际关系干预

通过与他人的互动,孩子们学会了交流和表达适当的情绪。发展性的方法是利用这些与父母的互动,通过模仿、丰富或参加孩子发起的活动来提高孩子的社交技能。

因为社交障碍是孤独症的核心症状之一,专家认为改善孩子与其照护者的关系,包括父母、老师和治疗师,是克服 ASD 许多障碍的关键。最常见的治疗方法包括发展性、个性化、基于人际关系的（Developmental, Individual Difference, Relationship-based, DIR）干预和人际关系发展干预（Relationship Development Intervention, RDI）。

发展性、个性化、基于人际关系的干预

发展性、个性化、基于人际关系的干预的原理是：孩子的情感发展是其学习能力的基础。健康的情绪发展会让 ASD 孩子有能力与他人互动，有目的地交流，并以一种有意义的方式玩耍。

DIR 干预是由 Stanley Greenspan 博士和 Serena Wieder 博士创建的一种干预模式和原理。Greenspan 和 Wieder 博士说，儿童必须达到 6 个发育里程碑，这是所有学习和发展、适当的情感和智力成长的基础。这些里程碑能力有：

● 调节对外部世界的感觉反应，保持平静。

● 以亲密和有爱的方式与他人交往。

● 参与双向沟通。

● 以更复杂的方式交流，先用手势，之后会用语言表达需求。

● 创造感性的想法。

● 培养情感和逻辑思维。

没有罹患 ASD 的儿童，这些里程碑是自然发生的。但 ASD 儿童通常需要干预来帮助促进这些过程。Greenspan 博士称他的模型为"地板时光"（也称为 Greenspan 地板时光或 DIR 地板时光），因为顾名思义，为了和孩子在同一水平面进行训练，治疗师或家长都在地板上完成训练。地板时光是首个使用 DIR 干预方法的模式。治疗遵循孩子的自然兴趣、情感和情绪。

治疗是根据孩子的发展水平——社交、情感和智力——量身定制的，并考虑到孩子如何体验感官世界。通过跟随孩子的意愿一起玩，同时用一种温暖和吸引人的方式吸引孩子。

与 ABA 一样，DIR 干预的目标是帮助孩子学会规范自己的行为、与他人交往和有效沟通。Greenspan 地板时光通常每次持续 20~30 分钟，并可能与其他形式的治疗方式相结合。随着时间的推移和孩子们学习到更多的技能，活动变得越来越复杂。

DIR 干预在"ASD 儿童游戏与语言"（PLAY）项目中被广泛使用。游戏项目由家长主导，专业的治疗师会给予家长指导、示范和视频反馈。最近一项关于 ASD 儿童（2~6 岁）PLAY 项目的研究显示，他们在

语言、发育和亲子互动方面都有进步。

人际关系发展干预

人际关系发展干预（RDI）是由 Steven Gutstein 博士和 Rachelle Sheely 博士创建的。人际关系发展干预的核心是鼓励社交互动活动，使孩子对人际交流更感兴趣。Gutstein 博士提出，有 ASD 的儿童之所以回避社交，是由于过多的感官信息让他们难以负荷。所以，相对于社会人际交往和难以琢磨的想法，这样有着不可预测性的动态系统，ASD 儿童更喜欢静态系统，例如去记住很多客观事实、固定刻板的行为习惯和生活常规。

RDI 项目的研发人指出此项目主要针对 ASD 儿童 6 种能力障碍。

- 情感参照：从他人的体验经历中学习的能力。
- 社交协调：观察并持续调节自己行为，从而与他人建立有意义的关系的能力。
- 叙述语言：使用言语或非言语沟通方式与他人互动的能力。
- 灵活思维：在碰到情况变化时，快速找到应对策略的能力。
- 关联性信息处理：从大背景中获取关键信息的能力。其中包含，在碰到没有绝对答案的问题时，解决问题的能力。
- 前瞻预测和事后反思：能够以一种有效、有益的方式来反思过去，以及预测未来可能发生的情况。

人际关系发展干预（RDI）主要是由父母实施执行的，但也可以由老师以及其他专业人员实施。家长们在 RDI 执照治疗师的引导下，通过参加培训、研讨会、书籍以及其他资料学习如何实施 RDI。首先它以家庭指导形式开始，孩子与父母一对一地训练。RDI 利用日常活动进行，例如准备米蒸饭、浇花、清理水池等。训练中较少使用言语指令，更多地使用视觉提示，包括面部表情。用这样的方式来鼓励眼神交流和非言语沟通来帮助孩子投入到共同任务当中。

在被称为动态教育计划的第二个阶段，课程变得更加复杂、有挑战性。课程内容结合了采用发展传统学科来训练心智的过程以及现实生活问题的解决。随着 ASD 孩子在干预计划中的不断进步，RDI 项目将会鼓励孩子在越来越不熟悉或是有干扰的情况下使用学习到的技能。

孩子可以从犯错中学习,学会如何评估应对自相矛盾的消息以及处理被误解的情况。

到目前为止,研究显示 RDI 的干预效果很好。但是,有关参加和未参加 RDI 的干预效果的对比观察研究还未见报道。

自然发展行为干预

自然发展行为干预(Naturalistic Developmental Behavioral Intervention, NDBI)融合了儿童发展性和行为干预的方式。例如,可以很好地利用孩子自然状态下的玩耍时间,来教授孩子如何轮流玩耍的技能。在这种活动中加入 ABA 的方法,意味着在当中设立关于轮流的可测量的教学目标,并且帮助孩子朝目标方向取得进步。自然发展行为干预疗法常用指南手册给治疗师具体的培训和指导,所以在干预中,给不同的孩子的治疗是相似的。

目前研究较多的自然发展行为干预疗法是早期介入丹佛模式(Early Start Denver Model, ESDM)。早期丹佛模式中,家长或治疗师在与 ASD 孩子玩耍中教授一系列儿童发展技能。这些技能涵盖所有早期发展的领域:认知能力、语言、社交行为、模仿、精细和粗大运动能力、自理能力以及适应性行为。ESDM 可以从孩子 12 个月开始(现在也在尝试提供给有孤独症特征的婴儿)。总体目标是促进儿童社交和沟通发展。尽管 ESDM 包含许多技能发展领域,但尤其侧重教授孩子模仿、非言语沟通(包括共同关注)、言语沟通、社交行为以及游戏技能。

在 ESDM 干预过程中,孩子与一位治疗师或家长一起进行活动,其中治疗者与孩子之间会有频繁的互动以及轮换。这些活动是根据孩子的兴趣设计的,并使用孩子自然环境中的物品,例如和孩子一起玩手心手背(击掌游戏)或轮流传球。ESDM 是一种密集干预,每周训练可进行 20~25 小时(这些时间可能需要家长和孩子一起进行),但是每周的具体时长取决于孩子的需求。干预中互动是为了激发积极情绪,还有让孩子觉得好玩,这样设计是为了鼓励孩子进行社交。治疗师或家长都可以进行这样有趣的课程,所以不用一直让孩子待在教室或治疗师的办公室中,而是让孩子和一位可以积极回应的家长在一天中持续进行。

在最近的研究中,研究人员将 48 位 ASD 儿童分为两组,进行了对比观察（年龄 18~30 个月）：其中一组接受了 ESDM，另一组接受了社区提供的其他方式的干预。两组 ASD 孩子们都在干预开始前，以及接受干预后的一到两年进行测评。相对于接受其他治疗方式的儿童，接受 ESDM 治疗的儿童在智力、自理技能测评中表现更好，他们的孤独症症状也更轻。在后续研究中，两组孩子都在他们看人脸和事物时进行了脑电检测。与接受其他治疗方式的孩子相比，接受 ESDM 治疗组的孩子在看人脸时（一种社交行为）呈现的脑电波和正常发育孩子的更相似。所以 ESDM 组不仅是改善了 ASD 症状，在大脑电生理方面也检测出了相应变化！

制订针对性的干预措施以培养特定技能

以上主要讲解了综合性治疗模式是同时针对儿童各发展领域中的多个目标。通常它们用于小年龄的 ASD 儿童，特别是婴幼儿以及学龄前儿童。其他针对性的干预方式则更加精确聚焦于某个特定领域。例如一些 ASD 孩子会持续在言语、自理、运动技能，以及感觉信息处理问题上需要更多的帮助。孩子可受益于团体及个人的社交技能训练。

言语 - 语言治疗

社交沟通问题是 ASD 的核心特点，许多 ASD 孩子可以从言语 - 语言治疗中获益，来提高他们的沟通能力。就像前面提到的，一些 ASD 孩子在表达他们想要的以及需求时会遇到困难，另一些孩子在交谈中会不自觉地说个不停，可以从双向沟通训练中得到改进。对 ASD 儿童在不同社交场合中与他人交流（也被称为语用交际）的教学包括聆听理解以及表达。言语 - 语言治疗的内容范围会根据每个孩子个人需求的不同而进行调整。

言语学家（言语治疗师）在评估之后确定孩子需要什么样的治疗服务。治疗方式可能是针对个人进行的，或是在小组中、教室当中进行。但是，如果治疗师、辅助人员、家长以及同龄孩子等都参与到训练中，可以随时随地，持续鼓励孩子进行言语、语言能力训练的话，治疗效果是最好的。

　　我们要意识到很重要的一点,表达沟通不仅限于言语表达这一种形式,尤其是最近的研究显示有 30% 的 ASD 儿童不会使用言语交流。一些 ASD 孩子在无法表达自己需求时,会感到难过沮丧,但他们可以从辅助性沟通方式中获得帮助,学会使用动作表达、手语,或是一种利用 ABA 原则,帮助有语言能力发展困难孩子用图片沟通的图片交流系统。在一位治疗师、老师或家长的引导下,孩子学会如何用图片交换得到一件物品,然后学会用图片来表达想法和需求。最终,孩子将学会用不止一张图片来造句,以及回答问题。

　　向不会使用语言交流的 ASD 儿童介绍辅助性沟通方式并不会阻止他们学习说话。有证据表明,如果他们已经了解一些符号表达的知识,他们可能会更有学习语言的动机。辅助性沟通方式还包括使用电子设备或应用程序交流,其中一些已经可以合成语音输出。

社交技能

　　对 ASD 儿童来说,与他人进行社交互动是一个关键的挑战,通常是因为他们可能很难理解谈话对象的观点,没有掌握重要的社交技能,他们可能有:

- 启动、维持和结束互动的困难。
- 难以理解非语言和语言的社会性暗示,如眼神交流、面部表情和手势。
- 难以理解特定情况下不成文的社会规则。
- 难以进行妥协、谈判以及解决冲突。
- 在娱乐或休闲活动中难以保持注意力集中。

　　因此,教授社交技能是所有干预项目的关键部分。其中特别有益的是共同注意训练。共同注意对那些还不会说话的孩子来说尤其重要。共同注意,是分享体验经历以及奠定未来社会语言能力发展的基础,并能预测一个孩子这些技能的发展情况。研究表明,有功能性的语言表达、沟通,一般在孩子掌握共同注意的一年后开始。共同注意通常是 ASD 儿童在行为、发展性和 NDBI 干预方法中的目标技能。

象征性（或假装）游戏技能

　　象征性游戏技能,或假装游戏,是社交技能后期进步的另一个重要且必要因素。2006 年的一项研究表明,接受共同关注或象征性游戏干预的 ASD 儿童比没有接受这些干预的儿童在之后表现出了更好的社交游戏互动。

　　良好的社会技能干预教会孩子在遇到来自其他孩子和成年人的友好表示时,该如何回应,如何发起社会互动,并帮助他们参与到重要的群体活动中。干预也包括教授如何使用、选择各种各样的社会技能。一次平常的干预课程可教孩子一些基本的东西,比如如何进行眼神交流,或做一些更具挑战性的事情,例如如何邀请一个朋友过来玩。社会技能培训可以采取许多不同的形式。课程通常由社会工作者、言语治疗师或心理学家来教授,使用多种方法,如讲故事、视觉提示、游戏、视频示范和角色扮演。许多社会技能干预需要发育正常的同伴参与,这样,可以使 ASD 儿童和其他孩子更好地相处互动,以及增进 ASD 儿童和正常同龄儿童之间的友谊。

　　社会技能干预可以以小组或个人形式,在教室或行为干预机构环境中进行。最近的一项研究检验了许多不同类型的社交技能干预的效果。结果表明,在社交干预后 ASD 儿童与同龄人的社交互动和友谊质量有所提高,但未能证实他们识别不同情绪的能力有所提高。

　　教育和丰富关系技能计划,也是正式的社会技能课程。这个计划由家长协助,是提供给高功能 ASD 青少年的社会技能干预。该计划为期 14 周,每周进行一次,每次 90 分钟,由家长和 ASD 青少年分别参加。学习的主题包括会话技能、电子通信交流、幽默、体育精神、取笑、争论、分歧、谣言和闲话等。与未参加的青少年相比,参加该项目的青少年对社会技能有更好的认识和更好的表现,并增加了与同伴的互动。如果家中的学龄儿童或青少年有 ASD 情况,可以考虑向孩子的教育或行为干预团队询问关于设定社会技能目标的问题。此外,家庭在日常交流中起着至关重要的作用,可以教授、示范社会技能。社交技能互动训练很容易融入孩子和家庭的日常活动中。对孩子来说,有大量机会与发育正常的同龄人交往也是很重要的。更多有关父母如何促进社交技能进步的信息,请参见第 12 章。

作业疗法

　　ASD 儿童通常在精细运动技能、感觉处理和运动计划方面存在缺陷。这些可造成基本的生活自理能力上的困难,如不会自己穿衣服、使用勺子或刷牙。有些孩子在精细运动技能方面有困难，比如拼图、写字、使用剪刀，以及缺乏基本的生活技能，比如很难在教室里安坐。作业治疗师（occupational therapist, OT）通常可以针对这些问题提供帮助。治疗师首先评估儿童的精细运动技能和感觉处理发展情况，然后根据评估情况为孩子制订有关日常任务的学习计划。这些干预计划可以在治疗师的指导下进行，然后在家里和学校进行练习。目标将取决于 ASD 儿童的个人需要，作业疗法会提高独立能力和生活质量。

感觉统合疗法

正如第 1 章所述，《精神障碍诊断与统计手册》第 5 版中对于 ASD 最新的诊断标准中提到了 ASD 儿童可能存在感觉障碍。感觉统合是我们的大脑通过五种感觉器官获取、整合信息，并做出恰当反应的过程。例如前庭觉（平衡），来告诉我们如何维持我们的身体和头部的平衡姿势；本体觉（意识到身体在空间中的位置），告诉我们如何使用我们的关节、肌肉和韧带。对于有 ASD 的儿童，理论上存在感觉处理缺陷，造成了他们行为和生活技能方面的困难，所以一些孩子可能对周围的刺激过度敏感或反应迟钝。例如，吵闹的音乐可能会引起强烈的不适，正常人感觉刺眼的明亮荧光灯会让一些患有 ASD 的儿童觉得很有趣。有感觉处理缺陷的儿童可能在运动技能、平衡和协调方面存在困难。有些孩子会找一些方法来寻求特定的感觉，并表现为，如前后摇晃、激烈的玩耍、敲头以及含或吃不可食用的物体等行为中。

感觉统合疗法是在 20 世纪 70 年代由一位叫 A. Jean Ayres 的作业治疗（OT）创立的，旨在帮助有感觉处理问题的儿童（包括可能患有 ASD 的儿童）解决他们感觉输入处理的困难。治疗课程以玩耍方式进行，可能使用秋千、蹦床和滑梯等器具。

感觉统合也使用如深压、身体刷、加重背心、摆动等治疗方式。这些疗法有时能使一个焦虑的孩子平静下来。此外，一些人认为感觉统合疗法可以提高孩子对充满感觉刺激环境的承受力，使环境转换不那么让孩子不安，并帮助孩子保持注意力，同时不会因为注意集中而过度疲劳或过度活跃。

虽然研究表明 ASD 儿童容易出现感觉处理问题，但作为 ASD 的治疗方法,感觉统合疗法的效果有限。考虑到治疗可能对一些儿童有帮助,这一研究仍建议采用,但必须确定具体目标并跟踪进展,才能更客观地判断在个体儿童的治疗效果。如果怀疑您的孩子在感觉处理方面有困难,请与孩子的儿科医生联系。社区内可能有条件供进一步评估。

您可能听到过听觉统合疗法或行为视光作为控制感觉输入的方法。这两种治疗旨在改变孩子对感觉刺激的反应,但均未被证明是科学有效的。此外,没有证据表明 ASD 儿童出现的任何问题与这些听觉或视觉问题有关(见第 7 章)。

如何获得孤独症的干预

现在您至少对 ASD 的许多治疗方法有了一些了解,可能想知道该去哪里寻求帮助。但答案不是统一的,这取决于孩子的年龄和您所在社区提供的服务。最好的方式是从询问孩子的儿科医生开始。您也可以通过国家组织的地方分会找到相关信息,比如孤独症之声、家庭之声以及附录 A 中列出的其他组织。另外一个很好的渠道是询问已经有过这方面经验的其他家长。

一般来说,如果孩子不到 3 岁,您可以通过早期干预(Early Intervention,EI)项目来获得这些服务。EI 项目是由联邦政府资助的,各州根据《残疾人教育法》(IDEA)的 C 部分来实施。它覆盖从出生到 3 岁的儿童,也被称为残疾婴幼儿计划。尽管该项目在 50 个州都有,但参加该项目满足的条件和项目提供的服务类型因不同州而异。该项目针对的是那些在认知、社交或沟通技能方面出现迟缓的儿童。他们也可能在身体,或运动能力,或自理能力方面有发育迟缓情况。任何人都可以转诊介绍儿童进入 EI 项目,包括儿科医生、父母、祖父母或儿童护理提供者,甚至不需要孩子已被确诊。

EI 项目的专家团队将对孩子进行测试和评估,确定是否满足参加这个项目的条件。如果经过初步评估,孩子可以参加该项目,您需要协助制订一份个性化家庭服务计划(Individualized Family Service Plan,IFSP),该计划包括为孩子推荐的服务以及 EI 将如何帮助您和家人来抚养孩子。IFSP 将详细告知孩子目前的发展水平,帮助孩子发展进步的方式以及期待的结果。它还将告诉您和家人将收到的具体服务,这些服务的目标以及开始和终止时间。此外,IFSP 将在一个 EI 计划中指定服务提供者,包括许多类型的专业人员,如社会工作者、言语治疗师、作业治疗师、物理治疗师、注册营养师、发展性干预治疗师、行为治疗师和心理学家。服务可能在您的家里或社区中。个别州可能为被诊断为 ASD 或 ASD 高危儿童提供更密集的服务,如 ABA、ESDM 或其他 NDBI 服务,请查询当地的 EI 项目最新信息。

3~21 岁的儿童及青少年可通过特殊教育计划获得服务(《残疾人教育法》的 B 部分)。您可以向当地学区的特殊教育部门致电咨询,首先有一位家庭学校特殊教育协调员将是个很好的开始。即使孩子不在公立学校,您也可以获得特殊教育服务。下一章我们将对教育服务进行更多的讲解。

医疗保险,无论是通过医疗补助项目或私人健康保险,是许多家庭可能越来越多获得 ASD 干预服务的另外一种方式。例如,几乎美国的每个州都通过了 ASD 保险改革法案,该法案要求至少对一些 ASD 干预服务提供保险覆盖。这些改革是由尽心尽力的父母和倡导者促成的,他们为了这些改变非常努力。最近,许多州的医疗补助项目效仿了这一做法,将 ASD 干预服务纳入了补助项目中。许多补助和保险规定中明确选择了综合性治疗模型,如将 ABA 服务作为覆盖内容。也许不同州或居住地(保险)计划会有差异,您的保险计划仍然可以帮助孩子获得所需的服务。我们将在第 10 章中更详细地讨论保险。

🦢 🦢 🦢 🦢 🦢

孤独症斗士: Kirsten Sneid

当 Kirsten Sneid 得知她的儿子 Evan 患有严重的 ASD 时,她悲痛欲绝,但她下定决心想办法和孩子建立理解共鸣。"我从来没有问过为什么,为什么是他,为什么是我们,"她说,"如果我沿着那条路问下去,我想我就永远走不出去。相反,我会祈祷——现在该做什么? 现在该去哪里? 现在该找谁? "

她放弃了自己护士的工作，全身心投入抚养 Evan 和他的弟弟 Ian 中。Ian 被诊断患有广泛性发育障碍，后来也被归类到 ASD 中。她开始在家里举办葡萄酒派对和咖啡时间活动，把其他有 ASD 儿童的家长聚集到一起。2001 年，她担任了所在地区孤独症协会的创始会长，帮助改善对 ASD 儿童的服务。"我们从一个互助小组开始，"她说，"我们不断地访问社区服务提供者。我们意识到这是一场社区卫生保健危机，需要社区做出应对。"这个组织现在被称为"心邻孤独症协会"。

处处会遇到困难，当 Evan 到了上幼儿园的年纪，Kirsten 意识到，没有学前教育项目适合 Evan 这样的孩子。因此，她在家里创建了一个应用行为分析项目，并聘用了正在学习作业疗法和语言病理学的大学生。这个项目非常成功，当地的学区甚至利用它建立了学区项目。Kirsten 还加入了堪萨斯孤独症立法联盟，游说立法者为 ASD 患者提供保险。她帮助政府组织专家咨询智囊团，例如泛堪萨斯城区孤独症创意，并在许多顾问委员会任职，包括密苏里大学的汤普森孤独症和神经发育障碍中心及堪萨斯大学的堪萨斯孤独症研究和培训中心（K-CART）。

22 岁时，Evan 的语言能力仍有限，在 24 岁时，Ian 从社区大学毕业，获得了艺术和科学的副学士学位，接着上了大学，以优异的成绩从政治学和国际关系专业毕业。Ian 已经从警察学院毕业，目前正在接受地区警察部门的面试。Ian 已不再符合 ASD 的诊断标准。Kirsten 回到了她的护士岗位工作，并在一所专为超常学习者开设的扩展学院（Expanding College for Exceptional Learners，EXCEL）委员会任职，直到 2017 年。该组织向愿意为智力障碍学生提供高等教育机会跨州的大学提供资金。她说："这取决于大学如何进行融合，但我们会帮助他们成功的。"目前，她是当地发展支持机构的社区理事会成员，负责评估老年人的社区服务需求、安全性和幸福感，她也是堪萨斯大学 K-CART 咨询委员会的成员。

Kirsten 说，她所希望的就是帮助 ASD 儿童的家庭知道他们并不孤单。"我真的只是一个工作者，有幸能与一群才华横溢、积极进取的人一起想要改变现状，"她说，"我们做到了。"

（王 琳 译）

第 5 章
教育资源的利用

　　对患有 ASD 的孩子而言,进入正常学校是一个巨大的挑战。很多 ASD 儿童具有的焦虑、固化的行为模式、感觉输入的障碍、进行刻板行为的冲动使其无论是在听懂教学内容还是安静地坐在课堂上都成为一种挑战。这些困境是很多 ASD 患儿所面临的社会性难题。但是有了合适的设施,上学对 ASD 患儿来说也可以变得有趣、有意义、非常值得一去。实际上,在美国联邦法律下,所有儿童,自然也包括那些有 ASD 等残障的儿童,有接受免费和适当教育的权利。这就意味着您的孩子有可能接受特殊教育,即为孩子的特殊需求而制订的教学计划和设施,从而帮助他取得进步。

　　当儿童 3 岁时,其可以接受特殊教育服务,从早期干预项目(EI)转至早期儿童特殊教育(early childhood special education, ECSE)项目,而后进入小学。特殊教育会持续至 21 岁。通过第 4 章的学习,您已经了解了您的孩子可能需要接受多种行为发展训练服务,在学校中仍然可以将其作为儿童特殊教育内容的一部分继续进行。在很多实例中,您的孩子接受的是这些服务的组合。

　　在本章中,我们会着重讲一下儿童在从 EI 转至 ECSE,之后上小学的过程中,您可以期待获得哪些帮助。我们还可以帮您理解一些对 ASD 儿童可能是最有效的教学策略。学校的教职员工在您孩子的成长中起到重要作用,同时,您也是这个教育团队中非常重要的一员。在发育正常的儿童中,家长在孩子学业成功的过程中能起到巨大作用。在有 ASD 等残障的儿童中,家长的参与、指导和监督对儿童的发展更是不能缺少。

了解您的权利:《残疾人教育法》

　　《残疾人教育法》(IDEA)首次颁发于 1975 年,最近的修订是在 2015 年,是一部保障所有残障的儿童在"最少限定条件下接受免费适当教育"的法案。法律规定了州、公共服务机构如何对 650 余万有残障的婴儿、幼儿、儿童和青少年提供 EI、特殊教育和相关服务。IDEA 的 C 部分规定,从出生至 3 岁的婴幼儿接受 EI。在 IDEA 的 B 部分规定,3~21 岁的儿童和青少年接受特殊教育和相关服务。

　　联邦法律着重强调了家长的参与,强调了将家长纳入儿童教育决策中的重要性。在学校确定作为教育内容的一部分以及儿童需要高度特殊化的个体指导之前,它必须书面通知并获取家长的同意,还必须告知家长 IDEA 的 B 部分规定了他们应有的权益。另外,为适应儿童的特殊需求,家长必须和学校工作人员一起决定接受哪些服务。

重中之重: 最重要的个性化教育方案

　　决定您的孩子究竟需要哪些教育服务,您需要和专家组一起完成一份称为个性化教育方案(Individualized Education Program, IEP)的书面文件。每一个接受特殊教育的孩子都必须有一份 IEP。IEP 是残障儿童的指导方针。它会详细说明孩子的教育目标,标明学区应为儿童提供的准确的教育、服务和辅助设施。

　　如果您觉得孩子有可能从特殊教育中收益,可以向学校书面申请 IEP 评估。您的儿科医生也可以帮助您起草申请信。您还可以与孩子的 EI 项目工作人员或协助人员一起工作。这一进程可以在孩子 24 个月大时开始。

　　评估结束后完成了 IEP。在评估中,孩子现在的表现会被评估和记录。若要获得特殊教育服务的资格,您的孩子必须有能够被发现的残障(IDEA 中有 14 种不同的残障类型),而这些残障必须对他的教育表现有不利影响。

　　每份 IEP 都应该有几个关键信息。它应该包括孩子目前的表现情况、每学年应达到的可衡量的目标,以及何时将提供有关孩子进展的报告。也需要讨论孩子在学校表现如何;孩子怎样才能融入发育正常的同龄人中;如何在全州和地区范围的考试中评估您的孩子。此外,如果孩子有必要接受更长时间的学校教育,IEP 需要制订孩子在学校不上课时应接受的干预措施。IEP 确定这些服务措施的开始时间、执行地点以及持续时间。IEP 还应包括在孩子的需求发生变化时应该如何做。此外,IEP 还可能提及孩子是否需要一些"相应服务",比如特殊转运、语言训练、康复治疗和咨询服务。

IEP 为一个小组,通常称为 IEP 团队,团队由孩子的父母、一位普通教育老师、一位特殊教育老师、心理学家、治疗师、一位学校管理者组成,可能还有其他学校工作人员一起协作完成评估。IEP 的讨论会须在学校明确儿童需要特殊教育服务后 30 天内举行。家长可以邀请任何人参加讨论,包括律师或 EI 项目中负责儿童病例的管理者等人员。至少每年评估一次,以确定目标是否实现,另外如果您的孩子的需求发生变化,还需要酌情进行调整。

遗憾的是,研究表明,许多 IEP 不是专为 ASD 儿童的特殊需要而制订,不符合 IDEA 的要求。许多 IEP 省略重要信息,不能向儿童提供在传统的学年之外的服务。许多 IEP 没有充分描述该如何衡量目标是否达成,或某些特定目标对孩子在学校的表现有哪些帮助。许多 IEP 没有能够说明教师怎样能够激励儿童,或他们该如何参与 ASD 儿童的发展水平相适应的任务。一些 IEP 还可能不包括家长关注的重要问题。

当与您所在的学区一起制订孩子的 IEP 时,明确地知道您有哪些权利以及如果您对 IEP 的结果不满意又应该怎么做非常重要。在去参加第一个 IEP 会议之前,一定要做一些准备。熟悉您所在州的教育法,并了解基于孩子需求的干预治疗类型。您可以从参考《个性化教育方案(IEP)指南:总结、流程和实践技巧》[*Individualized Education Program(IEP): Summary, Process and Practical Tips*]开始。本书由孤独症演讲出版社出版,并可在其网站下载。您还可以通过访问美国教育部网站,一站式了解与 IDEA 相关的资源以及有关 IEP 流程的规则和法规等有关的详细信息。更多信息请参阅附录 A。

一位母亲的经历：Barbara

家里有 2 个 ASD 男孩的母亲 Barbara,做了很多针对干预治疗的研究。她总结说,对于她的家庭而言,应用行为分析(ABA)是最好的治疗方法。但当她知道 ABA 不在孩子学校的治疗选择范围内时,她决定将她儿子纳入个性化教育方案。

"作为 ASD 儿童的父母,你必须学会谈判。你必须有说服能力并积极主动。虽然不希望如此做,但你需要从法律层面争取。你必须保持良好的记录。

"我总是把解决方案带到桌面上。当他们问谁应该是我儿子的教学助手(teaching aide, TA)时,我会告诉他们,我心中已有人选。当孩子用于语言治疗的房间被挪作他用,我告诉他们我不在乎用个壁橱上课,事实上,孩子确实是在一个没有窗户的小房间里完成的语言治疗课程。

"当然,你也必须认识到,事情不会总是按照你的方式进行。比方说,我希望他们评估一下山姆在小组中的工作能力。但教学助手不愿意去采集这些数据,我不得不接受这一点。"

在 Barbara 看来,底线就是要求学校满足孩子的需求。作为 ASD 孩子的父母,我不在乎我是否不得不乞求别人的帮助来获得对我来说最重要的东西,因为他们是我的儿子。

治疗与教育儿童孤独症相关交流障碍的方法

20 世纪 60 年代,Eric Schopler 和他的同事们在北卡罗来纳州大学创造了一种用于 ASD 儿童的教育方法,称为孤独症相关交流障碍的治疗和教育(Treatment and Education of Autistic and related Communication-handicapped Children, TEACCH)。Schopler 认为 ASD 是终身残疾,但仍然可以做一些事情帮助孩子适应学校和社区生活。这种方法采用了多种策略方式,来适应 ASD 儿童的需要,包括了不同的行为和发育干预要素,其中包含了应用行为分析;基于儿童发育、个体差异、相互关系的训练方法以及社交技能培训。该计划强调识别个人优势和劣势的重要性，并使用结构化的教学方法发挥孩子的优势和兴趣。针对 ASD 儿童，它侧重于强化学习的 4 个主要概念。

- 儿童所处的环境，如教室的外观、家具放置的位置，工作和游戏区域之间的划分，以及物品的标记方式对于一个 ASD 孩子的学习来说至关重要。TEACCH 强调应创造一个尽量减少分心的环境。例如，工作区域不应在窗户附近，休息区不应位于出口附近。TEACCH 方法鼓励教师创造一种有很多的视觉提示的环境，这将有助于 ASD 儿童更好地了解方向和规则，更好地从一项任务过渡到另一个，更好地专注于手头的活动。

- 一个灵活又可预测的常规：ASD 学生有强烈的一致性和程序性的需求。如果这种程式化被打乱，他们中的许多人会有很强的焦虑感，这可能干扰他们的学习。提供清晰的流程说明（最好是绘图式的）有助于孩子了解在一天中将会发生哪些事情。

- 结构化的活动体系：ASD 儿童喜欢结构化的任务，当期望他们完成的任务被清楚地分解后，他们可以很好地执行。创建一个对他们而言容易理解的分步流程非常重要。早期，这个体系可能是一系列显示需要执行哪些任务以及按什么顺序进行的图片。随后，系统可能涉及一些简单的词汇或短语。在一些案例中，任务被从左到右排列。不过，在任何体系中，学生都应该在成年人（如助手、教师）的密切的监督下活动。

- 强调视觉学习：ASD 儿童对图片等视觉信息的处理能力远胜于对词语和听觉信息的处理能力。例如，带有图片的计划书对描述当天的活动计划可能会有所帮助。当教室里过分嘈杂时，一张带有图片或卡通图像的图表会提示孩子应选择哪些恰当的行为。彩色地板垫帮助他知道在进行特定活动时应该坐在哪里。

　　TEACCH 是学校里历史最悠久、应用最广泛的方案之一。在北卡罗来纳州，从 1978 年起它一直是政府资助 ASD 儿童的官方教育形式。虽然其他州没有同样严格遵守 TEACCH 原则，但该方案的要素已经渗透到世界各地的课堂上。

孤独症谱系障碍国家专业发展中心

2007 年,美国国家孤独症专业发展中心(National Professional Development Center,NPDC)由美国教育部特殊教育处资助建立。它是一个多个大学合作的项目,其目标之一是促进为 ASD 儿童和青少年提供基于循证医学的治疗,即基于科学研究的有效治疗。NPDC 与各州合作,为服务于 0~22 岁 ASD 个体的教师和从业人员提供专业化的发展。

NPDC 采用非常严格的标准进行广泛的文献分析,决定对特定服务者明确哪些研究更有效。而后 NPDC 通过开发各种资源和材料,包括在线模块和实施清单,方便专业服务者从中获取循证有效的训练方式。NPDC 定期更新文献综述,以便反映最近的研究进展,使训练方式不断更新不至于落伍。

循证实践还包括结构化教学以及在第 4 章中讨论的干预措施。要了解更多信息,请访问相关网站。

ASD 儿童的教育

教育一个 ASD 儿童和教育一个正常发育的孩子有很大不同。正像您了解的那样,ASD 儿童处理信息的方式是不同的。实际上,因为儿童的不同需求、年龄以及所处学区提供的资源不同,孩子在学校接受教育的确切地点和方式各不相同。有些孩子可能需要一个自成一体的特殊教育教室,而其他孩子可能与没有 ASD 的同龄人一起进入主流课程。通常,ASD 儿童在学校会同时经历特殊训练和包容性体验。但是,即使是最高功能的学生,也仍然需要特殊支持帮助他们结构化日常活动,理解作业内容和学习其他基本技能,如社会和同伴关系管理等。

每个孩子的教育经历会有所不同,就像孩子的天赋和经历也会有所不同一样。但是与发育正常的孩子一样,那些 ASD 儿童也有适用于每个年级的通用目标。

学龄前

在 3~5 岁之间，您的孩子最有可能参加的小学之前课程是由 IDEA 幼儿 B 部分（第 619 节）确定的，通常被称为早期儿童特别教育（ECSE）的课程。这些课程通常是半天，根据您孩子的能力水平，他可能被安置在一个特殊教室内，与其他一些有特殊需要的孩子一起上课，学生与教师的比例很低，同时一些特殊项目，如语言训练、康复治疗和社工服务等，也可以与课程一起在此进行。

如果可行也可能的话，他可以去混合教室，在那里残疾儿童和没有残疾的儿童一起上课。在混合教室里，学生与教师的比例可能更高，他将会接触到发育正常的同龄人。他还有机会接受语言和康复训练等特殊治疗，这些属于其他服务项目，不直接在教室环境中实施。对于一些高功能 ASD 儿童，家长和教育工作者会选择把他们安置在主流的学前班，他们在那里完全处于发育正常的儿童之中。特殊治疗可以安排在放学后，在家里或社区内单独进行，或由您孩子的个人助手在学校内进行。一些学区聘请孤独症方面的顾问与学龄前教育人员一起工作，为孩子在主流环境中取得成功提供支持。与所有教育服务一样，您的孩子学龄前教育的构成会因孩子的需求、能力和困境以及社区可用的资源的不同而有所差异。在此期间，您也可以选择与您孩子的儿科医生推荐的私人执业者（例如，行为专家、语言病理学家、康复治疗师）合作。理想情况下，这些从业者会将他们的服务与学校中的内容配合起来。

一位母亲的经历：Nora

当 Nora 24 个月的女儿 Rory 第一次被诊断为 ASD 时，Nora 和她的家人们觉得孤立无援。不过他们找到了一位有很多不错资源的儿童发育科医生。

在私人治疗师那里训练了几个月后，Rory 去上了应用行为分析（ABA）课，但这不是很适合她。

"另一位母亲推荐了她一直在用的私人家庭教师，一位 ASD 儿童的学龄前教师。我们总是说她是 Rory 的安妮·莎莉文。这位女士让她走上了正途,她叫 Carolyn,她从不放弃。第一天,Rory 想要牛奶,Carolyn 说,'我可以给你牛奶,但你必须说牛奶'。随即 Rory 尖叫并哭泣了起来,大概过了 20 分钟后,她终于说了'牛奶'。太不可思议了。

"评估过 Rory 的心理学家都说她很聪明,有学习能力。她从 24 个月就会字母表。她继续参加私人 ABA 课程直到 3 岁,而后被送到一个私人孤独症学前班,在那里每周做 30 小时的 ABA 训练。她现在 5 岁,在当地普通小学读书,还在进行 ABA 课程训练。在学校她还接受康复和言语 - 语言治疗。"

Nora 的故事的要点是:ASD 孩子的学龄前教育会花费时间、精力和耐心,但想取得进展,要确定什么样的治疗和治疗师最适合您和您的孩子。

小学

从学前班进入小学是一个令人兴奋的过渡,但对于 ASD 儿童来说,这也是一个具有挑战性的过程。更多的人可能会参与您的孩子的教育,并且与学前班相比一天内发生的变化会更多。与同龄人的社交和与成年人的互动也将更多。

课外活动也将成为日程的一部分。根据美国法律,残疾儿童必须被安置在限制最少的环境中,这要求学区将 ASD 儿童的教育置于"非残疾"儿童中并且尽可能在"常规班"中进行。其目的是让孩子在最自然的环境下接受教育并仍然能够取得进展。有些人称之为主流化,也有人称之为整合或包容。

为什么要推行限制最少的环境? 专家认为,在一个包容性的环境中,ASD 儿童可以更频繁地与特殊教育以外的人互动。这意味着要花时间与发育正常的同龄人相处,与教育和看管人员相处。与不同的群体接触能进行更多的社交互动,这可以增强孩子的社交能力、沟通能力和信心。提供与 ASD 儿童相互了解接纳的机会,也对发育正常的同龄儿有利,他们会对这些有差异的同龄人产生感情,并学会在学校和社区生活中支持他们。

当然,父母和其他人可能不会就 ASD 儿童的理想教室安置达成一致。不同的学区会采取不同的最有效政策。一个孩子的需要也可能随着时间的推移而改变。无论孩子被安置在哪里,支持到位以帮助他取得最大成绩非常必要。可能的教室选项包括以下内容。

- 独立教室:只供残疾儿童上课。
- 部分主流化:孩子每天的一部分时间在独立教室中而其他时间在常规教室中。
- 有支持的完全主流化:孩子在助手的帮助下整天在常规教室中学习。
- 无支持的完全主流化:没有助手的情况下孩子整天在常规教室中学习。

要想 ASD 儿童和发育正常的同龄儿一起融入课堂,他的老师、同学也需要进行一些应对残障状态的培训。理想情况下,课堂老师会了解孤独症,并能采取必要的措施,使教室成为一个能使孩子感到舒适的环境。老师也应该花些时间和您的家人谈谈什么最适合孩子。在不同活动项目的转换中,老师对孩子的帮助非常重要,他要协助孩子应对社交和沟通方面的挑战。例如,老师可以帮助确定在午餐和休息期间和您的孩子一起活动的伙伴,以便他在一天中至少有 2 个社会性活动可以得到同学的支持。

许多 ASD 的儿童受益于在第 4 章中谈到的特殊疗法。例如,您的孩子可能通过参加语言 - 言语训练提高他的沟通能力,或通过康复治疗改善精细运动和自理能力。有些儿童可能受益于参加社交技能小组。社交技能小组可以帮助您的孩子理解和练习社会互动。

虽然学校环境非常适合社交技能培训,但这里也很难为 ASD 儿童提供足够数量和种类的培训项目。先前关于社交技能培训的研究表明,大多数学校的正式课程可能不足以在提高孩子的社交技能方面有所作为,而 2016 年发表的一项最新研究表明,参与活动增加了 ASD 儿童与同龄人的互动,减少其休息时的孤独感。

虽然您的孩子在学校参加了社交技能小组,可是同龄儿之间的交往会变得越来越复杂,您在家里与孩子一起练习这些技能还是非常重要。例如,游戏可以促进合作,可以教孩子如何在团队中相处得更好。不同社交场合的角色扮演可以帮助您的孩子为在学校中真实地生活做好准备。以故事形式（也称为社交故事）呈现的适当行为，也可以提供帮助。在身处困境时，例如应对欺凌者时，给予明确指示可能是有帮助的。您也可以用图画教您的孩子如何读懂心情，通过书籍教会孩子礼仪，通过家庭视频演示在不同的情况下的行为方式。

对于某些儿童，在课堂上最好有一个助手或辅助人员。助手可以确保您的孩子在这个包容性环境中坚持尽可能长的时间。对这个阶段的孩子也可以给予一定的学业上的照顾来帮助他们成功。例如，他们可能被允许只做数学作业上的偶数项题目。在这种情况下，孩子能够展示出他学会的内容，同时不会因为要做一项可能会增加焦虑和沮丧的任务而感到受挫。您的孩子可能通过协调社交、沟通和运动障碍而获得接受适应性体育训练的资格，这会提高他在外界的参与度。如果在一天中的某些时间太过焦虑，有些孩子可能会被给予特定的冷静区。

为了增强孩子的基础教育，让他参与其他活动也很重要，比如娱乐节目、课后俱乐部和特殊兴趣团体。这些群体不仅会开发孩子的兴趣，还能通过参与社区生活创造更多的机会，让他实践和磨炼社交和沟通技能。孩子的儿科医生和学校团队可能知道适合患有 ASD 儿童和社区中的其他残障人士的课外活动。有关详细信息请参阅第 9 章。

中学

小学和中学间的过渡对于一些 ASD 儿童来说更具挑战性。首先，您的孩子现在每隔一段时间就要更换教室，而不是停留在一个教室完成所有科目，这对孩子的组织能力和有效转换能力有更高的要求。您的孩子会有更多的时间来完成需要长时间做完的任务。从社会化方面看，当孩子们明显感到彼此间的差异后您的孩子可能会更容易受到欺凌。其他孩子可能会选择避开您的孩子，这样来回避与您孩子的关系。您的孩子在个人卫生和习惯性上的差异可能会变得更加明显，因为青少年对外表有越来越强的自我意识。雪上加霜的是，青春期早期激素的变化可能使孩子的情绪更难以预测，更不稳定，从而使得控制情绪波动变得更加困难。在处于青少年时期时，您的孩子可能变得喜怒无常，易怒和充满敌意。孩子的饮食和睡眠习惯可能发生变化,甚至可能对过去着迷的事情失去兴趣。

一些孩子可能因此需要额外的帮助,在其 IEP 中有详细说明。不同学校会用不同的方法提供这种支持。例如,在一些学校,ASD 儿童可能会与同龄人结成配对的伙伴关系,这有助于他们成功处理与同伴之间的关系问题。您可以通过浏览 www.bestbuddies.org 了解有关"最佳好友"提供的当地交友项目。帮助孩子保持有序的状态,需要学校教职员工和家长的额外努力。患有 ASD 的儿童可以被安置在一个由教师监管的学习大厅里,监管教师最好有特殊教育背景,协助学生组织作业,指导学生把精力集中于完成家庭作业,这些措施是学生完成学业的重要助力。学习大厅的老师与学生的普通教师保持沟通,以确保作业被记录正确、完成,并上交。在有些地区还会强调他们与孩子父母之间的沟通。

在这个年龄段,性意识也可能成为问题。重要主题包括性教育(包括性虐待教育)、自我护理、卫生和亲密关系。尽早和常规地探讨这些问题很重要,只有这样,当问题出现时才有可能在孩子能理解的水平上有一个良好的、深入的交流。帮助 ASD 儿童和其他发育障碍的儿童了解有关触摸、情感和边界的规则可能很困难。如果您的孩子难以理解社会规范,如在公共场合隐私部位不能裸露出来,您一定要就此与孩子进行讨论。如果您在讨论这些主题时遇到问题,请求助于孩子的儿科医生和学校的专业人士,他们可以帮助您找出提起这些问题的最佳方法,以及如何就此进行有意义的谈话。

在这个年龄阶段,同龄人开始扮演一个更重要的角色,对 ASD 儿童来说,社会挑战可能成为一个更棘手的问题。有些孩子可能对同龄人所说或所做的事情过于敏感,一些孩子可能完全不在乎,还有一些成为被欺凌的对象。

随着自我意识的增强,您的孩子可能会开始注意到自己不同于其他孩子,所以您应该准备以适当的方式与孩子讨论这个疾病(参见本章"与您的孩子讨论关于他 / 她的 ASD 诊断")。

为了帮助您的孩子适应中学时期的社会活动,一定要继续培训孩子的社交技能,特别是当学校不再提供这些训练课程时。有些学校有

"同伴"活动,该活动会选择一些发育正常的孩子与特定的 ASD 学生定期互动。如果欺凌现象比较普遍,该学区会开展残疾意识训练和在全校范围内针对所有学生的反欺凌活动。

请记住,这些年,您的孩子会有更多学校以外的非结构化时间。将此作为契机帮助孩子探索能够引起兴趣的活动和目标,在某一天,这甚至有可能会引导孩子选择某一项职业。寻找方法来改变那些可能不再适合他们年龄的兴趣,将其调整为与年龄相适应的兴趣。例如,如果孩子喜欢玩粘土模具,请考虑让她参加一个雕塑班。在这个年龄,开始鼓励您的孩子独立和自理也非常重要。您的孩子能力越强,以后越容易找到工作和独自生活。

高中

进入高中对任何青少年来说都是一个很大的变化,这标志着向成年的过渡。这段时间您要开始规划入学之后的生活了。您的孩子会上大学吗? 还是开始工作培训? 能独自生活吗? 当研究这些重要的问题时,重新审视您孩子的 IEP 至关重要,要确保孩子的教育计划合乎现实,反映了目前的进展,包含了新的需要关注的地方。

当您的孩子在 14 岁左右开始高中生活时,非常重要的是要开始规划和制订长期目标,这样才能逐步制订过渡方案。根据 IDEA 规定,16 岁时个人的 IEP 要有一个过渡计划。过渡计划需确定为您的孩子准备高中后的生活所需要的服务,并描述孩子进入成年期的目标。这个计划应该反映孩子的个人愿望和兴趣,同时讨论实际问题,如就业选择、继续教育、医疗保健、长期护理、兄弟姐妹支持以及所需的社区、州和联邦资助。

要创建一个成功的学校后过渡计划,重要的是让您的孩子以及老师、兄弟姐妹、朋友和任何熟悉孩子的技能、才能和缺点的人都参与进来。有关过渡计划的交流应包括的问题有: 评估学习技能(阅读、数学和写作)和个人技能的相关问题(社会优势、兴趣和可靠性),如:

- 您的孩子喜欢做什么?
- 对于工作的梦想、目标和兴趣是什么?
- 长处是什么? 能做什么?

- 还需要探索和学习哪些方面?
- 需要学习什么才能达到目标?
- 未来的教育目标是什么?
- 您和您的孩子怎样看待找工作这件事?
- 哪里有可行的就业岗位?
- 可以通过哪些交通方式通勤?
- 将住在哪里?
- 您的孩子能够获得什么样的健康保险?
- 在发展友谊时,是否需要帮助?
- 在社区里出名吗?
- 需要别人帮助安排娱乐时间吗?
- 有什么爱好和兴趣?

在制订您孩子的目标时,重要的是要考虑孩子的学习技能、沟通技巧和处理感觉信号输入的能力。您的孩子是一个学习缓慢的人吗? 如果孩子说不清楚的话,有效的沟通策略是什么? 能应付在社区或工作场所面临的新的情景、声音和气味吗?

在考虑任何未来的就业机会时,重要的是考虑青少年会想要什么样的工作培训或中学后教育。有些青少年可能心中有非常具体的目标,这可能需要更长远的规划。您当前的学区可能会与一些机构和社区合作伙伴一道,帮助确保您的孩子得到需要的支持和培训。同样重要的是您要了解有些学院和大学现在提供专门针对 ASD 和其他残疾的学生的一些课程。

ASD 儿童在学校中的困境

学校可以是一个学习、交友和磨炼孩子成功所需要的生活技能的好地方。但对于一些孩子来说,它也可以是一个具有挑战性的地方,充满了压力、社会焦虑和学业问题。ASD 儿童要更常遇到这些问题。

具有挑战性的行为

任何上过学的人都知道,良好的行为对学生的学习成绩至关重要。

但 ASD 儿童可能需要与不利于其学业进步，甚至对其他学生造成干扰的不良行为斗争。

如果您的孩子有行为问题，一个由专业人员组成的团队可以进行功能行为分析（functional behavior analysis，FBA）。您可能还记得，FBA 可以确定围绕特定行为的前兆和后果，并制订改变这一行为的干预计划，以及评估干预是否奏效。IEP 团队可以安排 FBA。事实上，IDEA 要求当孩子有行为问题时必须进行 FBA。

该过程从具体的词汇描述有问题的行为开始。例如，不用 "Johnny 很粗鲁" 这种表达，FBA 会说，"在活动转换时 Johnny 推、踢、打其他儿童。" 描述应该用具体、可观察和可衡量的术语。

接下来，您需要创建一个计划来收集信息。收集信息可能以直接或间接方式完成。直接收集信息包括观察问题行为发生前后的情况。问题是否发生在进餐前，当时孩子可能感到饥饿？是不是每当孩子在拥挤的礼堂里都会出现这些行为？是不是每当要学习新的课程时孩子都会有所表现？是否每次出现这些行为之前，都会有相同的事件发生？找出问题行为发生的频率和间隔时间。做一个行为的前兆、行为和后果（antecedent，behavior，and consequence，ABC）观察表也会有所帮助。每次孩子出现行为问题时，记录不恰当的行为和刚好发生在它之前的事件即前兆。然后记录它之后发生的事情，即后果。只记录您看到和听到的内容，而不加以解释。

也可以间接使用学生记录问卷或检查表，了解他人如何看待该行为来收集数据。它可能涉及与其他工作人员的面谈，以找出当问题行为发生时谁在现场，它何时何地发生，以及行为前后发生的事情。应从多个来源收集这些信息，包括教师、辅导员和课后监管人员。

几天后，您应该可以看出孩子的行为模式与周围环境之间的关系。您将能够预测哪些事情会导致问题行为的发生，并确定使问题行为持续下去的后果。请记住，大多数问题行为都有一定的目的，是为了获得或逃避某事而做的。

此外，必须了解，儿童 ASD 的某些特性可能是行为问题的根本原因。例如，听觉敏感的孩子可能在嘈杂的体育课上爆发。所以干预计划需要考虑 ASD 儿童的感觉和生理异常。

与您的孩子讨论关于他／她的 ASD 诊断

　　家长可能想知道何时以及是否告诉孩子关于他／她的 ASD 诊断。以下是一些相关的常见问题。

我应该告诉我孩子他／她的诊断吗？

　　家长可能担心,知道自己患 ASD 的事实会令孩子非常难过。一些孩子得到这个消息最初会非常不安,如果他们对任何与同龄人不同的提示非常敏感的话就更是如此。然而,许多患有 ASD 的孩子分享他们的体验说,在发现自己患有 ASD 后突然明白了为什么他们会碰到这么多困难,又为什么他们一直被区别对待。随着对 ASD 的认识的增强,这一诊断也为他们提供了让其他人理解他们的行为的理由。对于一些人来说,这一诊断可以让他们从认为既往碰到的问题是源于自身失误的自责中走出来;用合理的观点取代这种自责有助于理解他们面临的困境和挑战。

我应该在什么时候告诉孩子有 ASD？

　　告诉 ASD 儿童的诊断非常重要,但并没有一个正确的年龄或时间。在确定孩子何时准备好接受患有 ASD 这一消息时,孩子的个性、能力和社会意识都是要考虑的因素。例如,当孩子开始问诸如“我为什么和别人不一样”这样的问题时,家长可能会决定谈谈 ASD。

考虑到信息的潜在影响,家长如何能最好地向孩子解释他患有 ASD？

- 开始之前,评估您的孩子对 ASD 了解多少,以及能够在何种程度下参加关于 ASD 的讨论。

- 用适于理解的语言告知孩子这一消息。解释太模糊可能不会使一个好奇的青少年满意,而过于专业性的解释可能使任一年龄段的孩子感到困惑或恐慌。如果环境使得您在早期就开始和孩子谈与别人的差异,可以选择不使用 ASD 这一名称,只是讨论为什么一些孩子在学校里学习能力与别人不同或在某些事情上需要帮助。披露更具体的诊断可以等到您的孩子理解能力更强一些的时候。

■ 态度要积极。与您的孩子分享诊断结果时,您的态度要积极一些。另外,选择一个您和您的孩子感觉良好而且你们也不会被打断或分心的时候。

■ 根据孩子的具体情况,定制您对 ASD 的解释方式。在开始时说正面内容,然后再解决负面内容。重要的是要告诉您的孩子,您爱所有关于他的"好东西",也就是说,孩子特殊的能力、素质和兴趣,您永远不希望他改变。毫无疑问,因为 ASD,您的孩子一直在某些领域难以进步。可以承认这些困难,同时强调,对孩子而言一些事情非常困难,这并不是孩子的错。

■ 将 ASD 描述为一种类型的残疾。如果孩子理解"残疾"的概念,您可以把 ASD 描述成一种不同类型的残疾。您可以解释,对患有残疾的人而言,同一事情在他们身上和在大多数人身上是不同的,所以他们需要额外的帮助。还可以解释,像人们外表各不相同一样,他们内在也不同。患有 ASD 的儿童,例如,在理解他人和交朋友的时候需要额外的帮助。在解释所有孩子学习能力都不同时,可以用一些孩子知道的例子,比如谁在其他领域获得了额外的帮助,可能有助于说明。

■ 强调您会一直支持孩子。您应该强调,当孩子努力做一件很困难的工作时,您和其他家庭成员、教师和治疗师将会一直给予支持。在遇到困难时您会鼓励,当成功时您会喝彩。做得好的时候您会庆祝,做得不好时您会帮助孩子。

■ 让您的孩子知道有很多人患有 ASD。您孩子绝对不是独一个,让孩子知道这点很重要。您的孩子可能认识其他 ASD 儿童,并从中获益。向孩子介绍患 ASD 的正面榜样,既可以是名人(通过书籍或电影),也可以是社区里的人。

■ 提高您孩子的认识水平。甚至在与您的孩子讨论诊断前,做一些提高认识水平的事会很有帮助。可以通过阅读有患 ASD 和其他残障的人物的书籍,和孩子一起观看剧中人物患有残障的影视节目,这样孩子会认识到个体之间展现出来的不同也是日常生活的一部分。

　　以积极的态度,就事论事,并以与年龄相适应的方式告知,有利于孩子理解、接受从而适应 ASD 存在于生活中这一事实。务必要铭记"患有 ASD"这个概念接受起来非常不易。这将是一个耗费时间的过程,随着孩子的成熟,会提出新的问题,也会对此有更深入的理解。

　　了解更多与孩子讨论 ASD 的相关信息,请参阅附录 A。确保您的儿科医生了解您的问题所在和顾虑,并与之分享您的研究心得。您可以询问,能否转诊精神心理科使孩子获得一些附加治疗并接受一些家长训练。请记住,在孩子的健康方面,您和您的儿科医生是合作伙伴。

　　经 Kennedy Krieger Institute, Baltimore, MD. 授权。此信息最初出现在 www.iancommunity.org/cs/articles/telling_a_child_about_his_asd。

　　下一步是开发和实施行为干预计划(behavioral intervention plan, BIP)。通常儿童对积极、鼓励性和难度适当的替代行为更容易接受。您可以尝试改变周围环境,调整课程表或改变问题行为的前兆或后果。教给孩子一种更可接受的行为也很有帮助,可以达到相同的目的。

　　实施计划后,确保时刻监控孩子的进度。如果干预不起作用,您可能需要制订新的计划。

　　如果行为问题变得严重到教师提议孩子需要停课或将其转移到其他地方达到 10 天或更长时间,这可能需为您的孩子召集一次听证会以确定该行为是否与孩子的障碍有关。审查由学区、家长、IEP 团队的其他成员在停学或转移的 10 天内进行。如果行为与障碍有关,您的孩子会被送回教室。然后,IEP 团队在 10 天内就目前行为问题修改现有的或制订一份新的 FBA 和 BIP。

压力与愤怒的循环

　　ASD 儿童容易产生焦虑和压力。事实上,焦虑症是 ASD 儿童最常见的共患病之一。ASD 儿童难以理解或处理的社交问题会使他们陷入迷茫。ASD 儿童对不公正理解的僵化性和与生俱来的情感脆弱,会使自己对正常孩子可能很容易释怀的事难以接受。因此,ASD 儿童可能会经历很多的压力,这导致他们容易选择退缩或专注于自己的执念和想法。他们也可能变得过度活跃、有侵略性和难以相处。使情况更加复杂的是,许多正常儿童很难认识到他们的压力,也认识不到他们的行为有问题。

Brenda Smith Myles 博士等专家将围绕压力产生的一系列事件称为"愤怒循环"。在特定的环境下施以特定的触发因素,几乎所有人都会陷入愤怒的循环。但大多数发育正常的儿童能应对自己的愤怒。当然,成年后,我们中的大多数可以更好地处理令人烦恼的压力。

然而,患有 ASD 的儿童更容易爆发,因为他们容易焦虑,自我意识较差。重要的是要清楚认识到,情绪爆发是有原因的,愤怒的行为往往有其原因或诱因。这就是为什么 FBA 对于理解 ASD 孩子的行为非常重要。暴怒发作不是孩子想做的事,但因为他沟通能力不足,这往往成了孩子可以表达自己的唯一方式。

家长和老师可以通过了解愤怒循环和部署策略来协助孩子们管理他们的压力,帮助减轻孩子的焦虑和压力(这也是为什么提高孩子对社会情况的理解、提高生活能力和与其他人一起工作的技能,并掌握沟通技巧来表达自己情绪非常重要的原因)。愤怒循环有 3 个不同的阶段:不满、崩溃/暴怒和恢复。在早期,可以采取一些策略来预防或减少行为问题。

不满

愤怒循环始于不满阶段。此时,您可以注意到一些似乎与即将发生的暴怒关系不大的细微的行为变化。孩子可能清嗓子、降低声音、出现肌肉紧张或用脚拍打地面,表情可能不愉快,其他行为可能更明显。孩子可能在身体上或情感上从正在发生的事情中退出,或可能会用身体或语言抨击别人。如果是发生在教室里,孩子可能会尝试与老师争论对抗。

在此阶段解决问题可以防止崩溃的发生,教师和家长有几个策略供他们选择,其中包括以下内容。

- 让孩子离开：如果问题在学校发生，教师可以让孩子出去办点事。如果它发生在家里，父母可以要求孩子去拿个东西。短暂的缺席有助于孩子恢复平静，所以当他回来时，问题通常已经没那么严重。

- 走近孩子：当老师感觉到孩子不安时，只需走过去，靠近孩子。父母也可以这样做。单纯地接近孩子可以减轻压力，也不会干扰其他学生。

- 给孩子发信号：对于易怒的孩子，老师可以提前发出信号，这可以是点击桌子或把铅笔放在耳朵上，让孩子知道老师了解情况。使用信号可以安慰孩子，可以在让孩子离开现场前使用。

- 支持规则：患有 ASD 的孩子会依赖于预测性。有直观的一天内的事件安排表可以让孩子感到安全，缓解压力。这也有助于提前知道任何计划的变更。

- 注意力转移：将孩子的注意力从困扰转移到其他事情上，常常能帮助减轻压力。在某些情况下，推迟一个新的活动并没什么关系，在另一些情况下，孩子可能需要立即转移注意力。可以将其转移到一个预先排练的安抚程序中，或使用事先与治疗师一起练习过的放松技术。

- 给一个安全区：一些专家称之为家庭基地，这是孩子可以去逃避压力的地方。在这个安全区应该最不容易被打扰，这里的活动应该是舒缓，不具刺激性的。在学校，教室里应该有这样一个安全区，如在角落里的桌子，如果这还不够的话，教室外的另一个安全区可能是顾问办公室。在家里，则可能是孩子的卧室。无论在哪里，安全区都应当被视为积极的撤退，不能用于暂停或特殊游戏。在愤怒循环的恢复阶段，它也可作为儿童重整旗鼓的地方。

- 承认困难：当孩子的不满已经由具有挑战性的任务引发时，有时简单地承认任务很难，然后鼓励孩子不管怎样都坚持下去也可以有帮助。一句简单的口头承认可能足以防止孩子大发脾气。

- 安静地走路：带着心烦意乱的孩子来一段短暂而无声的漫步，有时可以帮助在崩溃边缘的孩子放松下来。陪同的成年人应允许孩子在没有造成不良影响的前提下发泄不快的情绪，不要插话。

正如您所看到的,这些策略并不困难,事实上,有时很简单。但对孩子即将来临的暴怒发作的影响可能是巨大的。关键是知道在何种情况下使用哪一种策略。同样重要的是,要避免某些使孩子的愤怒升级进而崩溃的行为,其中包括提高您的声音、专注于谁是对的、说教、讽刺、使用暴力、高高在上、恳求、贿赂,并坚持要说最后一句话。成年人也不应该攻击孩子的性格,不应该使用未经证实的指控、将孩子与他人进行比较、侮辱或羞辱孩子。

崩溃 / 愤怒

如果您不能在不满阶段化解局势,孩子会进入崩溃或愤怒阶段。此时的行为是不稳定和容易失控的。孩子不再有能力处理信息,而且可能具有相当的身体攻击性,打、踢、咬或破口大骂,还可能会伤害自己或他人,或损坏物品。在某些情况下,孩子可能完全退缩。大多数时候,崩溃将不得不持续完整个过程。

此时,重点应该是孩子、同学和周围成人的安全。同样重要的是,尝试通过把孩子带到安全区或获取学校其他工作人员的帮助,协助孩子恢复一些表层的控制。理想情况下,在暴怒发作之前就拟定好计划,这样工作人员和教师才能充分准备。

恢复

当暴怒消退时,孩子可能会觉得刚发生的事非常糟糕,或不能完全记住刚才发生的事情。他仍然脆弱,可能需要时间休息,然后再重新加入课堂。恢复期不是教孩子新的课程或对刚刚发生的事情展开说教的时机。相反,最好的办法是帮助孩子回到常规课堂。老师能采取的最好的方式是引导并完成孩子喜欢而且做得很好的任务。

通过了解愤怒周期的各个阶段,教师和家长一样可以帮助 ASD 孩子处理压力,防止不良情况从升级到全面暴怒发作。这往往需要时间找出哪些策略在哪些情况下最适合孩子。随着时间的推移和练习,孩子甚至可能学会总结这些最佳策略,并能够将其应用于自己感到有压力的时候。

理解和使用教育服务以及这些策略很重要,可以帮助孩子在学校环境中感受成功。不过,在一些例子中,涉及药物的策略也可能有帮助。在接下来的章节中,我们将回顾 ASD 儿童最常用的药物和需要考虑的事情。

🐿 🐿 🐿 🐿 🐿

孤独症斗士: Brenda Smith Myles 博士

Brenda Smith Myles 博士,总是花时间与 ASD 孩子们在一起,她小时候的最初的一个玩伴就患有 ASD,不过,Myles 博士从未被告知过。在自己是一名研究生时,她仍然记得,当年在她没有正确地画恐龙时,那个大发脾气,然后冲出房间的小男孩。"我在后面追他,从那刻开始,我深感好奇,备受挑战,并爱上了对孤独症的研究",她说。

那是在 1982 年,当时 ASD 还不广为人知。Myles 博士是特殊教育的研究生,她当时担任堪萨斯大学一家诊所的副主任,该诊所培训硕士生们如何与有学习障碍和行为障碍的儿童一起工作。他们没有被诊断,但 Myles 博士能够看出这些学生中有的有高功能孤独症。"我到过的每个地方都一样,似乎我就应该与 ASD 的孩子和他们的家人一起工作",她说。

这正是 Myles 博士所做的。她促成了美国国内第一个联邦政府拨款,用于在堪萨斯大学为阿斯伯格综合征(具有典型或高级语言技能的孤独症)设立硕士学位课程。她还撰写了关于 ASD 的 150 多本书和文章,包括《阿斯伯格综合征和困境:对暴怒、愤怒和崩溃的解决方案》(*Asperger Syndrome and Difficult Moments: Practical Solutions for Tantrums, Rage, and Meltdowns*),这是她与同事 Jack Southwick 一起在 5 天内写的书。

正是 Myles 博士创造的"愤怒循环"一词,描述了会导致 ASD 儿童暴怒发作的常见行为模式。"最初,我们打算把这本书取名为《阿斯伯格综合征和愤怒》,但父母不会说这是愤怒",Myles 博士回忆道,"所以我们把它改成困境。家长影响了我做的每一件事。"

Myles 博士,是一个 25 岁发育正常孩子的母亲,她的努力赢得了无数的赞誉。在得克萨斯大学的研究中,她是世界第二位研究成果应用最广的 ASD 研究者。她目前是 AAPC 出版社（一家小型的专门出版关于孤独症书籍的出版社）的总裁。此外，她是 Ziggurat 集团的顾问，该公司为 ASD 患者提供终身评估、咨询和培训。她在全球演讲，作了 1 500 多场关于 ASD 的演讲。"很多国家在 ASD 方面做得很好"，她说，"但我认为，美国为满足 ASD 个体的需求做出了巨大的努力"。

　　她的目标是鼓励更多的合作，个体机构、州、甚至国家之间不要再浪费时间，要采纳正确的关于 ASD 的信息。在这方面，她协助创建了 ASD 儿童教师的标准，这一标准已被美国国家教师教育资格认证委员会采纳。"这一切就是将机构组织和人员聚集在一起合作，以确保能够完全挖掘出 ASD 患者的潜力"，她说，"我知道这听起来很理想主义，但我来自堪萨斯州，一个可以发生任何事情的地方。"

（王　昕　译）

第6章

当其他疗法不奏效时：药物的作用

正如我们在前几章中所回顾的那样，孤独症谱系障碍（ASD）儿童的主要治疗方法是行为干预、发育干预和教育干预。当前，没有药物直接作用于社交障碍挑战和重复性行为，这是ASD的关键。尽管如此，与没有ASD的儿童相比，药物可能有助于解决ASD患儿更常见的其他医疗状况，例如睡眠问题、胃肠道状况和癫痫发作。在患有ASD的儿童中，我们称这些病症为医疗状况或同时发生的状况，因为它们是ASD经常伴随的常见医疗状况。

ASD儿童也比较常见共患精神疾病，例如注意缺陷多动障碍（ADHD）、焦虑症和情绪障碍。虽然行为疗法被认为是这些精神疾病的一线治疗方法，但也可以考虑使用药物疗法，特别是在症状影响了孩子的学习、社交、健康、安全或生活质量的情况下。仅采用行为疗法是不足的，药物则可能是某些相关疾病的主要疗法，也是相关精神疾病的一种选择。

在本章中，我们将介绍针对孤独症儿童的相关医疗条件和相关精神疾病的最常用药物。我们还会讨论决定为孩子服用药物前需要考虑的问题。

是否需要药物治疗

保险和医疗补助数据表明，患有ASD的儿童和青少年中有56%~65%接受了药物治疗，以解决相关的精神疾病和行为问题。这些药物通常称为精神类药物，在患有ADHD、焦虑和情绪障碍的年龄大一点的孩子中使用更常见。这些药物更可能用于较大的儿童以及适应能力较弱、社会意识降低,以及存在一些挑战性行为的儿童。本章在稍后将讨论其中一些药物。

因此,如果药物不是 ASD 的主要治疗方法,为什么有那么多的孩子服用药物?许多患有 ASD 的儿童会共患精神疾病,例如注意缺陷多动障碍、焦虑症、抑郁症或情绪不稳定,如果不及时治疗,会影响他们生活的重要方面。治疗这些相关的精神疾病会使 ASD 儿童有可能达到比其他情况下更高的功能水平。它还可能使他们能够更成功地应对日常工作需求,并享受更高的生活质量。在过去,人们认为其中某些疾病(例如 ADHD)只是 ASD 的一部分。现在,我们的认识发生了变化,意识到患有 ASD 的儿童比普通人群更有可能患有精神类疾病,并且可以单独针对这些疾病进行治疗。

即使这样,决定为患有 ASD 的孩子服药也不是一件容易的事。在朝这个方向努力之前,您应该做如下的一些事情。

- 在开始给孩子服用药物以解决行为异常之前,与您的儿科医生一起检查病因,这一点很重要。您孩子的行为问题,例如,在 ASD 患儿存在便秘时,如果难以与护理人员进行口头交流,则可以通过大喊、尖叫甚至敲打来传达不适感。许多引起疼痛或困扰的医学问题,例如感染、过敏、胃肠道疾病或牙齿问题,可能会增加 ASD 儿童的行为问题。同样,夜间睡眠不好的孩子白天容易烦躁。即使是简单的事情,如耳部感染,也可能导致孩子的破坏行为。

- 看看孩子的生活中还发生了什么。重要的是要考虑到环境的变化可能会导致行为问题。请注意对孩子的新要求,孩子的日常变化或新的过渡,所有这些都可能导致不高兴。例如,新老师上课可能会引起您的孩子失眠,从而容易出现重复行为。

- 彻底评估问题行为。确定已经发生了多长时间以及每个情节持续了多长时间。似乎是某些因素或情况触发了它吗?问题行为随着时间如何变化?是增加、减少还是稳定?确定它对您的孩子有什么样的影响。这会影响孩子的学习能力吗?它会阻碍学业发展,影响与同龄人的关系,还是存在使孩子或他人受到伤害的风险?理解行为的基本知识(意思是查看具有挑战性的行为,如第 4 章中所述的前提、行为和后果)之前和之后发生的情况,也非常有帮助。举例如下。

　　——前提：要求孩子做家务。

　　——行为：发脾气并反抗。

　　——后果：孩子逃脱了做家务的任务。

　　在这种情况下，行为（发脾气/击打）即使看起来"不好"，但对您的孩子有效，因为它会使孩子达到预期的结果（摆脱琐事）。在通过行为干预解决此问题之前，仅靠药物治疗不可能改变这种行为。

　　因此，在考虑药物治疗之前，请先考虑行为干预方法。在许多情况下，可以使用药物来补充行为干预。例如，当尝试或学习新事物时，孩子可能会着急，对失败的容忍度更低。如果药物减轻了焦虑感，那么孩子在面对新的挑战时可能更能忍受挫折，并且不太可能发生有问题的行为。

治疗相关疾病

　　接下来，我们将描述您需要了解的有关 ASD 儿童的一些较常见的相关医疗的知识。以下这些疾病可能使您考虑或实际上需要使用药物。

惊厥/癫痫

　　当大脑中出现异常或过度的电活动时，您的孩子可能出现惊厥发作。癫痫发作期，大脑中神经元的活动比正常情况更快、更突然、更乱。脑部异常活动可能会导致感觉、知觉，或身体运动。癫痫发作期，肌肉可能会僵硬或完全放松。有些癫痫发作涉及整个身体，而另一些则仅涉及身体的一部分，例如面部、肢体或一侧肢体。癫痫发作的孩子可能出现肢体抽搐，甚至失去知觉。不太剧烈的癫痫发作可能由短暂的注意力缺失所引起，可能导致片刻凝视。有些癫痫发作非常微妙，以至于没有引起注意。

　　癫痫是用于描述随时间推移发生的两次或更多次癫痫发作而没有诸如感染或脑损伤等原因的疾病诊断术语。癫痫可以诊断为仅发作一次但脑电图（EEG）检测到某种类型的放电的人，脑电图是一种记录大脑中电活动的测试。大约 25% 的 ASD 患者在一生中可能至少发生过一次癫痫发作，据估计，合并有癫痫病的 ASD 患者从 2%~46% 不等。似乎研究之间的差异很可能是由于所研究的 ASD 儿童的特征引起的。例如，癫痫发作和癫痫在女性、智力落后、有家族史和更严重的 ASD 儿童中更常见。癫痫发作最常见于 5 岁以下的儿童或青春期儿童。

如果您的医生怀疑孩子患有癫痫，可以做脑电图检查。尽管一般不建议对 ASD 患儿进行脑电图检查作为常规评估的一部分，但如果可疑癫痫发作时医生会建议检查 EEG。可能需要进行脑电图检查的症状包括无法解释的意识改变、ASD 儿童不典型的异常运动或非典型的消退模式。一些孩子可能没有癫痫发作而存在脑电图结果异常。

在对患有 ASD 和癫痫病的孩子进行治疗时，应遵循与其他癫痫病孩子相同的原则，并采用预防癫痫发作的药物（称为抗癫痫药）。这类药物很多。最常见的药物包括左乙拉西坦、奥卡西平、拉莫三嗪、丙戊酸、托吡酯、唑尼沙胺和苯巴比妥。抗癫痫药可以预防癫痫发作或降低癫痫发作的频率或强度，但有些药物可能还会产生严重的副作用，应密切监测治疗，以确定最适合您孩子的药物和剂量。您的孩子开始服药后可能需要定期进行血液检查，确保有效的药物浓度并监测药物副作用。可能还需要进行脑电图检查，看看药物的治疗效果如何。服药时间通常会持续至少 2 年无癫痫发作。但是，在某些情况下，癫痫发作可能会无限期持续，或者孩子停止癫痫发作可能需要更长的时间。

不管您的孩子是否需要每天服用药物以预防癫痫发作，您的医生可能会建议在家庭和学校保留抢救药物，并在癫痫发作时间较长的情况下服用。您可能会获得癫痫发作救治计划，可以随身携带并交给您孩子的学校，以便所有照顾您孩子的人都知道在癫痫发作时该怎么办，何时及如何给予紧急药物治疗。

有关癫痫发作的更多信息，请访问美国癫痫基金会和医疗之家门户网站。

以下资源可能有助于您的孩子为脑电图做准备：孤独症工具包，《脑电图：父母指南》（*Having an Electroencephalogram: A Guide for Parents*）。

抽动症

一些患有 ASD 的孩子有抽动或短暂的非自愿运动或发声。抽动症在正常发育的儿童中也可见到，但通常是暂时的。当一个孩子发生多种抽动和持续时间超过一年时，孩子可能符合称为 Tourette 综合征（抽动秽语综合征）的神经系统疾病的标准。患有 ASD 的孩子可能有抽动或抽动样的行为，但不符合严格的 Tourette 综合征诊断标准。这两种情况可能有很多共同之处，包括异常发声、强迫行为和异常运动。一些专家认为，ASD 患者的大脑异常同样存在于抽动秽语综合征患者身上。用于治疗抽动的药物包括 α_2 肾上腺素能受体激动剂（如可乐定和胍法辛）、抗癫痫药（如托吡酯）和抗精神病药。

胃肠道疾病

许多患有 ASD 的儿童会遇到胃肠道问题，例如慢性便秘、腹痛或腹泻。实际上，研究报道，ASD 儿童患胃肠道疾病的可能性是没有 ASD 儿童的 4 倍。一些因胃肠道问题而感到疼痛或不适的孩子可能会通过伤害自己、发脾气或通过攻击行为表现出来，还有许多会入睡困难。胃肠道问题也可能会延迟某些 ASD 儿童的上厕所训练。

ASD 儿童中最常见的胃肠道问题是便秘。尽管有些人想知道患有 ASD 的儿童的胃肠道是否与其他儿童一样，但患有 ASD 的儿童产生便秘的原因有很多，与他们和其他儿童胃肠功能的差别没有任何关系。首先，患有孤独症的儿童更可能是选择性进食者，通常偏爱缺乏纤维并导致便秘的食物。其次，许多 ASD 儿童有感觉处理困难，会导致对粪便通过的不适感敏感性增加，并导致便秘。再次，患有孤独症的儿童经常针对相关的精神疾病服用药物，这些副作用会减慢肠道移动粪便的能力。最后，许多患有孤独症和焦虑症的儿童不愿意在家里以外的地方上厕所，这进一步增加了他们不排大便的行为。如果便秘变成慢性便秘，结肠会因大便变得非常肿胀，最终导致大便失禁，从而导致内裤的粪便遗留。大便失禁儿童的粪便通常很软，以至于父母误认为这是腹泻，但其实大便软的原因是便秘。

根据问题的不同，处理问题的方法也有所不同。例如，患有便秘的儿童除了需要粪便软化剂外，还可能需要改变饮食。患有胃食管反流的人可能会受益于雷尼替丁或奥美拉唑等药物，这些药物可以减少胃酸和胃灼热。乳糖不耐症的儿童可从无乳糖饮食中获益。您的儿科医生将与您一起实施治疗计划，最好地满足您孩子的需求。

父母的故事：Ronny

"C.J. 从 6 个月到 3 岁那年存在腹泻。医生不断告诉我们，孤独症孩子并不少见。但是我们终于把他带到了胃肠病医生那里。X 线检查显示他存在肠梗阻（慢性便秘）。

"医生建议他服用非处方泻药聚乙二醇。现在，他每天早上喝一勺。聚乙二醇不断分解粪便，现在 C.J. 可以正常排便了。"

睡眠障碍

许多孩子一次又一次地经历睡眠挑战。实际上，在儿科医生的所有就诊患者中，有 3% 是为了解决睡眠问题的。ASD 儿童的问题更大，约 50%~80% 的儿童有睡眠困难。

导致 ASD 儿童睡眠问题的原因有许多。据报道，患有 ASD 的儿童会患有原发性睡眠障碍，例如阻塞性睡眠呼吸暂停、下肢不宁综合征和睡眠时相延迟综合征。此外，与 ASD 相关的核心行为可能使患有 ASD 的儿童易患基于行为的睡眠障碍。与就寝时间和睡眠环境有关的因素，例如在睡觉前看电视或玩视频游戏、喝含咖啡因的饮料或房间太热、太吵或太明亮，都可能导致睡眠困难。最后，诸如癫痫病、胃食管反流、焦虑和抑郁之类的医学和精神疾病可能是儿童睡眠问题的原因。表 6-1 提供了有关 ASD 儿童常见的原发性睡眠障碍的更多信息。

睡眠问题可能表现为难以入睡、难以在晚上醒来或两者兼而有之。对于患有 ASD 的儿童，由于过度活跃、焦虑和睡眠 - 觉醒周期调节不佳，很难过渡到睡眠。一些患有 ASD 的儿童在睡眠中途醒来无法入睡。他们可能没有掌握自我舒缓的技术，这些技术可以帮助他们在正常睡眠周期的半夜醒来时再次睡着。他们在夜间醒来时受到的任何关注（例如小吃或陪伴）都会使孩子自己进入睡眠变得困难，因为患有 ASD 的孩子可能会依赖于这些来入睡。还有一些人可能正在与身体不适作斗争，例如下肢不宁或胃酸反流。

表 6-1　ASD 儿童常见的睡眠问题

表现	具体描述
阻塞性睡眠呼吸暂停	当阻塞物（有时是扁桃体或腺样体肿大）使空气无法充分进入肺部时发生。症状包括打呼、呼吸暂停或喘气、早晨醒来困难以及白天嗜睡或烦躁。如果不及时治疗，可能会导致心脏问题
下肢不宁综合征	下肢不宁综合征包括动腿的冲动或通常在就寝时间出现的腿部不适感。休息时情况更糟，运动会缓解。儿童可能会报告腿痛或难以入睡
睡眠时相延迟综合征	一种睡眠 - 觉醒周期紊乱（昼夜节律），其中患者难以入睡，第二天早晨可能常常难以起床。这种情况可能是由于褪黑激素产生不足，在 ASD 儿童中更常见

　　要确定睡眠问题的原因，需要进行身体检查并彻底检查孩子的健康史。也可能帮助您考虑孩子的夜间就寝时间、孩子的夜间觉醒以及您如何应对这些觉醒。您的孩子每天晚上上床睡觉之前会做什么？入睡需要多长时间？她打呼噜还是卧床不起？您的孩子在哪里睡觉？她在睡前会吃什么食物（如果有）？您的孩子睡觉前看电视或使用了电子产品吗？您和孩子一起睡觉吗？您尝试过什么方法解决睡眠问题？

　　所有这些信息对于了解孩子的睡眠挑战和提供正确的治疗非常重要。保持睡眠日记两周以确定问题的性质和严重性也很有帮助。有时，可能需要更多测试。例如，如果您的儿科医生怀疑是原发性睡眠障碍，她可能建议转诊至睡眠医学专家或安排进行睡眠研究（也称为多导睡眠监测）。睡眠研究包括您的孩子在附有监控设备的睡眠实验室过夜。您的儿科医生或睡眠专家将使用这项研究中的信息来更好地了解孩子睡眠问题的原因和严重程度。

服药前：睡眠卫生和行为治疗的重要性

睡眠卫生

　　无论是什么原因造成孩子的睡眠问题，治疗总是从良好的睡眠卫生习惯或支持健康睡眠的习惯开始的。您孩子的睡眠环境应该凉爽、少光线和声音。白天健康的习惯包括规律的体育锻炼和限制含咖啡因的饮料和午睡。健康的晚上习惯包括限制屏幕时间（视频游戏、电视和计算机），并具有可预测的就寝时间。良好的睡眠卫生是治疗任何睡眠问题的第一步，有时它自己可以帮助解决这些问题。如果不是，则可能需要其他步骤。

行为治疗

许多类型的睡眠问题都会对行为治疗产生反应。一种技术，被称为法伯法，可能有助于解决入睡和夜间醒来的困难。

法伯法的计划基本上是在睡前或夜间醒来后从孩子的房间退出。这确实意味着您将在预定的时间内不返回房间，从而忽略了任何破坏性行为。如果坚持做到，即使对患有孤独症和其他发育障碍的儿童也可以有效。该方法开始于睡前，当您对孩子说晚安，并称赞您的孩子独自上床睡觉时。之后，您将以预定的时间间隔检查孩子，并且在两次检查之间忽略孩子的任何抗议。应一目了然地进入卧室。如果您的孩子仍然醒着，请向自己保证他还可以，但要鼓励他去睡觉；然后迅速离开房间而不与他交流。

随着夜晚的继续，请延长两次检查之间的时间。一些父母决定在 5 分钟后进行第一次检查，然后在连续几晚将检查之间的时间间隔延长一分钟甚至更长。开始之前，请确保所有护理人员都同意遵守该计划。设定一个目标，使护理人员在一段时间内（例如 2~3 周）逐渐离开孩子。您应该期望您的孩子的抗议活动可能在第 2 天或第 3 天左右达到高潮（称为灭绝爆发），但是如果您坚持使用它，那么到第一周结束时，改进应该是显而易见的。

根据孩子的睡眠方式和习惯，您可能还会想尝试其他行为策略。如果您的孩子在就寝时根本不感到疲倦，则可以暂时推迟就寝时间，直到真正疲倦为止。随着时间的推移，她在入睡方面变得更加成功，您可以逐渐将就寝时间提前一个小时。如果您一直与孩子一起睡觉以帮助她入睡，可以尝试远离孩子，直到孩子终于能够在自己的房间里入睡。如果她晚上醒来，这可以帮助她自己重新入睡。

　　尽管对于某些家庭来说很困难，但一种称为"定期唤醒"的技术可能有助于缓解频繁的夜间唤醒。在夜间，如果您的孩子大约在同一时间醒来，您可以尝试在他醒来时间前 15 分钟轻轻地唤醒他（只需睁开他的眼睛几秒钟）。经过几个晚上之后，请等待以查看他是否在问题时间内入睡。如果是这样，您可能已帮助他重置了他的睡眠周期。

　　如果行为策略和改善的睡眠卫生不起作用，则您可能需要与孩子的儿科医生约谈，讨论其他治疗方法。使用药物治疗 ASD 儿童睡眠问题的证据有限。除非另有说明，否则需要更多的研究来确定这些药物对 ASD 儿童的有效性。可以帮助解决睡眠问题的药物包括以下几种。

- 褪黑激素：人体自然产生这种激素，有助于调节睡眠周期。大量研究表明，患有 ASD 的儿童比正常发育的同龄人的褪黑激素含量低。睡前一个小时补充褪黑激素可以帮助建立正常的睡眠 - 觉醒周期，并帮助您的孩子入睡。褪黑激素通常作用时间不长，因此主要用于难以入睡的儿童。对于那些有晚上醒来问题的人来说效果不佳，尽管使用长效形式的褪黑激素可能有助于保持睡眠状态。副作用不常见，但可能包括噩梦。几项高质量的研究表明，褪黑激素可以有效地帮助患有 ASD 和睡眠障碍的儿童更快入睡，并具有更长的总睡眠时间。褪黑激素可以在柜台买到，还有一种类似的处方药叫做雷美替胺。它是褪黑激素受体激动剂，意味着它可以模仿褪黑激素的作用。在 ASD 患儿中使用雷美替胺的研究比使用褪黑激素的研究要少。

- 可乐定：可乐定属于一类称为中枢性 α_2 肾上腺素能受体激动剂的药物，用于治疗高血压。它可能有助于减少多动、冲动性、攻击性和抽动，同时改善 ASD 儿童的注意力。如果您的孩子被开了可乐定处方药，儿科医生将监测他的血压。主要利用其产生睡意的副作用。因此，它可能在晚上作为助眠剂。

- 胍法辛：胍法辛就像可乐定一样，也被设计成可以治疗高血压。它与可乐定具有相同的用途（减少过度活跃和冲动），但镇静作用不如可乐定。因此，它可能不像可乐定那样普遍用于睡眠。

- 苯海拉明：苯海拉明是一种具有镇静作用的抗组胺药。尽管苯海拉明常用于睡眠问题，但尚未作为睡眠药物得到充分研究。虽然对于短期失眠可能是安全有效的，但它可能导致口干、第二天睡意和反弹性失眠（当治疗结束后睡眠恶化）。在某些儿童中，它会引起多动和兴奋，而不是使人困倦。

- 羟嗪：羟嗪是一种较老的抗组胺药，也具有镇静作用。与苯海拉明不同，羟嗪需要处方。它会引起与苯海拉明相同的副作用。虽然苯海拉明和羟嗪都具有镇静作用，对睡眠有帮助，但它们都没有作为儿童的睡眠助剂进行过专门研究。

- 米氮平：这是一种在成人中用作抗抑郁药的药物。它会影响神经递质（大脑中的化学信号）血清素。由于米氮平可诱发睡眠，因此经常为患有睡眠障碍的儿童开处方；还没有专门研究将其用为 ASD 儿童的睡眠辅助工具。这也可能有帮助有焦虑和情绪症状。副作用包括过度镇静、口干、体重增加和便秘。

- 曲唑酮：曲唑酮还用于治疗成人抑郁症，并影响 5- 羟色胺。由于其镇静作用，它已被低剂量用于诱导儿童睡眠。镇静过度、口干、恶心和视力模糊可能是副作用。在男孩和成年男性中，一种被称为阴茎异常勃起——疼痛且持续的勃起——的不良反应很少被报道。尽管偶尔使用它来解决睡眠问题，但尚无关于使用曲唑酮治疗 ASD 儿童睡眠问题的研究。

良好的睡眠要点

有时，要克服孩子的睡眠困难，只需做好睡眠卫生或支持健康睡眠的习惯即可。以下是您需要做的。

- 即使在周末，也要让您的孩子按时上床睡觉和起床。
- 在入睡前的一个小时左右的时间内制订放松计划。
- 确保您孩子的卧室有利于睡眠，这意味着房间安静、凉爽和黑暗，没有电视、计算机或其他电子设备。
- 请勿在就寝时间让孩子玩耍或使用就寝时间作为惩罚。
- 单独教您的孩子在自己的床上入睡。
- 教导孩子自己入睡，这样如果孩子在半夜醒来，将有助于她入睡。

请记住：即使您通过给孩子服用药物来解决他的睡眠问题，使用行为干预措施也可以帮助孩子进入良好的睡眠状态，这一点仍然很重要。

治疗相关精神疾病

患有孤独症的儿童通常会开一些精神药物，这些药物会影响大脑的化学反应，从而改善行为功能。患有 ASD 的儿童容易受到行为问题的困扰，这些行为问题可能符合精神疾病的标准。有时很难将孤独症的症状与其他精神疾病的症状分开。例如，患有 ASD 的孩子在日常生活发生意外改变时可能会变得焦虑，但不会被贴上广泛性焦虑障碍的标签。重要的一点是，当焦虑、多动或攻击等症状严重干扰日常功能时，如果身体状况不佳，无法对行为疗法做出充分反应，可以考虑使用精神药物。

在 ASD 儿童中常见的精神疾病是以下几种。

- 广泛性焦虑症：广泛性焦虑症是对日常事务的过度和无法控制的担忧。令人担忧与实际事件不成比例，并且会干扰日常工作。

- 严重抑郁症：在美国，多达 1/8 的青少年经历了严重抑郁症，这很难在儿童中诊断，尤其是在患有孤独症的儿童中。这种疾病包括持续的悲伤、沮丧、丧失自我价值以及对日常活动失去兴趣。有些孩子看起来一点也不难过，但可能会表现为异常行为和陷入困境。患有 ASD 的儿童可能以典型的方式表现出抑郁，而其他人则可能变得更易怒、出现睡眠问题、无法解释的哭泣事件或对他们过去喜欢的活动没有兴趣。

- 双相情感障碍：双相情感障碍以前称为躁狂抑郁症，会导致极端的情绪波动，在欣快的高潮和绝望的低潮之间交替。在儿童中，双相情感障碍可能被视为躁动和爆炸行为。在躁狂发作期间，患有 ASD 的儿童可能变得更加活跃、发声更大、易怒或好斗，并且他们的睡眠需求可能减少。

- 破坏性情绪失调障碍（disruptive mood dysregulation disorder, DMDD）：这是儿童心理健康领域相对较新的诊断。患有 DMDD 的儿童严重且频繁地发脾气，这影响了他们在家里、学校或与朋友相处的能力。有些孩子以前会被诊断为双相情感障碍，即使他们通常没有所有的症状。研究还表明，患有双相情感障碍的儿童通常不会在成年后继续患双相情感障碍,他们更有可能出现抑郁或焦虑的问题。

- 强迫症(obsessive-compulsive disorder, OCD):强迫症的人会因重复某些礼节和行为而变得精疲力尽,并且可能会沉迷于某些想法。
- 注意缺陷多动障碍(attention-deficit/hyperactivity disorder, ADHD):这是一种儿童慢性疾病,其特征是活动过度、冲动和难以集中注意力。它发生在大约 9% 的所有儿童以及 41%~78% 的 ASD 儿童中。

精神疾病的常用药物

表 6-2 中列出的药物通常可以治疗本章中描述的许多疾病。

表 6-2　ASD 儿童的可能药物

共存条件	药物注意事项
强迫症	SSRI:氟西汀[a]、氟伏沙明、西酞普兰、艾司西酞普兰、帕罗西汀或舍曲林 抗精神病药:利培酮、阿立哌唑、奥氮平、再普乐、喹硫平(思瑞康)、齐拉西酮或鲁拉西酮 丙戊酸[a]
注意缺陷多动障碍 多动 冲动 注意力不集中	兴奋剂:哌甲酯、右旋苯丙胺、甲磺酸利地美、混合苯丙胺盐 α_2 肾上腺素能受体激动剂:可乐定[a]或胍法辛 SNRI:托莫西汀 非典型抗精神病药:利培酮[a]、阿立哌唑[a]、奥氮平[a]、喹硫平或齐拉西酮
易怒和严重破坏行为(攻击性、自我伤害、突然大喊大叫、发脾气或崩溃/发怒)	抗精神病药:利培酮、阿立哌唑、奥氮平、再普乐、喹硫平(思瑞康)、齐拉西酮或鲁拉西酮 α_2 肾上腺素能受体激动剂:可乐定[a]或胍法辛 抗惊厥情绪稳定剂:丙戊酸、托吡酯、卡马西平、加巴喷丁、拉莫三嗪或奥卡西平 SSRI:氟西汀[a]、氟伏沙明、西酞普兰、艾司西酞普兰、帕罗西汀或舍曲林 β 肾上腺素能受体阻断剂:普萘洛尔、纳多洛尔、美托洛尔或吲哚洛尔

续表

共存条件	药物注意事项
睡眠障碍	褪黑激素受体激动剂：褪黑激素或雷美替胺 [a] 抗组胺药：苯海拉明或羟嗪 $α_2$ 肾上腺素能受体激动剂：可乐定或胍法辛 非典型抗抑郁药：米氮平或曲唑酮
焦虑	SSRI：氟西汀 [a]、氟伏沙明 [a]、西酞普兰、艾司西酞普兰、帕罗西汀或舍曲林 丁螺环酮 米氮平 苯二氮䓬类药物：氯硝西泮或劳拉西泮
抑郁	SSRI：氟西汀、氟伏沙明 [a]、西酞普兰、艾司西酞普兰、帕罗西汀或舍曲林 非典型抗抑郁药：安非他酮或米氮平
双相情感障碍	抗惊厥情绪稳定剂：卡马西平、加巴喷丁、拉莫三嗪、奥卡西平、托吡酯或丙戊酸 抗精神病药物：利培酮、阿立哌唑、奥氮平、再普乐、喹硫平（思瑞康）、齐拉西酮或鲁拉西酮 锂

缩写：SNRI，selective norepinephrine reuptake inhibitor，选择性去甲肾上腺素再摄取抑制剂；SSRI，selective serotonin reuptake inhibitor，选择性 5- 羟色胺再摄取抑制药。

[a] 至少有一项已发表的双盲、安慰剂对照试验支持在 ASD 患者中使用。

经授权改编自 Scott M. Myers, MD；Chris Plauché Johnson, MD, MEd；and the Council on Children With Disabilities. "Management of Children With Autism Spectrum Disorders," *Pediatrics*, volume 120, page 1169, copyright 2007 by the American Academy of Pediatrics。

几点注意事项

表 6-2 中列出的大多数药物尚未在 ASD 儿童中直接研究。证据水平最高的，支持在 ASD 患者中使用的药物标有 a。

选择性 5- 羟色胺再摄取抑制药

您可能听说过选择性 5- 羟色胺再摄取抑制药（SSRI），其中包括氟西汀、艾司西酞普兰和舍曲林等药物。它们可能是针对重复性行为、强迫症、焦虑症和沮丧等症状。研究表明，这些药物可能有助于解决烦躁、发脾气、侵略行为和过渡困难。SSRI 的潜在副作用包括过度激活（过度活跃、躁动和睡眠问题）、恶心、嗜睡、疲劳、腹部不适、头痛和口干。

SSRI 的研究表明，与安慰剂（一种代替药物的非活性物质）相比，服药的人自杀念头有所增加，尤其是在青少年中。但是请注意，根据美国 CDC 的统计数据，自 20 世纪 80 年代末引入 SSRI 以来，青少年的自杀率总体较低。虽然 SSRI 的安全性和益处远远超过了很少发生的副作用，但使用药物仍需密切监视孩子的反应。

兴奋剂

处方药中包括一些治疗多动、冲动和注意力不集中的儿童兴奋剂，包括哌甲酯和右旋苯丙胺。有许多可用的制剂，主要是在作用的持续时间上有所不同，但在给药方式上也有所不同（液体、可咀嚼的药丸、片剂、溶解片剂、胶囊，甚至贴在皮肤上的贴剂）。兴奋剂在没有 ASD 的 ADHD 儿童中最有效，而在患有 ASD 和 ADHD 的儿童中效果更差。兴奋剂还可能对 ASD 儿童造成更多不良副作用。潜在的副作用包括食欲缺乏、失眠、精神不振、腹部不适、心跳加快和易怒。他们还会使抽动症恶化，增加焦虑和重复行为。对潜在的严重心脏副作用的担忧仅限于成年人、先天性心脏病儿童以及有猝死家族史的儿童。

α_2 肾上腺素能受体激动剂

规定使用 α_2 肾上腺素能受体激动剂治疗高血压，但对于患有 ASD 的儿童，可将其用于控制攻击性、爆发性情绪和自残行为。同时，它们可以用于治疗多动、冲动和注意力不集中。这些药物也是减少抽动的一线药物。如本章前面所述，它们也可以用来缓解睡眠问题。此类别中的常见药物包括可乐定和胍法辛。可乐定和胍法辛的可能副作用包括嗜睡、口干、血压降低、头晕和易怒。

选择性去甲肾上腺素再摄取抑制剂

托莫西汀是另一种非刺激性药物，开处方时可减轻 ADHD 症状，例如分散注意力、活动过度和冲动，同时增加注意力。对于对刺激性药物副作用敏感的儿童，这可能是有益的。托莫西汀的常见副作用包括疲劳、头痛和胃痛。

非典型抗精神病药

非典型抗精神病药，也称为精神安定药物，是用于治疗躁郁症、精神分裂症、明显躁动以及抽动的新一代药物。与过去使用的抗精神病药相比，这种新型的抗精神病药具有较少的副作用。这些药物包括利培酮和阿立哌唑，这是截至本文撰写时，美国食品药品管理局专门批准的 2 种药物，适用于 ASD 和易怒的 6~17 岁儿童和青少年。副作用包括 2 型糖尿病、体重增加、高胆固醇、嗜睡、头痛、头晕、运动障碍（其中一些可能是永久性的）以及心脏保持节律的方式发生变化。需要定期进行血液检查，在某些情况下还需进行心电图监测。

> ### 药物基因组测试：新兴技术
>
> 测试增加药物副作用可能性的遗传变异是精密医学的新兴领域。可以鉴定某些遗传标记，这些遗传标记将指示在选择特定治疗时应避免的药物。在撰写本文时，它仍被认为是实验性的，需要进一步研究。

需要谨慎使用的药物

在 ASD 儿童中使用精神药物是管理孩子健康的重要一步。作为父母，应该确切地告诉您药物如何使您的孩子的行为受益，何时可能期望看到差异，他可能会遇到的副作用以及如果治疗无效将如何处理。您应该与孩子的儿科医生或心理健康医生合作，找出确定药物有效与否的方法。评估药物治疗可能涉及与您的孩子密切合作的老师、行为治疗师或其他治疗小组成员的交谈。同样重要的是，定期与您的孩子的医生进行跟进，以找出是否需要调整药物，以及是否可以安全地停用药物。如果您不清楚任何信息，则应坚持提出问题。

通常，药物从低剂量开始，然后逐渐增加到您对它的有效性得出结论为止。这称为试用期。在此期间，将进行频繁的随访和电话沟通，以确保安全并确保您的孩子做出适当的反应。一旦药物开始按要求使用，正在进行的监视可能会减少。如果开始用药后症状消失或明显好转，则可以合理考虑降低剂量甚至中止用药的可能性。这通常是在药物改善 6~12 个月后才考虑的，并且只有在咨询您孩子的处方医生之后才能进行。

您应该了解的药物知识

让任何孩子用药都需要保持警惕，但对于患有 ASD 的孩子尤为重要。即使是非处方药和补品也应受到严格监控。以下是您应牢记的一些准则。

- 务必完全按照处方服药。严格遵循剂量和时间要求，如果忘记及时给孩子服药，请咨询您的儿科医生或药剂师该怎么办。
- 请勿在未事先与孩子的医生讨论的情况下停止、重启、增加或减少任何药物。如果考虑停用药物，您的孩子可能需要不同的剂量或时间表。但切勿在未事先与儿科医生交谈的情况下自行进行更改。
- 将所有药品放在您孩子无法触及的地方，并存放在儿童安全瓶中。每当他服药时都要监督他。如果您怀疑孩子吃了太多药，请致电孩子的儿科医生、医院急诊科或药物中毒帮助专线。
- 务必将您孩子的其他药物告诉儿科医生，在开始服用新药之前服用。您还应该告知医生任何维生素、草药或饮食补充剂。一次服用不止一种药物可能会比单独使用任何一种药物引起更多的副作用，也可能会降低一种药物或另一种药物的作用。
- 如果您怀疑您的孩子正在服用街头毒品或酒精，请提醒您孩子的医生。如果您怀疑孩子怀孕，也应该告诉医生。

- 您孩子的所有药物都应使用一家药房。某些药物可能会相互影响，并引起轻度到致命的反应。如果您的孩子有不止一名医生为其开药，则每位医生可能都不知道您的孩子正在服用其他药物。药房的药剂师可以审查您孩子服用的所有药物。
- 正确存放药物。询问药剂师应该在哪里保存药物。一些药丸会受到浴室湿度的影响，而其他液体药物则需要冷藏。
- 掌握药物用量。如果是液体形式，请索取注射器或滴管。不要使用餐具。

　　对于患有 ASD 的儿童，一些父母可能更喜欢其他类型的干预措施。下一章将介绍这些治疗方法，这些治疗方法通常被称为整合、补充、替代医学。

（张建昭　译）

第7章

整合、补充和替代医学的作用

当我的儿子被确诊为孤独症时，也就宣告我的儿子患有终身疾病，像其他父母一样我们准备尽一切可能帮助他。除了强化行为疗法外，我们还对营养补充剂进行了大量研究。虽然相关研究表明营养补充剂是安全的，但目前只有有限的证据表明营养补充剂可以减轻孤独症的症状。尽管如此，我们还是尝试了各种营养补充剂。一段时间后，我们意识到营养补充剂并没有改善他的行为，因此我们不再使用营养补充剂。

——Paul Carbone，MD，FAAP

对于有特殊医疗保健需求孩子来说，采用整合、补充和替代医学（integrative，complementary，and alternative medicine，ICAM）的有很多。实际上，研究表明，28%~74% 的 ASD 儿童接受了 ICAM 治疗。

父母选择 ICAM 治疗的原因有很多。有些是因为父母担心孩子服用常规药物带来副作用，有些是因为孩子使用传统药物治疗收效甚微，有些人则因为负担不起行为疗法或没有获取行为治疗的便捷途径。许多人认为，ICAM 更自然，更易于使用，而且侵入性较小。一些人自己从 ICAM 中受益，并希望给他们的孩子同样的受益机会。对于多数人而言，ICAM 治疗更容易获得。

在本章中，我们将介绍一些常用于 ASD 儿童的 ICAM 治疗方法。那些经常在网上进行搜索相关信息的父母都可以告诉您哪些网站有 ASD 替代疗法，但是大部分效果未经证实。本章的目的是帮助您了解这些治疗方法,应该如何选择合适的疗法使 ASD 儿童受益。我们也帮您评估这些治疗的安全性,并评估是否值得尝试。

什么是整合、补充和替代医学

整合、补充和替代医学涵盖了许多不同的疗法。要理解它们,可以先进行术语的解析。常规医学(也称西医),是医生开具的处方药物治疗方法,也被称为"主流医学",是美国医疗保健系统中使用最广泛的医疗形式。

补充性疗法是与常规药物联合治疗的一种方法。例如,除止痛药物外,还可使用按摩、引导性图像和针灸等方法来减轻疼痛。

替代医学是代替传统药物的一种治疗方法。例如,一些青少年使用草药而非抗抑郁药来治疗抑郁症。

整合医学是补充疗法和传统疗法的结合。医学实践再次肯定了医生和患者之间关系的重要性。有证据表明,将所有适当的治疗方法与医疗保健、专科治疗等整合能使 ASD 实现最佳康复治疗效果。

综合医学、补充医学、替代医学或 ICAM 一起代表了不同的卫生保健系统、实践和产品组合,它们基于与常规医学不同的理念和技术。从事整合医学治疗的医疗保健专业人员同时也会使用常规和补充疗法的组合来治疗其患者。

在治疗疾病方面,常规医学主要依赖于生物医学,这是基于循证医学的证据。大多数治疗是基于临床研究的,尤其是一种称为随机对照临床试验(randomized, controlled clinical trial, RCT)的模型。RCT 旨在证明既定治疗的有效性。在 RCT 中,某些受试者接受了治疗,而其他受试者则没有,但是研究人员直到试验完成后才知道谁接受了治疗,谁没有接受治疗。在试验结束时,将接受治疗的人与未接受治疗的人的结果进行比较。这种类型的试验使研究人员可以最大限度地减少主观"偏见"对治疗结果的影响。这类研究的结果通常会在同行评审的学术期刊上发表。这意味着他们已经由医学专家小组(尤其是同行)进行了详细审查。同行评审过程旨在维护专业、伦理和科学标准,并使研究可信度提高。另外,同行评审确定学术研究是否适合在同行评审期刊或其他出版物中发表。

有关整合医学的更多信息

整合医学主要是基于关系的维护。整合医学重申了从业者与患者之间关系的重要性,强调了健康和治愈的内在动力,并着重于整个人,使用所有适当的疗法来实现患者的健康和康复目标。它结合了主流疗法和补充疗法,在这些疗法中,有一些关于安全性和有效性的高质量科学证据,可以在患者的家庭和社区范围内促进整个人的健康。

许多替代疗法尚未经严格的审查。相反,对这些疗法的支持通常是道听途说,这意味着它是基于偶然的观察,或者是关于一个人或一种情况的叙述。这些证据远不如 RCT 可靠。所有的案例或传闻都没有代表性,而且传闻数据很难被证实是对情况的准确描述。有时,个人的反应也不能适用于所有人。在大多数情况下,无法使用科学方法来研究这些传闻的数据。科学的方法是通过仔细的书面观察和收集可测量的数据,并通过精心设计的实验来回答问题。而传闻的数据可以帮助推广产品或想法的证明。

替代疗法没有接受 RCT 并不意味着它没有用,只是未经科学证明。在这种情况下,患者对治疗的信念(来自执业医师给予的信念)可以产生积极的效果。

对于任何考虑为 ASD 患儿进行 ICAM 治疗的父母,最重要的事情就是了解相关常识并接受教育。了解治疗的潜在益处及所涉及的风险。您的儿科医生可以在此过程中为您提供帮助,并且您可以和医生共同决定是否继续进行治疗。了解开始和维持治疗所需的资源也很重要,有些疗法可能非常昂贵。对于父母来说,重要的是调查是否该 ICAM 疗法有循证依据。您通常可以在大学或国家认可的网站,例如美国国立卫生研究院网站上找到这些研究。美国国立卫生研究院的国家补充与综合健康中心是 ICAM 治疗 ASD 的良好信息来源。

无麸质 / 无酪蛋白饮食

早在 20 世纪 60 年代，一位名叫 F. Curtis Dohan 的医生就推测患有乳糜泻的人更容易患有精神分裂症。乳糜泻是一种自身免疫性疾病，会导致人体无法耐受麸质，麸质是一种天然存在于小麦、黑麦、大麦，还有燕麦中的蛋白质，与其他谷物在同一处被消化加工。后来的研究没有证实在精神分裂症患者的饮食中减少小麦的摄入可以显著减轻他们的症状。Dohan 的著作标志着饮食与神经障碍性疾病相关性的开始。

早在 20 世纪 70 年代，就有学者研究麸质和酪蛋白与孤独症之间的联系。该理论（尚未得到证实）指出 ASD 儿童无法分解麸质和酪蛋白中的饮食蛋白，从而导致类阿片样肽（短链）的形成。根据该理论，ASD 儿童也被认为有"肠漏"。肠漏的形成使阿片样肽物质很容易通过胃肠道黏膜，进入血液到达大脑，引起类 ASD 神经行为症状。通过从孩子的饮食中剔除含有麸质和酪蛋白的食物 [被称为无麸质 / 无酪蛋白（GFCF）饮食]，可以减轻 ASD 的症状。

一些父母说，GFCF 饮食减轻了孩子的症状。然而，目前还没有研究支持 GFCF 饮食和肠漏理论。对 ASD 儿童进行 GFCF 饮食的几项研究表明，从儿童饮食中去除麸质和酪蛋白不会改善社交技能或沟通能力，也无助于睡眠时间和活动水平改善。即便如此，一些有严重胃肠问题的 ASD 患儿仍可从 GFCF 饮食中获益，尤其是患有麸质敏感性自身免疫性疾病的 ASD 儿童。

尽管如此，许多父母还是尝试从孩子的饮食中去除麸质和酪蛋白。事实上，GFCF 饮食是 ASD 儿童最受欢迎的 ICAM 干预措施。通常认为它是安全的，并且一些父母报告说，GFCF 饮食确实改善了孩子的行为。但是很难证实这些行为的改变与 GFCF 饮食直接相关，还是因为孩子同时接受行为干预的结果。

有些孩子可能有乳糖不耐受，他们不能耐受牛奶中的糖分，食用牛奶会引起胃肠道不适，因孩子无法准确描述这种感受，而外在表现为烦躁不安等异常行为。有些人有乳糜泻,这也可能导致外在的行为障碍。从 ASD 儿童的饮食中除去乳糖和麸质,其行为可得到改善。其他家庭报告说,消除了乳制品和麸质淀粉后,他们孩子的整体饮食状况有所改善。

决定是否尝试

尽管现有的科学证据不支持 GFCF 饮食,但很多父母仍然想尝试种干预措施。毕竟是可控可行、相对安全的。但是,在实施这些干预措施前,请征求您的儿科医生的意见。您可能还想与营养师谈谈,因为 GFCF 饮食可能使您的孩子有营养不良的风险。

例如,从孩子的饮食中去除所有奶制品会减少钙和维生素 D 的摄入,而钙和维生素 D 是坚固骨骼所必需的关键营养素。有证据表明,维生素 D 也可能在神经系统健康和免疫系统中发挥作用,并预防感染、癌症和糖尿病。此外,您的孩子可能需要额外的蛋白质营养补充剂,因为乳制品通常是孩子饮食中主要的蛋白质来源。

从孩子的饮食中剔除麸质也会有营养不足的风险。从孩子的饮食中去除像小麦、大麦、黑麦和燕麦这样的谷物,就会减少重要的营养物质,如维生素 B、铁和纤维的摄入。采用 GFCF 饮食的儿童可以从维生素和矿物质补充剂中获益,以弥补他们日常饮食中缺少的营养素。实施这种饮食也很困难,因为麸质并不总是容易被检测到,而且阅读标签也很有挑战性。虽然某些来源,如面包、面食和谷类食品中很容易被检测,但其他来源,如熟食肉、色拉调料和肉汤等很难被检测到。如果您的孩子已经很挑食,说服他采用这种新的进食方式也将是一个挑战。对于采用 GFCF 饮食的儿童来说,食物制备可能会更耗时,而且饮食成本可能会比传统儿童饮食高。

GFCF 饮食无疑是 ASD 儿童中最受欢迎的饮食。您也可能听说过其他限制某些食物或营养的饮食法。在让您的孩子进行任何类型的饮食之前,请征求您的儿科医生的意见。您需要确保您的孩子得到所有对他的生长发育重要的营养素。

关键营养素的替代来源

如果您决定让孩子进行无麸质 / 无酪蛋白的饮食,那么一定要注意某些饮食中的某些营养素,例如维生素 D、钙、铁、蛋白质和纤维,这可能是该饮食计划中所缺少的。下表提供了获取这些重要营养素的其他选项。

营养需求	替代来源
维生素 D	强化米、大豆和杏仁奶;鱼肝油;豆腐和鸡蛋;短期暴露在阳光下;补剂
钙	强化米、大豆和杏仁奶;强化橙汁;豆类、西蓝花、菠菜、羽衣甘蓝、豆腐;补剂
铁	红肉、猪肉、鸡肉(主要是深色肉)、贝类、蛋黄、菠菜、大豆坚果、梅子和葡萄干;补品
蛋白质	鸡蛋、坚果和种子、瘦肉、豆类和花生酱
纤维	豆类、水果、蔬菜、坚果和种子;补品

膳食补充剂

近年来,服用营养补充剂的儿童和成人的数量增加。复合维生素是最常见的 ICAM 治疗的补充剂——多达 41% 的儿童每天服用复合维生素。在青少年中,多达 75% 的人服用中草药和其他膳食补充剂。ASD 儿童的父母对这些治疗方法感兴趣也就不足为奇了。

维生素 B_6 和镁

维生素 B_6,或叫吡哆醇,帮助身体制造 5- 羟色胺和去甲肾上腺素,这是大脑中两种重要的化学信使。维生素 B_6 还有助于产生代谢蛋白质和红细胞的酶。缺乏维生素 B_6 的儿童有患某些皮肤病、出现神经问题、易怒和抑郁的风险。

镁是人体中 300 多种生化反应所必需的矿物质。它是维持大脑和肌肉功能、新陈代谢以及骨骼和免疫健康所必需的。镁有助于将氨基酸 5- 羟色氨酸转化为血清素,血清素是一种调节情绪、抑制抑郁和焦虑的化学信使。

早在 20 世纪 60 年代,一些专家就提出,某些类型的精神疾病与身体的生化问题有关,使用维生素可以解决这些问题。有人认为 ASD 儿童无法将维生素 B_6 转化为产生多巴胺所需的化合物,而多巴胺是大脑中调节运动和行为的化学信使。许多 ASD 儿童也被认为缺乏镁元素,尽管两者之间没有直接联系。

给 ASD 儿童服用维生素 B_6 和镁合剂是常见的 ICAM 治疗方法,但主要是基于观察结果,而非科学依据。一些使用低剂量的相关研究显示没有益处。其他使用高剂量的研究表明,ASD 儿童在语言或注意力方面可能会有一些改善,但这项研究的设计不是很好。

在尝试这种治疗之前,请务必征求您的儿科医生的意见。这种治疗可能具有潜在的副作用,包括维生素 B_6 过多导致周围神经病变(神经损伤,可能导致麻木、疼痛和灼热感),高剂量镁则导致腹泻和心律不齐(异常心律)。

ω-3 脂肪酸

ω-3 脂肪酸,尤其是二十二碳六烯酸和二十碳五烯酸,对大脑的健康发育和脑细胞之间的正常交流至关重要。它们自然存在于富含脂肪的鱼类和某些植物性食物中。近年来,这些健康脂肪因其在预防心脏病和抑郁症方面的作用而被广泛吹捧。一些研究表明,这些必需脂肪酸可能有助于改善注意缺陷多动障碍(ADHD)儿童的注意力。也有人认为,它们对 ASD 儿童有益,但机制不清。

小规模的研究表明,高剂量的 ω-3 脂肪酸可减少 ASD 儿童的刻板行为,如踱步或摇晃、重复的兴趣、易怒和多动行为等。然而证据却很少。有必要进行大规模的研究,以更好地了解 ω-3 脂肪酸对 ASD 儿童的可能益处。

如果要给孩子补充 ω-3 脂肪酸补充剂,请务必征求您的儿科医生的意见。还要记住,这些脂肪酸可能会导致肠胃问题,如腹泻、腹胀和腹痛。在开始治疗前一定要确定目标行为,并跟踪这些行为在治疗期间是如何改变的,这样您就能知道补充剂是否有作用(药物流程图样本见附录 D)。

益生菌

肠道内含有丰富的细菌,这些细菌对我们的消化系统、免疫系统和神经系统的健康运作起着重要作用,其中包括益生菌,也就是寄生在我们肠道内的无毒细菌或有益酵母,它们存在于某些发酵食品中,如酸奶、豆豉等食物中。益生菌也可以以液体、粉末或胶囊的形式进行补充,其中最受欢迎的是乳酸菌、双歧杆菌和酵母菌。

研究表明,25% 的 ASD 儿童服用益生菌。服用益生菌可能对 ASD 的核心症状改善不明显,但可改善胃肠道症状和过敏问题,如腹泻、便秘、肠易激综合征、湿疹或某些过敏症状。

最近一项对使用益生菌的研究表明,益生菌可以帮助缩短病毒性腹泻的病程,预防或减轻抗生素相关腹泻的严重程度。在某些早产儿的研究中,益生菌可以预防严重的胃肠道并发症,如坏死性小肠结肠炎,但仍需要大规模的研究证实。在益生菌被推荐用于治疗肠易激综合征、克罗恩病、肠绞痛和便秘等疾病以及预防儿童常见感染和过敏之前,还需要进行更多的研究。

益生菌通常被认为是安全的,但在极少数情况下,对于严重虚弱或免疫功能低下的儿童来说,益生菌可能是不安全的。

多种维生素

如前所述,多种维生素是最常见的 ICAM 治疗方法。维生素是人体中许多重要功能所需要的少量化学物质。许多疾病导致某种维生素的摄入不足,在这种情况下,使用维生素补充剂可以是有益的。对于 ASD 儿童,有人建议需要补充高剂量的维生素。但是,目前尚无高质量的科学研究表明,大剂量(超过推荐量)维生素治疗对 ASD 儿童有益。如果您怀疑您的孩子可能缺乏某些维生素或矿物质,请征求儿科医生的意见。各种研究表明,ASD 儿童可能由于饮食限制或极度挑食而有营养不足的风险。

通常,建议量的维生素是安全的。问题在于,有时儿童会摄入过量的维生素,引起毒性反应。如果您决定给孩子服用多种维生素及其补充剂,那么一定要阅读药物说明书,不要给孩子服用过多的任何一种维生素,特别是脂溶性维生素 A、维生素 D、维生素 E 和维生素 K。了解在健康的孩子中每种维生素的最高摄入量,并确保您的孩子每日摄入量不超过这些水平(表 7-1)。

表 7-1　建议最高摄入量

维生素	年龄	每日推荐摄入量	每日容许摄入量上限
维生素 A	0~6 个月婴儿	400μg/1 320IU	600μg/1 980IU
	7~12 个月婴儿	500μg/1 650IU	600μg/1 980IU
	1~3 岁儿童	300μg/990IU	600μg/1 980IU
	4~8 岁儿童	400μg/1 320IU	900μg/2 970IU
	9~13 岁的儿童和青少年	600μg/1 980IU	1 700μg/5 610IU
	14~18 岁的女孩	700μg/2 310IU	2 800μg/9 240IU
	14~18 岁的男孩	900μg/2 970IU	2 800μg/9 240IU
维生素 D	0~6 个月婴儿	10μg/400IU	25μg/1 000IU
	7~12 个月婴儿	10μg/400IU	37.5μg/1 500IU
	1~3 岁儿童	15μg/600IU	62.5μg/2 500IU
	4~8 岁儿童	15μg/600IU	75μg/3 000IU
	9~18 岁的儿童和青少年	15μg/600IU	100μg/4 000IU
维生素 E	0~6 个月婴儿	4mg/9.3μmol	无法确定
	7~12 个月婴儿	5mg/11.6μmol	无法确定
	1~3 岁儿童	6mg/13.9μmol	200mg/464μmol
	4~8 岁儿童	7mg/16.3μmol	300mg/696μmol
	9~13 岁的儿童和青少年	11mg/25.6μmol	600mg/1 392μmol
	14~18 岁的青少年	15mg/34.9μmol	800mg/1 856μmol

源自 American Academy of Pediatrics Committee on Nutrition. Kleinman RE, Greer FR, eds. *Pediatric Nutrition*. 7th ed. Elk Grove Village, IL: American Academy of Pediatrics; 2013.

某些维生素在高水平时可能很危险。表中是专家建议的每日最高摄入量。

维生素 C

维生素 C 是负责愈合、免疫功能和铁吸收的水溶性维生素。它在产生神经递质（大脑中的化学信号）、去甲肾上腺素和血清素，以及另一种化学信使多巴胺的分解中起关键作用。这些神经递质在调节情绪、注意力、协调和管理压力方面起着重要作用。

一项小规模研究表明，ASD 儿童服用维生素 C 可减少刻板行为，但尚无设计完善的研究针对 ASD 儿童中的维生素 C 补充剂的作用。维生素 C 很少被单独用于 ASD 的治疗，但它可能是补充剂养生法的一部分，尤其是在人们担心维生素 C 缺乏的情况下。这是一种相对安全的补充剂，但高剂量可能会导致肾结石、腹泻等胃肠道问题。

褪黑激素

许多 ASD 儿童有睡眠障碍。对于那些难以入睡的人，褪黑激素可能是一个不错的选择。褪黑激素是大脑中的松果体分泌的一种激素，有助于调节人体的觉醒周期。有研究表明，ASD 儿童褪黑激素水平较低。

研究人员通过随机对照试验发现，褪黑激素既安全有效，又可减少睡眠障碍儿童的入睡时间，延长睡眠时间（通常不使用这种方法来使孩子入睡）。更好的睡眠可减少日间不良行为，减轻家庭负担。褪黑激素的副作用包括噩梦和频繁夜醒。如果您的孩子难以入睡，儿科医生可以帮助您判断褪黑激素是否有帮助。

父母的故事：Ronny

"就寝时间对我们来说一直是一场斗争。我们 4 岁的儿子 C.J. 每晚睡前会连续尖叫 2 小时。所以我和我的伴侣分别抚养一个孩子。等到他大声尖叫和哭泣结束时，带着 C.J. 的一方才能睡着。有一次，他爬了出来，竟然爬进了他哥哥的儿童床。

"我们的医生建议使用褪黑激素。每天晚上，他都会喝一杯溶解有褪黑激素的牛奶，刷牙、读书后，他会说：'爸爸，该睡觉了。'褪黑激素是我们的救命稻草。"

大麻二酚

从这本书的第一版开始,医用大麻和大麻衍生的医疗产品的使用变得越来越受欢迎,因为其在包括 ASD 在内的很多疾病中获批准使用。尽管缺乏随机对照试验,但截至本文撰写之时,美国已有 4 个州将 ASD 列入使用医用大麻的范围,另有一些州允许在治疗慢性衰竭性疾病时使用大麻。目前,以色列和美国正在进行 RCT,测试各种大麻衍生产物,包括大麻二酚(cannabidiol,CBD)和大麻素。大麻的这两种成分彼此密切相关,不会使人兴奋。美国 FDA 顾问小组最近建议批准 Epidiolex,这是一种 CBD 制剂,用于治疗严重的儿童癫痫综合征,包括 Lennox-Gastaut 综合征和 Dravet 综合征(婴儿严重肌阵挛癫痫)。然而,在根据美国 FDA 的指导方针进行适当的测试并获得美国 FDA 批准,允许其被用于 ASD 儿童之前,使用大麻副产品治疗 ASD 被认为是实验性的,迄今为止没有得到研究的支持。

对氧化应激的补充物

一些研究人员认为,氧化应激反应后我们身体产生的毒性产物如若不能及时排出,则会造成 ASD 儿童神经(神经细胞)问题。一定的补充物质被认为可以帮助排除体内的氧化应激产物并增强抵抗力。这些补充物包括如下几种。

- 二甲基甘氨酸:二甲基甘氨酸是甘氨酸的产物。它存在于一些食物中,如豆类和肝脏,可以作为补充剂。一些早期的报告表明,二甲基甘氨酸可能改善孤独症患者的语言和行为,但还需要更多的研究。这种补充物质通常被认为是安全的,但可能会引起多动等副作用。
- 甲钴胺:也称为甲基 B_{12},与某些抗氧化剂(如谷胱甘肽)的正常功能以及体内一种称为甲基化的化学过程有关。有些人认为孤独症是错误的甲基化的结果,而甲基化的异常导致了 ASD 致病基因的表达。甲基化对消除机体氧化应激也很重要。目前尚没有甲钴胺对 ASD 儿童治疗效果的对照研究。
- 叶酸、亚叶酸和叶酸盐:叶酸是一种水溶性的维生素 B,其预防胎儿神经管缺陷的作用众所周知。叶酸有时与甲基 B_{12} 共同作用增加体内谷胱甘肽的水平。它们还被认为增加了 S- 腺苷同型半胱氨酸（SAM-e）的水平，S- 腺苷同型半胱氨酸对大脑中几种重要的化学信使的产生、激活和分解非常重要。关于叶酸或叶酸补充剂（无论是否包含甲基 B_{12}）对 ASD 儿童行为的影响，还没有经过精心设计的研究。

氨基酸

氨基酸在大脑中起着至关重要的作用。事实上，许多神经递质本身就是氨基酸或由氨基酸衍生而来。毫不奇怪，氨基酸对心理健康和幸福感起到重要的作用。

肌肽（carnosine）和肉碱曾被用于治疗儿童 ASD。肌肽具有抗氧化特性，被认为有益于大脑健康。肉碱主要存在于肌肉中，负责细胞能量的产生。没有足够的高质量研究表明肌肽或肉碱对孤独症儿童有帮助。因此，虽然这两种氨基酸通常被认为是安全的，耐受性良好，但很少有科学研究表明它们对 ASD 儿童有任何疗效。

抗感染治疗

多年来，关于孤独症成因的理论层出不穷。免疫系统减弱导致个体易受病毒、细菌和真菌侵害的被认为是孤独症的一个可能原因。虽然 ASD 患儿的免疫系统可能受到影响，但是没有强有力的科学证据支持免疫系统问题会导致孤独症。

静脉注射免疫球蛋白

近年来的研究表明，ASD 儿童与他们的同龄人相比有着不同的免疫系统。例如，有研究发现一些调节身体重要免疫功能的细胞因子水平不同。因此，一些人认为改变免疫系统可能会改善 ASD 的症状，并尝试给他们的孩子口服或静脉注射免疫球蛋白（IVIG）治疗。静脉注射的免疫球蛋白来自人的血浆，用于治疗源于自身免疫问题的神经系统疾病,如重症肌无力和吉兰 - 巴雷综合征。遗憾的是,研究普遍表明,IVIG 并不能帮助减少或消除 ASD 症状。这种治疗也很昂贵,可能会导致严重的副作用,包括受污染血液制品的感染(如病毒性肝炎或 HIV)、脑膜炎、过敏性休克、肾衰竭、少尿、体重突然增加、腿或脚踝肿胀或呼吸急促。

抗病毒药物

　　虽然还没有特定的病毒被确定为孤独症的病因,但一些人相信抗病毒药物会对 ASD 儿童有所帮助。他们认为孤独症是中枢神经系统慢性病毒感染的结果。根本没有临床试验表明抗病毒药物有助于减轻或消除症状。事实上,过度使用这些制剂可能是危险的,并有抑制骨髓功能的风险,骨骼中的骨髓产生白细胞、红细胞和血小板等。其他副作用还有恶心、头晕、头痛、腹痛和抑郁。

抗生素

　　回顾过去,许多父母回忆起他们的孩子在被诊断为 ASD 之前有过几次耳部感染。这些感染通常用抗生素治疗,有些人认为这些抗生素可能改变了肠道菌群,从而会促进有害神经系统的细菌的生长,从而导致孤独症的发生。

　　某些抗生素可以清除肠道内可能存在的有毒细菌,但目前还没有研究表明抗生素有助于减轻 ASD 症状。不鼓励长时间使用抗生素,因为它会导致抗生素耐药性,并可能导致结肠炎,有时是严重的结肠炎症。

抗真菌治疗

　　虽然没有证据支持这一理论,但一些人认为,肠道内某种酵母菌——念珠菌的过度生长可能在 ASD 的形成过程中起到一定的作用。他们认为过量的酵母反过来会导致我们所知道的 ASD 症状。为抑制念珠菌过度生长,有些人给孩子服用抗真菌药物,这可能会引起有害的副作用。长期使用氟康唑(一种抗真菌的处方药)可能导致肝毒性和剥脱性皮炎(表现为皮肤瘙痒)。制霉菌素,另一种抗真菌药,可能引起腹泻。

此外,还没有临床试验来评估抗真菌治疗对减轻 ASD 症状的效果。

非生物疗法

有些非生物疗法可能会改变 ASD 行为。其中一些技术已经被用来改变大脑中的神经连接。包括以下几种方法。

听觉统合疗法

听觉统合疗法是一种干预手段,是通过让 ASD 儿童在一段时间内聆听过滤的音乐从而调整其对声音的耐受程度。它的设计目的是重新训练耳朵以一种更正常的方式处理声音,而没有任何失真。然而,这些疗程的费用可能相当昂贵,而且迄今为止相关证据并不支持它在孤独症治疗方面的使用。

感觉统合疗法

感觉统合疗法作为一种作业疗法我们在第 4 章提到过。治疗师可以把孩子放在一个特别设计的房间里,刺激她所有的感官。在一个典型治疗过程中,治疗师鼓励孩子活动并对各种感官刺激做出适当的反应。治疗是基于这样一种假设,即 ASD 儿童受到环境的过度刺激或存在刺激不足,而治疗可以提高其处理感觉输入的能力。

尽管在过去的 40 年里进行了几十项研究,但是关于感觉统合疗法的有效性的研究仍然不足以使这种流行的干预手段进入 ASD 的标准治疗领域。

行为验光法

ASD 儿童患有视力问题的概率被认为与正常发育的儿童没有区别。目前,没有足够的证据表明眼睛或视力问题会导致或加重 ASD 症状。然而,有些专业人士认为,某些视觉疗法可能有助于改善儿童的行为,尤其是那些与学习障碍、语言障碍和其他发育问题相关的行为。它基于这样一种理论,即问题行为实际上是错误的眼球运动的结果。

行为验光法(behavioral optometry)一般不建议患有 ASD 或有学习

障碍的儿童使用。事实上,在 2011 年,美国儿科学会联合美国儿童眼科和斜视协会以及美国眼科学会发表的联合技术报告表示"并没有科学证据支持视觉训练、肌肉练习、视觉追踪练习、行为 / 知觉视觉疗法、"矫正"眼镜、棱镜、有色眼镜和滤镜是治疗学习障碍的直接或间接的有效方法"。

颅骶治疗

　　颅骶治疗包括施加压力来控制大脑周围的液体。这种治疗通常由脊椎指压治疗师或运动治疗师进行。温和的压力是为了改善中枢神经系统的功能和缓解压力。然而,研究表明,仅仅接触脊椎周围的区域并不会改变脑脊液的压力。对于患有唐氏综合征的儿童,不建议采用颅骶骨疗法,因为可能存在颈骨问题,有损伤脊髓的风险。虽然按摩是一种有效的放松 ASD 儿童的方法,但是没有证据表明颅骶治疗还具有除了按摩之外的其他益处。

父母的故事：Carly

　　"我们的儿子 Asher 现在 7 岁了,他非常焦虑。对他来说,身体上的深层压力总是最能让他放松。这些天,他喜欢把头伸进我的脖子里,依偎着我。然后他要我抱着他,紧紧地抱着。

　　"不出所料,Asher 总是对各种形式的按摩反应最好,尤其是治疗性的涂擦和关节压迫。治疗性的涂擦包括用手术用的小刷子在他的胳膊和腿上有节奏地轻轻刷几下。接下来是关节压迫,我轻轻地按压他的肩关节、肘关节、膝关节和踝关节,快速数到 10。出于某种原因,当我每两个小时做一次这些事时,会让我的儿子更专注。这就好像在他的大脑中触发了某种东西,帮助他更好地利用嘴巴来发出声音。遗憾的是,6 个月后,他对其耐受了。

　　"我也曾经躺在他的背上,或者把一个瑜伽球从他的背上滚到他的脚上。我身体的重量和瑜伽球减轻了他的焦虑。但他不再喜欢那些技术了。他有时还会盖着一个厚重的毯子,这有助于减轻他的压力,虽然我认为毯子还不够重。他发现,他更喜欢在直立的姿势下受到深压。

"在他 4 岁的时候,我们确实尝试过一段时间不含麸质和酪蛋白的饮食,但这很难,因为他看到他的姐妹和父母在吃他真正想吃的食物,这让他很沮丧。另外,在这三个星期里,Asher 无精打采,也非常严肃。我那快乐的小男孩曾经精力充沛,喜欢玩耍,但突然间他不快乐了。他的老师告诉我,他不想玩,也不想参与,只想一个人坐在角落里。这是一次可怕的经历。三周后我们停止了。

"现在,我们每晚都使用褪黑激素。他临睡前服用。他最后很累,睡得很好,醒来神清气爽。这种做法效果很好。"

Carly 的故事说明了家庭是如何在照顾孩子和选择哪些对孩子有益的辅助疗法和替代疗法方面成为专家的。当您考虑各种治疗方法时,一定要和您孩子的儿科医生讨论所有的选择。

禁止使用的替代疗法

多年来,ASD 儿童的父母求助于各种疗法,希望能帮助他们的孩子。其中一些疗法已经被证明是有害的,甚至可能致命。

螯合作用

多年来,许多人相信(现在仍有人相信)ASD 是由硫柳汞引起的。硫柳汞是一种含有汞的防腐剂,以前曾用于疫苗(现在仍用于一些流感疫苗),以防止细菌和真菌的污染。这种所谓的联系在科学上已经被大量的研究和报告证明是错误的。尽管如此,这一概念还是引发了人们对一种名为螯合作用的治疗方法的兴趣,这种治疗方法使用一种能与体内重金属结合并允许它们随尿液排出的药剂。螯合剂也能与体内的其他金属结合,包括铁和钙,这些都是重要和必需的营养物质。螯合疗法被 FDA 批准用于治疗铅中毒,但未被批准用于治疗孤独症。

有几种螯合剂可以获得,有些在柜台上出售。最常见的两种是乙二胺四乙酸和 2,3- 二巯基琥珀酸。治疗可口服或静脉注射或局部应用于皮肤。

使用螯合剂是一种有潜在危险的治疗方法，所以不应该用于治疗ASD。特别是静脉使用螯合剂非常危险，曾经导致一名儿童死亡。它还没有在 ASD 患者身上进行过研究，任何关于其有效性的报告都是主观的。

高压氧治疗

高压氧治疗（hyperbaric oxygen therapy，HBOT）是将患者置于一个大的、不可移动的容器中，将空气压力提高到略高于正常大气水平，并将氧气水平提高到 100% 的治疗方法。它通常被用来治疗潜水员所谓的"减压病"，当他们过快浮出水面并在血液中形成气泡时就会发生这种病。它也被用来治疗一氧化碳中毒和烧伤。HBOT 被用来治疗孤独症，其目的是纠正 ASD 患儿大脑中理论化的异常氧代谢，消除多余的氧。

大多数研究已经表明，HBOT 在治疗孤独症方面是无效的，而且这种治疗有潜在的危险。副作用包括耳痛、可逆性近视和癫痫。由于其存在潜在的危害，缺乏有良好作用的科学证据，HBOT 不被推荐用于治疗孤独症。

促胰液素

如今基本没有人使用促胰液素来治疗孤独症了，但在 20 世纪 90 年代末，它非常受欢迎。促胰液素是一种控制消化的肠道激素。在 1998 年，一项非对照研究（没有对照组与接受治疗的受试者进行比较）仅涉及 3 名儿童的治疗表明，促胰液素可以缓解 ASD 儿童的沟通和社交技能缺陷，同时也有助于缓解胃肠道症状。然而，当超过 15 项对照研究一致表明促胰液素缺乏益处时，大家对促胰液素的兴趣很快就消失了。今天，它不再被认为是一种治疗孤独症的方法。

您孩子不需要的孤独症测试

近年来，一些家长被怂恿让他们的孩子接受检测，而这种检测在诊断 ASD 时完全不必要。这些测试包括头发分析、微量营养素水平测量（如维生素水平）、肠道通透性研究、粪便分析、尿肽水平测量和汞水平测量。这些测试是不需要的，并且相当昂贵。

身心疗法

高功能和良好的语言技能的 ASD 儿童可能受益于一些 ICAM 治疗,帮助孩子调节情绪和保持平静状态。尽管这些治疗方法还没有科学依据,但它们确实提供了一种替代精神药物的方法,而精神药物可能会产生令人不快的副作用,而且往往价格昂贵。其中有以下几种。

● 瑜伽:这个古老的心身活动起源于 5 000 多年前的印度。今天,它是一种流行的锻炼方式,使用姿势或心态来加强和调节身体,同时平静和滋养大脑。这种练习被认为可以提高注意力、纪律性和自信心,同时还可以增强灵活性、力量和协调性。瑜伽作为一种治疗注意缺陷多动障碍(ADHD)的方法已经越来越受欢迎,ASD 儿童也常合并有ADHD。瑜伽还显示出作为关节炎、背痛和失眠等许多其他疾病的治疗前景。新出现的证据是令人鼓舞的,并表明瑜伽用于 ASD 的治疗效果是值得进一步研究的。

● 神经反馈:像任何形式的生物反馈一样,神经反馈治疗(neurofeedback therapy, NFT)"反馈"患者的生理功能的信息。在 NFT 中,患者学习调节或控制大脑中的生理冲动,然后改变外部行为。关于 NFT 是否有效的研究还没有定论。据报道,对于有些 ASD 儿童,神经反馈改善了他们的行为,减轻了症状。美国国立卫生研究院(National Institutes of Health)过去十年大幅增加了对 NFT 研究的资助,包括用于 ASD 儿童的研究。然而,目前还没有明确的证据表明 NFT 可以改善 ASD 的症状。另一方面,初步研究表明 NFT 对 ADHD 患者的大脑功能可能有所改善。这可能是 ASD 儿童似乎受益于 NFT 可能有改善共存的 ADHD 症状,而不是真正的改善 ASD 的核心症状。这种疗法没有副作用,但价格昂贵。目前的科学证据并不推荐对患有孤独症的儿童使用这种方法。

● 音乐疗法:有些 ASD 患者显示出非凡的音乐天赋,所以毫不奇怪,治疗师试图用音乐来帮助 ASD 儿童在沟通和表达方面获得新技能。虽然一些小样本研究已经显示出令人鼓舞的结果,但还需要更多的研究来了解音乐疗法是否对 ASD 儿童有益。

- 按摩：照护者或治疗师应用触摸和对身体加压来减轻压力或不适，少量研究显示这样对 ASD 儿童有益。由于按摩很容易实施，几乎没有不良副作用，并可能由护理人员进行，这是一个有前途的干预措施，值得进一步研究。
- 马辅助疗法：各种与马有关的活动，包括骑乘或者不骑乘的相互作用，对 ASD 儿童的行为、社交互动和交流方面有积极的作用。目前这方面的证据被认为是初步的，还需要进一步的研究。

寻找 ICAM 治疗师

找到一位进行 ICAM 治疗的治疗师并不像以前那么困难，因为这些治疗已经变得越来越普遍。例如，许多儿科医生对综合疗法、补充疗法和替代疗法越来越了解，并能就这些疗法提供建议。事实上，美国儿科学会有超过 400 名儿科医生是整合医学分会的成员。

如果您想找一位 ICAM 治疗师，可以先和您孩子的儿科医生谈谈。您的儿科医生可以告诉您治疗是否安全，也可以帮您介绍有资质的执业医师或治疗师。不要害怕询问可能的治疗师有关证书、教育和经验的问题。询问治疗师是否有治疗儿童，尤其是 ASD 儿童的经验。了解医生治疗过多少儿童，现在多久治疗一次。确保收集有关办公时间、成本和保险范围的信息。

另外，核查您所在地区对不同类型的 ICAM 的许可要求。例如，一些州要求获得针灸执业许可，而另一些州则不要求。在不需要针灸师执业许可证的州，您要确定您的针灸师是否有全国性的专业机构认证。实际上，检查任何从业者（如作业治疗师）是否在特定的 ICAM 治疗（如感觉统合疗法）中有专业的认证是非常有用的。

如果您决定接受 ICAM 治疗，一定要让您孩子的儿科医生知道。告诉医生您给孩子服用的任何维生素、补充剂或草药。这些信息至关重要，因为将这些产品与处方药物结合使用有时会产生危险的副作用。另外，在没有和医生商量之前不要停止服用任何处方药。

ICAM 是否在保险范围内

接受 ICAM 治疗可能是昂贵的，特别是当治疗不包括在您的健康保险计划之中时。有些保险公司现在为这些治疗买单，但是保险范围取决于您的保险计划。其他的治疗方法可以由校区管理和提供。在有些州，家庭可以从残疾机构获得财政援助。另一方面，有些治疗可能永远不会被覆盖，这意味着您必须自掏腰包支付整个治疗费用。在寻求 ICAM 治疗之前，请与您的保险公司确认是否投保。询问从业人员他们收费多少，并详细说明将做什么。

ICAM 总结

ASD 患儿的父母为他们的孩子探索整合、补充和替代疗法是很常见的。其中一些疗法可能会带来一些益处，然而，有些方法则可能不会。关于这些补充疗法的研究很少，而且很多证据是主观的。仅仅因为没有科学证据的支持并不能说明它没有作用，而只是意味着科学家们还没有经过严格的科学研究。许多曾被认为是补充疗法的治疗，现在已成为主流。如前所述，您能做的最重要的事情是接受教育和运用常识，了解这些治疗的潜在效果以及如何评估它们的效果。

底线是如果您决定为孩子寻找 ICAM 治疗，那就开始研究吧。首先问问孩子的儿科医生她知道些什么，她是否能帮助您了解潜在的益处和风险。在一些著名的网站上阅读关于治疗的文章，比如国立卫生研究院国家补充与整合健康中心、整合医学与健康学术联盟，以及孤独症治疗科学协会的网站（请参阅附录 A）。找出治疗的益处、风险和潜在的副作用。如果您决定对孩子使用 ICAM 治疗，请告知您孩子的儿科医生和其他卫生保健人员。您将在第 8 章中学习到，坦诚真实地照顾您的孩子是确保她健康和安全的最好办法。

好得令人难以置信的疗法

　　许多整合、补充和替代疗法缺乏科学证据支持其对 ASD 的治疗作用，以及许多与 ASD 相关的健康状况。知道如何辨别错误的说法对于避免被没有证据支持的治疗方法过度说服是很重要的。以下是 6 种需要避免的陈述。

- 那些理论基础过于简单的方法。您孩子的儿科医生可以帮助查找治疗所依据的科学理论。
- 声称一种疗法可以治疗多种不同的不相关的症状、疾病或状况。
- 用个案报告或主观数据而不是精心设计的研究来证明它们的有效性。
- 声称孩子们会有显著的效果，甚至会得到治愈。
- 声称不需要对照研究或同行评议的文献。
- 声称该治疗方法没有潜在的或被报告过的不良副作用。

（李　宁　张艳卿　译）

第8章
与儿科医生合作

　　理想状态下，您的儿科医生在孤独症儿童的照护中起着重要的作用。当您忧心儿童的行为或发育时，儿科医生可能是您的倾听者。她可能是那个为孩子筛查孤独症谱系障碍（ASD），推荐专家或早期干预项目，并为您提供有关孤独症的诊治信息及社区资源的人。

　　您应该对儿科医生有所期待，但是你们应该是合作关系，这种关系的维护不仅仅需要医生，更需要作为孩子家长的付出。我们讨论如何与您的儿科医生合作，孩子才有可能得到更好的照护。孤独症儿童良好的照护包括来自医疗团队（包括医生及初级护理工作者）、孩子见到的行为治疗师，还包括其他的医疗、发育行为及教育专家的付出等。一个医疗之家会帮助您把孩子所有需要的医疗照护聚集在一起。在本章，我们讨论医疗之家的概念以及为什么它对孤独症儿童的照护及健康如此重要。

　　每一个孩子，每一个患者，都有权利获得高质量的医疗服务，但是对于有特殊医疗需求的儿童来说更为重要，比如那些患有孤独症的儿童，这些儿童需要更加频繁地接触到卫生保健系统。通常，ASD 的治疗需要更多的儿科医生。在就诊期间可能需要更多的时间以满足 ASD 儿童及家庭的治疗需求，另外大部分患有孤独症的儿童可能有其他的共患病或精神疾病。

　　虽然有些医生对患有 ASD 的儿童缺乏经验，但大部分儿科医生在筛查 ASD 及如何照顾患有 ASD 的儿童方面起着重要的作用。了解您能从儿科医生那里得到什么，并且在孤独症儿童的照护中履行您的责任，将有助于帮助孩子得到应该有的照护。

您应该期待从儿科医生那里得到什么？

儿科医生是重要的健康倡导者,对所有儿童都是如此,对有特殊医疗需求的孩子更是如此,尤其是患有 ASD 的儿童。如果您怀疑孩子患有孤独症,儿科医生将会做以下重要的事情。

- 耐心地倾听所有您关注及担忧的关于孩子发育方面的问题,可能是语言发育迟缓,可能是社交技能缺乏或其他的不同寻常的行为。研究表明,当父母怀疑他们的孩子成长或发育方面出了问题时,他们通常是正确的。
- 进行问卷调查,更深入地了解孩子的发育情况。
- 给您孤独症筛查问卷并要求在 18~24 个月内随访。
- 建议您到发育行为问题专家或专家团队就诊,专家会应用最新的诊断工具及标准给孩子一个明确的诊断。
- 建议做听力检查。
- 在诊断之前,建议在您的社区进行早期干预的服务。
- 即使筛查或检查结果是阴性的,医生也会给予具体建议以缓解家长的担忧。
- 密切关注 ASD 儿童及他的兄弟姐妹,因为孤独症有家族聚集性。
- 熟知关于孤独症领域的最新研究进展及成果,熟知能为孩子及家庭提供服务的当地的机构或组织。
- 明确诊断后为孩子提供持续的随访,并在您孩子的照护过程中倾听父母关注的问题,给予专业的解答及建议,与家长一起合作决定治疗方案。

您需要确定是否与儿科医生谈谈,她有能力做这些关键的事情,但是这不仅仅需要儿科医生,更需要儿童医疗之家的帮助。

医疗之家

当我们想到家的时候,我们想到的是一栋建筑。但医疗之家不单纯是一栋建筑,相反,它提供的是一种可获得的以家庭为中心的持续的全面的协调的有同情心的和有文化竞争力的卫生保健服务。这种模式由美国儿科学会研发,并且已经被其他组织接受和推广。在本节中,我们将学习这些组织的含义,以及如何确保孩子的医疗之家已经达到了上述标准。

医疗服务可及性

一个您可获得的儿科医学治疗就在社区里。医生或随叫随到的服务人员应该在下班后、周末或假期期间(一年 365 天,一天 24 小时)随时能为您的孩子提供服务(至少通过电话)。在预约时间,您和孩子应该能坐下来,和医生探讨任何关于儿童照护方面的问题。儿科医生和工作人员应该开诚布公地与您交谈,并且倾听您所担忧的问题。因为这种关系,您的家庭成员应该与儿科医生和其他的工作人员,如护士、医生及医生助理很熟悉。您可以放心地向他们咨询孩子需要的信息及资源。医生办公室应该帮助您联系社区的家庭支持组织。

帮助有 ASD 儿童的家庭也是残疾儿童无障碍项目的一部分。如果您的儿科医生不能再为孩子提供服务,那么医生办公室应该能给予帮助,介绍您到另外一个能提供相同服务的项目组。

作为一个无障碍的项目意味着参与人能很容易地进入及退出,并且符合美国联邦政府关于残疾人法案的规定。一般情况下,服务项目的所在地应通过公共交通很容易到达。

以家庭为中心

在以家庭为中心的医疗之家,儿科医生是孩子和家人熟悉和信任的人,但家庭被认为是孩子的主要照顾者和支持来源。儿科医生和家庭之间的关系建立在相互信任和信息共享的基础上,共同参与决策过程。儿科医生应该询问您的担忧,观察到了什么,以及这些担忧的原因,并对这些信息进行仔细思考。

同时,儿科医生应该给您的家人一个明确适宜的治疗方案。作为照顾孩子的专家,医生在分享她的专业知识时,应该尊重您和孩子。如果您选择的项目不在医生的建议列表中,她应该询问原因并分享有关该选择的风险和益处的科学证据。但即使她不同意,她也应该尊重这个决定。

有时候,儿科医生对孤独症了解很多,但与其交流还是存在困难,如果这样,那么家长该怎么办呢?

当涉及孤独症这种情况时,一个拥有临床技能、知识和治疗经验的专业医生是重要的。您的医生不仅能够治疗孩子的健康问题,而且基于他对孤独症这个领域感兴趣,他的经验最终还能帮助您找到社区中其他的专家等帮助。

如果与医生交谈有困难或者收到的信息很难理解,那就要需要您用更清晰的语言来提问,或在稍后与医生的通话中再问关心的问题。当您不满意回答的时候写个便条或亲自告诉儿科医生。现在有许多医患沟通的渠道,方便儿童家长与医生取得联系。您的建议要尽量具体,这样可以对孩子的照护有益,同样使别的孩子也会受益。在您的建议下,儿科医生可能会安排一个家长会,便于与家长讨论更详细的问题,而不是在以后的就诊过程或健康儿童的随访过程中。

请记住,您的儿科医生也是人,每一段关系都有高峰或低谷,所以保持好相互合作的关系非常重要。通常,风格的差异或其他的困难可通过时间的推移而解决。另一方面,如果问题无法解决或孩子的需求无法满足,可能需要预约其他适合的儿科医师。毕竟,如果觉得和儿科医生相处融洽的话,您可能会讨论更多的问题,而且更愿意与儿科医生分享关注的问题。如果您的儿科医生不是那么平易近人,那么您可能不愿意就孩子问题与其进行交流。

持续和全面的医疗护理

在照顾患有 ASD 的孩子时,一致性是很重要的,特别是对于一个不喜欢改变的孩子。理想情况下,应该有相同的卫生保健专业人员照顾您的孩子从婴儿期到青春期、青年、成人期。如果您的孩子去看了相关专家,儿科医生应该看一下专家的报告,这样她就能全面掌握孩子的所有情况。

虽然持续的护理意味着您的孩子能够 7~24 小时都能看医生,但这并不一定意味着交谈至午夜的医生必须是您的初级保健医生。这取决于您参与了项目后,在非工作时间的政策,并知道谁是能够参与提供护理的其他专业人员。

当孩子到了十几岁时,持续的照顾可能意味着让孩子对自己的医疗照顾有发言权。这可能意味着允许他对自己的健康问题负责,能独立与他的儿科医生会面,并自己负责自己的药物、预约和健康记录(关于这一点在第 11 章有更多介绍。)

全面的护理意味着儿科医生受过良好的训练,能够管理孩子护理的各个方面,同时也能成为护理孩子的倡导者。全面的医疗护理并不仅仅意味着处理疾病,医生还应该参与预防医学,包括免疫接种、生长发育、推荐筛查(如听力、视力、铅和胆固醇)和适当的医疗护理监督。医生办公室工作人员和儿科医生应该向父母提供全方位的建议,这些建议应该涵盖以下方面:从健康和安全到育儿和心理社会问题、健康保险、医疗补助,以及为有特殊医疗需求的儿童提供的第五条国家项目。如果一个家庭需要额外的时间来讨论这些问题,医生办公室应该有一个适当的程序来满足这些需求。

和谐,有同情心,有文化能力

和谐的儿科护理是医疗之家概念的核心。在一个协调良好的医疗之家,儿科医生与您的家人密切合作制订一个适当的护理计划,与其他医疗从业者、组织和机构密切配合参与孩子的护理。如果孩子的健康护理团队中的其他人提出了建议,儿科医生应该评估并解释这些建议。

协调护理计划的关键部分是护理笔记本,护理笔记可以帮助您记录孩子的各个方面的护理情况,医生办公室里也应该有类似的护理记录。我们将在本章后面讨论更多关于护理笔记的内容。

父母的故事：Jennifer

"作为一个单身母亲，我有 3 个儿子患有孤独症，我很幸运有一个真正倾听的儿科医生。他很有耐心，让我仔细地解释所发生的事情的所有细节，不管这些细节看起来多么无关紧要，有时候即使是最微小的细节对他来说也是有意义的，也能让他看到更重大的事情正在发生。他从不让我因为我的担心、疑惑、疲惫、悲伤或困惑而感到自己愚蠢。他能理解我所面临的巨大压力。

"我记得有一次我告诉他，我那患有焦虑症的 7 岁儿子完成家庭作业有多么困难。我告诉他，我希望学校不要让他做家庭作业了，因为他在学业上很优秀。我的儿科医生同意我的看法，他告诉我：'我基本上同意你不需要做家庭作业的想法。你们白天已经够辛苦了，夜晚也足够费心了。'我的儿科医生给了我一张家庭作业的通行证，我们在家里都很开心。从那以后，每个人的焦虑都减轻了。

"因为医生的信任，让我的工作轻松了不少。他知道，我全职护理我的 3 个孤独症儿子 8 年，一直都是亲力亲为，百分之百投入，所以他相信我能对他们的护理和治疗做出最终决定。

"同时我们是真正的团队。所有的决定，包括从药物使用到治疗的改变都是我们两人共同做出的。例如，我决定取消语言治疗并向他解释原因，他相信我的决定是正确的。他可能会给出解释并让我重新考虑，但他知道我的动机是单纯的，我是一个受过教育的母亲，希望帮助我的儿子能成功接受这个既科学又充满爱的康复项目，因为这些康复项目都是为孤独症这一特殊人群设立的。我们都受过良好的教育，富有同情心，也都很务实，都希望我的儿子们过得最好，并为这一目标而努力。这感觉就像是一种个人与职业的结合，所以我信任他。"

儿科医生和他的工作人员对儿童及家长的同情心体现在对待 ASD 患儿的方方面面。关心可以是言语上的，也可以是非言语上的，但一定要有礼貌和善意。他们的关心应该表现在他们交谈的方式、倾听关注的内容，以及他们为满足您的需求所投入的时间和精力。儿科医生应该努力去了解孩子,承认 ASD 给家庭带来的挑战。

　　文化能力指的是对价值观、信仰、偏好、语言和习俗的敏感性。儿科医生和他的工作人员不应该根据年龄、阶层、民族、性别、种族、性取向、精神行为或经济状况来判断您,当然这取决于孩子家长所传达的价值观。习俗和喜好对家庭来说是非常重要的,例如,如果您是犹太人,吃的是洁食,不能想当然地认为医生知道这些。

　　如果英语不是您的母语,儿科医生应该寻找更有效的方法与您沟通,比如让一位受过训练的医学翻译参与治疗,用母语提供书面信息。如果不方便亲自联系,可以通过电话联系医学翻译。为了确保信息准确传达,您可以要求医生提供一份书面文件,记录所讨论的内容,反复核对译员所讲内容的准确性。

做一个与医生合作的父母

　　像任何伙伴关系一样,您需要花时间和精力去维护与儿科医生的关系。毕竟,您是孩子的主要照顾者,比任何人都更了解她,提供的关于孩子的信息对无论是准确诊断孤独症,还是确定治疗是否有效都是至关重要的。如果您觉得提供的信息或诉求没有被医生采纳,可能需要预约另一位更适合孩子的家庭医生。

　　父母要做一个好的合作伙伴,成为积极的参与者很重要。您可以带着一系列问题和疑虑去看医生,准备好让医生了解孩子健康状况的变化,比如药物和治疗方法的变化。把儿科医生看作一个重要的信息来源,但也要经常做研究,从其他来源收集信息。儿科医生还可以通过推荐著名的网站、书籍和文章,以及介绍其他患儿的父母,来帮助您获得更多知识(请参阅附录 A)。

　　不要羞于告诉儿科医生您的打算,向其他医疗保健专家寻求建议和意见。事实上,大多数儿科医生欢迎其他意见,甚至可能会给您介绍另一位专家。尽可能把孩子的情况反馈给医生,给她发一封感谢信,感谢她提出的有效建议。如果有什么不顺利,也要让她知道。

　　您能做的最重要的事情之一就是妥善记录孩子的医疗和教育信息。当几位医疗保健专业人员参与患者的治疗时,如果专家不向儿科医生发送随访报告,则很容易忽略或丢失一些信息,这就是您的记录如此重要并需要对其进行讨论的原因。

就像任何关系一样,您的行为方式也可以产生影响。如果想让医生听您的话,重要的是您要先听她的话。如果想听到好消息,一定要分享您的好消息。按时就诊,这样就能帮助医生按时完成诊治。在儿科医生忙碌的一天中,您的孩子只是其中的一个患者。如果需要额外的时间进行就诊,一定要提前告知工作人员。

让儿科医生明确您想如何合作,并在治疗过程中共享的信息。不要指望儿科医生会给您带来完美的体验——医生也是人。如果您对医生和她的工作感到满意,那么当您不太同意她的治疗方法或理论时,忍受一下可能是值得的。

保持良好记录:护理笔记本

跟踪孩子的所有健康和医疗需求是一项艰巨的任务,如果您有一个患 ASD 的孩子,这项任务可能会特别艰巨。在所有疗法、医疗保健和治疗中,仅仅保持预约就似乎是一项艰巨的任务,更不用说保持记录了。但是,为了孩子的康复,这项工作应该由您和儿科医生精心、定期地完成。

这就是护理笔记本的用武之地。护理笔记本是一种组织工具,它可以让您跟踪记录关于孩子治疗的重要信息。拥有一本全面的护理笔记本,可以使您进入孩子照护的主要专家角色。这也是一个可以帮助您将重要信息传达给儿科医生的工具。护理笔记本应该记录预约和孩子医疗照护的各个方面,包括孩子的特殊护理需求、任何社区卫生服务、他的治疗记录以及在学校的问题,包括个性化教育计划。更具体地说,护理笔记本应该包含以下内容。

- 医疗摘要(诊断、住院、药物、过敏、家族病史、医生姓名和电话号码、目前治疗方法和频率列表、治疗师的姓名和电话号码)
- 常规就诊记录
- 免疫接种记录
- 专家报告

- 药物名称、剂量和频次
- 实验室检查和结果
- 饮食变化
- 医疗费
- 保险单
- 孩子可以做的日常生活活动类型
- 孩子的社会交往、沟通问题和应对压力的能力
- 特殊的交通需求
- 受到的早期干预服务
- 与学校领导包括教师的对话
- 个性化教育计划和行为干预计划
- 孩子的行为治疗师提供的摘要或数据
- 过渡计划
- 最新的可以安抚或娱乐孩子的强化物或活动列表

在看医生、治疗和进行其他有关孩子的护理预约时,带上您的护理笔记本。还可以制作一个包含最重要的健康和医疗信息的较小版本,以备不时之需。

保持护理笔记本更新是一项重要任务。每次预约和治疗后,请填写详细信息,向办公室工作人员询问免疫接种记录、医生报告、实验室检查结果以及有关孩子的其他信息。有关如何构建护理笔记本的更多信息,可访问国家医疗之家实施中心网站。

看医生

去看医生或任何医学专业人士可能对所有孩子都会有压力(成人也是如此),但对于患有 ASD 的儿童来说,这些事件可能会让他们非常痛苦。有人触摸你的脸或皮肤,甚至戳你的身体,这些可能会让一个对刺激非常敏感的孩子产生极大的焦虑。

首先,看医生是一种日常生活的改变。这可能意味着让孩子提前离开学校、中断治疗或者改变她的用餐时间。候诊室也会有压力,特别是如果还有其他几个孩子,需要等待很长时间。

好消息是,现在对 ASD 儿童的预约需求,有许多越来越灵活的做法。所以,如果需要向办公室工作人员提出特殊的要求,您尽可以去做。如果孩子需要一些时间和医生待在一起,让她感到舒适,问一问是否可以预约更长的时间。如果在候诊室坐着太紧张了,问问自己是否可以在车里等着,等医生准备好了再通知。现在有许多为特殊卫生保健需要儿童的家庭提供帮助的做法和措施。

当然,重要的是,在去看医生之前,要把您的担心告诉医生办公室工作人员。告诉他们什么困扰着孩子,但也要告诉他们什么让孩子感到安慰和感兴趣。这些信息可以帮助工作人员做出调整,帮助孩子有一个更好的就诊体验。告诉他们以前的就诊情况,也就是什么进行得顺利,什么进行得不顺利。

让孩子为这次就诊做好准备也很重要。与孩子谈谈他对看医生时的期望。寻找书籍和录像带,以积极的方式向孩子展示发生的事情。试着以故事(也被称为社交故事)的形式表现适当的行为,并附上图片,告诉孩子在某种情况下该如何表现或做出反应。为了使某些程序不那么可怕,先在家里练习其中的一些。测量孩子的体温或血压,用压舌板看他的口腔,查看他的耳朵和鼻子,用听诊器听他的心脏。事先购买一个医生工具包玩具可以帮助他熟悉医生的仪器。也可以提前排练就诊流程。

如果孩子很难等待,您可能会决定在当天早些时候或午饭后立即预约,因为这些时间的等待时间比较短。也可以告诉儿科医生,您是否愿意将定期就诊与常规检查分开。一些患有 ASD 的孩子在办公室里有一份书面的检查程序表,可以先完成上面的检查,这可以在就诊前与护士商量安排,并融入一个社会故事帮助孩子举止恰当。如果孩子需要打疫苗或经历不舒服的过程,和儿科医生谈谈如何以孩子能理解的方式将这些信息最好地提供给孩子。

有时候,即使尽了最大的努力,看医生时也会充满挑战,尤其是当孩子晚上睡眠不足的时候或者他对即将到来的免疫接种感到害怕时。在这种情况下,必须尽您所能按时就诊,这样可以减少孩子看医生的时间。向配偶或朋友寻求帮助来陪伴您,要准备好书面问题,带一个孩子最喜欢的玩具或物件安慰孩子。在就诊时,请尽力让孩子平静下来。

您可以选择用特殊的奖励来完成指令,这将帮助孩子就诊时与医生积极愉快地相处。

一次成功的就诊:Rosenblatt 医生

"良好的就诊开始于一个乐观和热情的工作人员,他对孩子的特殊需求很敏感,其次是需要时间与父母和孩子建立联系的医生。医生应灵活对待孩子的检查,可以在父母的大腿上、检查台上或站着进行。

"检查尽可能从简单的项目开始,把孩子可能认为检查中最可怕的部分留到最后。我喜欢先检查手和脚,然后再转到躯干和头部。只要有可能,我就试着把检查中必要的部分变成一场游戏。在检查开始前,允许孩子操作我使用的任何工具并练习检查。幽默有助于某些孩子的检查,但也可能会激怒另外一些孩子。

"在某些情况下,再多的魅力和细致也无法平息孩子的恐惧。在这种情况下,我试着表达我的同理心,并尽可能高效地完成检查。

"我试图通过宣布艰难的检查结束,并让孩子得到父母的安慰,来弥补我对孩子个人空间的侵犯。我将提供纸巾擦去眼泪和鼻涕,并可能尝试帮助父母安慰孩子。一旦孩子穿好衣服,冷静下来,我可能会给孩子提供特殊的玩具或活动。

"和家长讨论完之后,我要看看孩子是如何说再见的。从回应我的孩子那里,我会试着得到一个击掌。如果他们的反应是宽容的,我甚至会试图得到一个拥抱。如果他们忽略或回避我的手势,我将赞扬他们的勇敢,并说我为他们配合检查的方式感到自豪。如果孩子听不懂我说的话,我会像家长保证在以后的必要检查和过程中,尽量减少孩子的不适。"

医疗团队

因为 ASD 是一种复杂的病症，有可能会有儿科医生，还有专科医生参与孩子的医疗服务。这在很大程度上取决于孩子的健康状况、需求和问题。医生中有许多是儿科专家，他们专门在自己的专业领域与儿童打交道。您可能还需要一些其他的医疗卫生保健专业人员。

- 神经发育和发育/行为儿科医生：这些专家看到的孩子发育和行为问题可能是发育障碍的迹象，例如 ASD。

- 神经科医生：神经科医生治疗影响大脑和神经系统的其他部分。孩子有癫痫发作、头痛和其他与神经系统有关的症状转给神经科医生做进一步的检测和治疗。

- 遗传学家：这些医生专门研究遗传疾病和健康状况。他们可能会问有关孩子病史的问题，如家族病史，并进行详细的体格检查。他们还可能要求进行一项或多项测试以提供信息确认诊断。遗传学家可能会把您介绍给其他专家，例如遗传咨询师，他们为受遗传病影响或有遗传风险的患者和家庭提供信息和支持。

- 消化科医生：这些医生治疗与消化有关的健康问题，如慢性或反复发作的便秘和腹泻、大便异常和腹痛等。

- 心理学家和精神科医生：这些医疗卫生保健专业人员与患者一起工作，解决由精神健康状况引起的具有挑战性的行为，如焦虑、强迫障碍和抑郁等。心理学家拥有心理学的研究生学位，而精神科医生则在医学院接受了培训。精神科医生更多地关注药物，而心理学家通常参与专门的测试和行为疗法。

- 注册营养师或营养学家：许多患有 ASD 的孩子都很挑食，可能有营养不良的风险。注册营养师或营养学家可以帮助孩子获得他所需要的营养。

- 社会工作者或护理协调员：这些医疗团队成员与家人合作，确定并获得所需的资源，在社区中提供支持。

当与其他医疗卫生保健专家一起工作时，把有关孩子的任何问题信息都发送给儿科医生。记得要求他们提供报告，并详细记录问诊情况。准备好带着所有的信息去看儿科医生，包括通常会问的问题，比如孩子服用的药物名字和剂量。

结语

当您扮演最重要的角色时，儿科医生是照顾孩子的关键。总之，你们应该有一个共同的目标：确保孩子得到最好的医疗照顾、治疗和社会支持。实现这一目标的关键是与儿科医生建立牢固的关系，这建立在相互信任、尊重和理解的基础上。在下一章中，我们将不仅仅涉及儿科医生和医疗团队的其他成员，还将探讨社区中可以找到的资源，这些资源将为您的孩子提供支持。

🦢 🦢 🦢 🦢 🦢

孤独症斗士：Jason Cherry

"2016 年 7 月 12 日，我发现自己被包围在家人的悲伤、困惑和恐惧之中——我刚刚被诊断为霍奇金淋巴瘤 2 期。当时我只有 19 岁，面对死亡，我既感到害怕，又觉得自己很渺小。我想明白了，我要战胜它。'一个 19 岁的男孩怎么能如此自信地接受自己身患癌症的噩耗？'我意识到，在与我的兄弟 Matthew Cherry 一起经历了多年的磨难之后，这注定是我不得不面对的更轻松的旅程之一。

"我现在 21 岁了，以前是一名职业赛车手，现在是企业主，是孤独症 501（c）（3）兄弟姐妹的创始人，是癌症幸存者（就像我说的，我成功了！），还是 Matthew 的弟弟。我的哥哥 Matthew 在 3 岁时从俄罗斯被收养，比我早两年出生。他很快被诊断出患有多种复杂病症——胎儿酒精综合征、注意缺陷多动障碍，以及最主要的——ASD。这将永远改变我的世界。

"Matthew、我的妹妹（Samantha）和我在一个 1 500 平方英尺的小房子里长大，家里有 9 只小猎犬、1 只贵宾犬和 3 只猫，还有我的父母。我经常看到我的兄弟猛击自己的身体，打自己的脸直到流血，或者离家出走。我和 Samantha 一直很害怕,害怕 Matthew 会伤害到自己,害怕他不能回来,甚至不敢把我们学校的朋友带回家,我年轻时很难接受他的行为。

"随着 Matthew 长大,找到了一个由州政府资助的寄宿项目(多亏了我妈妈),我目睹了一个变化,一个美好的改变——因为在我的整个童年中,我第一次不再害怕 Matthew,也不再为他在公共场合的行为感到尴尬,我真的很自豪地称他是我的兄弟。参与这个寄宿项目是我们全家的福气。Matthew 和同龄人在一起,得到了他需要的适当的支持,并最终得到了正确的药物治疗——他不再是我小时候那么讨厌的Matthew 了。

"现在我已经长大了,我可以回首过去,看那些伪装的祝福。Matthew 塑造了我——教会我同情、坚持和宽恕。当我在北美各地的赛马场以每小时 150 英里(约 241 千米)的速度骑行时,他让我无所畏惧。他让我做好了接受 5 轮化疗和数周放疗的准备。正是因为他,我创立了孤独症兄弟姐妹组织,并努力帮助世界各地的其他兄弟姐妹。他永远地改变了我的生活,我永远感谢他给我上了一堂叫做孤独症的课。"

孤独症兄弟姐妹会致力于通过奖学金、储备基金和外展项目来支持 ASD 患者的兄弟姐妹。

(张冬冬　杜玉杰　译)

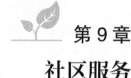

第 9 章
社区服务

住在芝加哥的患有孤独症谱系障碍（ASD）的儿童可以通过访问有关网站，比如拉什大学医学中心孤独症资源目录来获取帮助。该网站为孤独症儿童提供了一份全面的服务清单，这份服务清单包括从儿童牙科门诊治疗，到父母支援团队，再到专门针对孤独症儿童的乐高俱乐部等各个方面。这个网站为父母们提供了丰富的信息，可以帮助他们寻找支援孩子的方法，帮助他们了解 ASD，还可与其他人（包括其他 ASD 孩子的家长）取得联系。

但并不是每个城市都有这样的医疗中心，也不是每个医疗中心都有这样详细的网站。如果像 Ellen 那样住在农村，您就不太可能找到这样的途径。Ellen 住在犹他州的一个乡村小镇，那里很少有组织来处理与 ASD 相关的问题。幸运的是，一个为孤独症儿童家长提供帮助的当地组织在她女儿的学校举办了一场家长之夜活动，她在那里与该组织的创始人取得了联系。当这个活动结束后，她通过一个全州范围的组织成立了一个支援团体，该组织在当地设有分会。她还通过州卫生部门为有特殊医疗需求的儿童开展的一个项目找到了资源。这仅仅是一个寻找、探索和接触这些资源的过程，她需要这些资源来帮助她抚养她患有 ASD 的儿子。

对 ASD 儿童的家庭的支援有多种形式。支援可能是教育、情感或经济方面的，可能是物质上的，也可能是精神上的。在这一章中，我们重点强调社区可能为 ASD 患儿及其父母和家人提供的支援。我们也会介绍一些参与孤独症研究和宣传的组织，当然，不可能覆盖每个社区的所有服务类型。但我们希望这一章能让您知道什么服务是有用的，并告诉一些获取这些服务的方法。如果您受到了启发，也可以发起一些自己的活动来帮助所在社区的其他家庭。

支援形式的多种多样

了解当地帮助 ASD 儿童和家庭的组织对您与其他孤独症家庭沟通和了解最好的治疗方法都是有帮助的。ASD 儿童数量的增加导致许多州组织和地方组织的出现。对许多人来说,这些组织成为了重要的信息和支援来源。在这里我们将介绍一部分。

孤独症科学基金会

孤独症科学基金会(Autism Science Foundation)的宗旨是支持孤独症研究,为进行、促进、宣传和传播孤独症研究的科学家和组织提供资金和其他援助。基金会坚持严格的科学标准和价值观,因为它相信杰出的研究是它能给家庭的最好礼物。

孤独症科学基金会也向公众提供关于孤独症的信息,并致力于提高受 ASD 影响的个人和家庭对 ASD 的认识和需求。通过一些教育项目,基金会还将家长和科学家聚集在一起,可以帮助 ASD 患者及他们的父母、学生和科学家分享他们的经验和专业知识。科学家们可以从家庭的日常生活中受益,而孤独症家庭也可以直接听到孤独症研究的最新进展。

美国孤独症协会

美国孤独症协会(Autism Society of America)总部设在马里兰州的贝塞斯达,在美国全国各地都有分会。该组织主办了一次全美会议,为研究筹集资金,并努力提高人们对 ASD 问题的认识。它还出版季刊,提供正在进行的有关研究信息。

该公司与 AMC 影院建立了合作关系,每月为患有 ASD 和其他残疾的人提供温情型电影。在这种类型的电影中,电影礼堂的灯光会更好,声音也会调低。家庭可以携带无麸质及无酪蛋白的零食,并且电影中没有广告,观众也可以自由地站起来跳舞、走路、喊叫或唱歌。

孤独症之声

孤独症之声（Autism Speaks）为孤独症的病因、预防和治疗研究提供资金。该组织还努力提高公众对 ASD 的认识，其影响力波及个人、家庭和社会。孤独症之声还会发布有关 ASD 各个方面的文件和工具包。这些工具包由专家编写，涉及题材广泛，一旦孩子被诊断患有 ASD，它可以帮您寻求帮助（100 天工具包），一直到他成年（过渡工具包）。孤独症之声还提供一个在线社区，在这个社区里，人们可以讨论他们的担忧，提出问题，分享知识。这个在线资源库提供从安全产品和辅助技术到书籍、杂志和关于 ASD 最新消息的所有信息。

家长信息和资源中心

如果您需要寻找有关早期干预的信息（EI）服务，或者需要帮助孩子由青春期过渡到成年，那么家长信息和资源中心（Center for Parent Information and Resources，CPIR）会给予帮助。CPIR 为残疾的婴儿、学龄期儿童和青少年提供有关信息、项目和服务。它还提供了《残疾人教育法》和《不让一个孩子掉队法》（No Child Left Behind Act）的信息，这两项法案会影响到孩子的教育。

CPIR 网站可以将您和全州范围内的组织联系在一起，它可以引导您在社区获取服务。该网站还为父母提供关于如何为孩子找到服务的文章，为教师提供关于如何讨论有残疾可能的孩子的相关文章，以及为雇主提供雇佣残疾人士的文章。您可以找到关于残疾儿童教育重要性相关研究的信息。

学院和大学

如果住在一个拥有健全的教育体系的大学和学院的城市，特别是那些特别强调特殊教育的大学，您可能会在那些校园里找到帮助 ASD 患者的支援和项目。一些大学为社区的儿童和家庭提供支援项目，作为教授特殊教育专业学生的方式。

您也可以通过大学残疾人中心协会（Association of University Centers on Disabilities，AUCD）找到支援和信息。AUCD 是一个会员组

织,它支持和促进建立了一个基于大学的跨学科项目的国家网络。以
下是相关网络成员。

- 由发展障碍管理局资助的大学残障研究中心(University Centers for
  Excellence in Developmental Disabilities, UCEDD),它可以为残障人
  士、他们的家庭、州和地方政府机构以及社区提供者开展项目,可以
  提供培训、技术援助、服务、研究和信息共享。
- 神经发育及相关功能障碍领先教育(Leadership Education in Neuro-
  developmental and Related Disabilities, LEND)项目,它由妇女儿童
  健康局资助建立,培训项目通常在 UCEDD 进行,其参与者在当地
  大学医院工作或毕业于卫生保健中心。通过 LEND,儿童及其家庭
  可以与教师和研究生合作开展培训,改善残疾儿童和青少年的健康
  状况。
- 智力和发育障碍研究中心(Intellectual and Developmental Disabilities
  Research Centers),主要由美国国家儿童健康和人类发展研究所资助
  建立,通过生物医学和行为研究来预防和治疗智力发育障碍。它们
  还为处于不同职业阶段的科学家提供研究培训。

　　每个州至少有一个这样的项目,它们都是大学或医疗中心的一
部分。它们是大学和社区之间的桥梁,并汇集了两者的资源。例如,
UCEDD 参与了许多对有 ASD 儿童家庭很重要的问题,如 EI、卫生保
健、社区服务、教育以及从学校到工作的过渡。AUCD 还有一个网站,
上面有很多关于孤独症和其他残疾的信息和新闻。

支援团体的力量

　　如果您想知道所在社区哪位医生擅长心理学,或者想了解附近哪
家餐馆对孤独症最友好,亦或想获得怎么与学校合作的信息,那么和
其他家长交谈是您最优的获取途径。大多数家长一致同意,获取关
于 ASD 或其他疾病最有帮助的信息来源之一是其他父母。您可能会
在学校、医生的办公室,甚至在社区的操场上都可以见到这些父母,
但最好的地方是在支援团队里。这个支援团队将面对类似困难的家
庭聚在一起,这些困难可能是帮助患有 ASD 的孩子减肥,或者克服

毒瘾。

　　一个优秀的支援团队在很多层面上都是有价值的。首先,它具有丰富的信息。在这里,您会遇到经历同样过程的其他父母。许多人也在寻找医学专家来帮助他们的孩子,许多人也有和您一样的关于治疗、药物和学校的问题。加入一个好的支援团队就像找到一个充满资源和信息的图书馆,同时也可以和好朋友联系。

　　与ASD家庭联系,这有助于您预先知道在未来的日子可能会发生什么事情,有助于帮助解决困难。

　　一个优秀的支援团队不仅提供信息,它也是一个巨大的情感支持来源。接受孩子患有ASD是很痛苦的,在抚养孩子长大的日子里,您可能会存在很多负面情绪。拥有一个优秀的支援团队可以让您有一个地方来发泄那些沮丧、愤怒和悲伤。这也是一个与真正理解您的人分享您的胜利、快乐和笑声的好地方。在支援团队内,将能听到其他成员的意见,他们可以提供建议,并分享自己的经验。一个互助小组可以帮许多人减轻悲伤和压力。

　　当然,并不是所有的支援团体都是好的。有些可能与您对孩子的诊断和治疗方法不一致,注意不要参加那些感到不舒服的支援团队。对于那些宣传虚假治愈率或过度消极的支援团队、以销售产品或服务为目的的支援团队、要求收取高额会员费的支援团队,以及给予医疗诊治的支援团队,家长们应该敬而远之。

　　家长们可以求助于专业儿科医生来获取靠谱的支援团队,还可以与其他卫生保健专业人员,以及朋友、老师和治疗师交谈获取帮助。

在线支援

　　在互联网时代,几乎可以在网上找到任何东西,当然也可以在网上找到针对孤独障碍谱系疾病家庭的支援。如果您没有时间参加一些会议,或者喜欢网络带来的私密性,那么在线支援团队可以给予帮助。如果选择加入一个在线小组,您必须要了解这个网站的条款以及个人信息是否能得到保护,不要选择那些过分推销产品或服务的网站,还有在网站上不要透露过多的个人信息,毕竟有些网站会出尔反尔。

孤独症娱乐场所

　　孤独症娱乐场所（Autism Hangout）是一个在线论坛，它为 ASD 患者及其照顾者提供新闻故事、博客、视频和信息。论坛内容包罗万象，有关于药物治疗的信息，也有孤独症患者的生活故事。该网站还邀请其会员分享有关产品和服务的信息，以及有关孤独症书籍的评论。社区成员可以相互了解和学习。

网络孤独症支援

　　网络孤独症支援（Autism Support Network）的成立有一个简单的使命：联系、引导和凝聚孤独症个人和家庭。除了提供免费的在线支持社区外，该网站还提供诊断、治疗以及涉及您所在州和社区的当地资源的各种信息。它会发布即将召开的会议、新的研究成果和资助机会，还可通过网站向医生提问。

服务犬：一种特殊的帮助

　　对于那些内心敏感的 ASD 儿童来说，服务犬（Service Dogs）可以给予他们安慰，他们把它当作伙伴和依靠。训练有素的狗甚至可以防止孩子走失，可以帮助孩子掌握社交技能。许多组织专门训练这些狗与 ASD 儿童一起工作，如 4 Paws for Ability（慈善机构）。

特殊的玩耍日

　　ASD 儿童获取社交技能的机会是极少的。有特殊需要的孩子的父母可以通过特殊在线服务"特殊玩耍日"联系到一起，他们可以安排其他有类似特殊需要的孩子一起玩耍。

从兴趣出发的任何组织

　　如果住在得克萨斯州的加尔维斯顿，而您的孩子又喜欢与水相关的项目,那么可以让他参加专为孤独症患者设计的名为"帆船之心"（Heart of Sailing）的帆船项目。如果孩子喜欢马,那么您可以在 Pikes Peak 骑马治疗中心为她报名参加骑马治疗。如果住在纽约的普莱恩维尤,您的孩子对表演感兴趣,那么可以让他去剧院激发他的兴趣。

ASD 儿童数量的不断增长催生了一个专门为孤独症患者服务的社区服务行业和企业,这对 ASD 儿童及父母来说是有益处的。无论他的兴趣是艺术、乐高积木,还是武术,您都可以在全国各地找到满足孩子兴趣的组织。

对孤独症认识的增加也促使现有的服务机构为 ASD 患儿提供特殊的照顾。图书馆、电影院、青年会、旅馆和主题公园都为 ASD 儿童提供特殊的日子或活动。一些主题公园对孤独症或其他残疾儿童的家庭会有所照顾,让他们不必排对于他们来说极其痛苦的长队。一些餐馆也提供针对 ASD 患者的餐饮服务,在这里,如果孩子们遇到困难,员工们会更加耐心和宽容。一些动物园提供针对 ASD 儿童的特殊的地图和指南。甚至理发店也在采取措施,使他们的服务更适合 ASD 儿童。

为了帮助家庭旅行,一些连锁酒店专门为 ASD 患者设计房间。这种房间内有特殊的门锁,房间内窗帘上的绳子也会变短,房间里会放一套书籍,营造出一种家的感觉。酒店还会把梳妆台和桌子的边角包裹起来,以防意外摔倒造成伤害,还会在门上安装警报器,当有人离开房间,警报器就会响起。

获得您所需要的服务

这些年来,获得这些服务变得越来越容易,但可能仍然需要通过电话联系和寻找。以下是如何获取孩子最需要的信息的方法。

获得早期干预

所有州都有针对残疾婴幼儿的早期干预方案（EI）。联邦政府资助的项目旨在帮助 3 岁以下的儿童学习重要的发展技能。该计划还教导家庭更好地养育孩子所需要的技能。计划的具体运作方式因各个州而异。

任何人都可以为孩子申请 EI 服务,包括父母、医生或儿童护理提供者。您的孩子不需要为接受 EI 服务提供诊断。只要您担心孩子的发育有延迟,就可以申请 EI 服务,尽管在某些州,诊断可以为您的孩子提供更专业的服务。

一旦申请服务,一组专家将评估您的孩子,以确定他是否有获得服务的资格。该团队将制订一项个性化家庭服务计划(IFSP),列举出您孩子需要的服务。它还概述了目标、开始和结束服务的日期,以及帮助您的孩子和家庭过渡到学校服务的步骤。如果您的孩子在 3 岁后仍然有发展需要,一名服务协调员将被分配给您家,以帮助协调服务。只要有可能,服务将在孩子感到舒适的地方进行,如家里或儿童保育中心。

对 EI 服务的支付也因各个州而异。在一些州,服务是免费的;在其他情况下,费用被记入家庭保险计划;一些州根据家庭收入收费;其他州将不计收入提供服务。但所有州都必须至少免费提供一些服务。其中包括对有发育或行为问题的幼儿进行筛查,测试以确定所需服务的类型,协调服务,以及发展、审查和评估 IFSP。

您可以从儿科医生、州卫生部门或当地学区获得关于所在州的 EI 计划的信息,还可以在幼儿技术援助中心网站上找到信息。

获得学校的基本服务

一旦孩子年满 3 岁,她就能够在教职员工的帮助下在学校接受服务。如果一个孩子有 ASD 并且影响了她在学校的表现,她很可能有资格获得学校服务。获得这些服务通常是家长或学校专业教学人员对儿童提供评估,以确定是否有患病。在进行评估之前需要得到父母的同意。如果评估显示儿童患有疾病,她可能有资格获得特殊教育服务。

但是,服务的程度可能差别很大。有些儿童即使没有患病,学习常规课程可能也存在困难。对他们来说,第一步可能只是让课堂教师非正式地尝试不同的教学方法。教师也可以对干预做出反应(response to intervention, RTI)。一个 RTI 涉及咨询其他教师,为儿童提供更多的个人关注,或使用其他策略来教孩子。所有这些都可以在不需要对孩子进行额外测试的情况下完成。

如果一个孩子需要的帮助超过了课堂团队所能提供的帮助,特殊教育委员会可以建议使用美国《康复法案》504 节,该计划是以描述它的法律命名的。504 节保障残疾儿童有平等的受教育机会,这意味着您的孩子可以得到膳宿支持,促进她的学习。

关于流浪的特别说明

流浪(也称为潜逃)是指儿童试图离开负责人的照顾或安全区域的行为,这可能导致潜在的伤害。无论您的孩子在学校、在当地的公园,甚至在家里,都请记住,近一半的 4~10 岁之间的 ASD 患儿有流浪行为。在某些情况下,流浪一直持续到十几岁。孩子们因各种原因出现流浪行为。他们可能想摆脱令人沮丧的情况或感觉障碍。有些人流浪是为了追求一种特殊的兴趣,比如火车,或者去参观他们喜欢的地方,比如当地的公园。另一些人则为了跑步或探索的简单乐趣而流浪。

流浪是 ASD 儿童严重的安全问题,他们往往缺乏回归安全的社会技能和沟通技巧。这就是为什么父母和其他照顾者必须意识到流浪的潜在可能。如有必要,在您的家里安装安全措施,如门栓或警报系统。如果您的孩子在流浪,想得到什么东西或者去某个地方,试着教他可能的方法来获得他想要的东西。另外,让当地的警察和邻居知道您的孩子在流浪。警惕的邻居和第一个看到您孩子的人可以充当您的眼睛和耳朵,能帮助减少伤害的发生风险。

您可以让孩子戴一个医疗 ID 手镯或标签,包括他的名字、他的电话号码和任何其他重要的信息,以确保孩子的安全。特别重要的是,当你们在度假的时候,给您的孩子佩戴 ID,以免出现流浪情况。许多地方警察部门都有帮助确保患有 ASD 儿童安全的计划,例如跟踪设备。打电话咨询有什么办法可用。

当然,用基本的安全技能保护您的孩子是很重要的。教孩子背诵自己的姓名、地址、电话号码。让他养成每次出门都戴着 ID 手镯或标签的习惯。上游泳课时,让他知道游泳安全的基本知识。虽然希望孩子在家以外的世界里探索和活动,但您更希望他尽可能地安全。有关流浪预防和安全的更多信息,请访问孤独症流浪意识警报反应和教育协作网。

然而,有些儿童需要一个适合其特殊需要的个性化教育方案。《残疾人教育法》规定了个性化教育方案,为3~21岁的符合要求的学生提供当地学校资助。一个IEP概述了为孩子设计的教育计划,并由家长、课堂老师、一位特殊的教育老师、一位来自学校系统的人,以及其他人一同制订。您可以在第5章或网站上查阅更多关于IEP的信息。

所有这些服务都是由当地的学区提供的,没有额外的费用。要了解更多关于本服务的信息,请与您孩子的老师或学校的特殊教育人员交谈。

寻找合适的运动和娱乐机会

所有儿童都需要体育活动才能保持健康,患有ASD的儿童也不例外。经常活动对于教授运动技能和让儿童接触社会是很重要的。关键是为孩子找到正确的方法。

通常您可以通过当地的公园和娱乐部门找到这些项目。许多社区现在提供专门为患有ASD的儿童和其他残疾的儿童设计的适应性运动和娱乐方案。这些方案将考虑到孩子学习的独特方式,并以最适合孩子的方式组织活动。事实上,在美国各地都可以找到适应性运动中心,提供从保龄球、高尔夫到滑雪和户外冒险项目的一切。适应性娱乐让患有ASD的孩子变得活跃起来,适应社交场合,发展运动技能,最重要的是玩得开心。

一些社区有专门为患有ASD的儿童设计的公园和游乐场。如果您有兴趣找到专门为ASD儿童设计的公园,打电话给当地的公园和娱乐部门、州立公园部门,或美国国家公园服务部门。虽然所有16岁及以下的儿童和青少年都可以免费进入国家公园,但美国地质调查局对有生活活动受限的永久残疾美国公民提供终身免费通行证。

现在,即使是大的主题公园也为ASD儿童和其他特殊需要儿童提供住宿。在参观公园之前,请提前打电话了解情况。最重要的是,ASD儿童有权享受与其他儿童相同的娱乐活动。

结语

如今,大多数社区为患有 ASD 的儿童及其家庭提供丰富的服务。寻求这些服务对您的孩子、您和您的家人来说都是非常有益的。这些活动不仅更适合孩子的特殊需要,也更让孩子感到愉快,而且还让您有机会见到其他 ASD 患儿父母。我们鼓励您在社区寻找并利用这些服务。

❧ ❧ ❧ ❧ ❧

孤独症斗士:Denise D. Resnik

Denise D. Resnik 怀疑她的儿子 Matthew Soon 有什么问题。刚过一岁生日不久,他就不说话了,开始随身携带一把塑料铲子,不再回应别人叫名字。测试显示他的听力很好。"我妈妈给了我一本书,《让我听到您的声音:一个家庭战胜孤独症》,作者是 Catherine Maurice,讲述了一个家庭与孤独症的斗争和取得胜利的过程",Denise 说,"头几页之后,我就知道我们在干什么了。"

20 岁的时候,Matthew Soon 是一个熟悉全球定位系统(GPS)的数学天才,还是一位热心地帮忙做家务,比如清空洗碗机、折叠衣服、倒垃圾的年轻成年人。现在 27 岁的他仍然观看儿童电影来安慰自己,每周几个晚上溜进父母的卧室,只吃几种不同的食物。

就像许多孩子患有 ASD 的其他父母的生活一样,Denise 的生活在很大程度上是由她儿子的疾病来定义的。1997 年,她在美国亚利桑那州凤凰城共同创建了西南孤独症研究与资源中心(Southwest Autism Research & Resource Center, SARRC)。SARRC 起初作为一个母亲的支持团体和咖啡店聚会的场所,后来发展成为一个美国公认的非营利组织,每年都有数千名儿童、成年人和受 ASD 影响的家庭,以及医生、教育工作者、专业人员和助理专业人员参加。该组织拥有 160 多名员工,为患有 ASD 的个人及其家庭提供终生支持,并推进了研究。2012 年,她创建了 AZ,为患有孤独症和其他神经疾病的成年人提供新的、适宜的住房和社区选择。

"多年来,我们一直与孩子一起成长,并尽最大努力应对不断增长的需求",Denise 表示,他拥有一家营销和通信公司,"对我们来说,这并不仅仅意味着引导个人和家庭到 SARRC 获得服务或住房;它是一种催化剂,并通过优质教育、培训和基于证据的工作模式扩大社区内的支持和选择。这也是为了推动寻找儿童和成人更有根据和最有希望的干预。"

Denise 相信,在适当的支持下,患有 ASD 的成年人能够成为敬业的公民。"和大多数父母一样,我和丈夫仍在与紧迫的问题作斗争,比如 Matthew 将如何继续进步,成为我们社区一个进步大的、有贡献的成员。当我们不再在这里照顾他的时候,我们怎么能保证他会安全和被接受呢?"

几十年来,Denise 设想 Matthew 和朋友住在一个家里,继续他的教育和技能发展,在某个他被重视的地方工作,并继续他的志愿者工作。如今,这一梦想正通过"第一站——凤凰城"来实现。

"Matthew 是我所认识的最努力工作的年轻人之一",Denise 说,"凭借他的职业道德、细心和善良,他将成为一名优秀的员工和非常好的邻居。"

（李冬青　苗　硕　译）

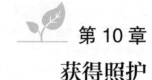

第 10 章
获得照护

　　Annabelle 住在威斯康星州,她的孤独症儿子在那里接受着对治疗费用的经济救助。因为这种障碍,她的儿子有资格获得费用豁免,包括训练营、社会技能培训和家庭治疗的费用。家庭收入多少不是他们能否获得这笔救助的原因。Annabelle 获得这笔钱,需要的只是一些毅力和研究。

🕊 🕊 🕊 🕊 🕊

　　让我们面对现实:抚养一个患有 ASD 的孩子是很昂贵的。2014年发表的一项研究显示,照顾一位孤独症患者一生的费用估计在 140万 ~240 万美元之间。患有 ASD 的儿童通常需要更频繁的就医、一系列的治疗服务、多种医疗处理和特殊教育服务。仅行为治疗一项就可以在幼儿期每年累加至少 32 000 美元的费用。间接费用更包括了父母为了照顾孩子而必须请假,导致的工作时间和工资的损失。

　　对一些人来说,提供照顾以确保满足他们孩子的需要可能是一件困难的事情,甚至是难以逾越的障碍。在本章中,我们将帮助您了解您可以获得的各种财政援助资源,无论是政府项目、私人组织的捐款,还是 ASD 服务的保险。我们还会提供您获得这些服务的法律,以便您知道您有权获得什么。只要您有主动性和毅力,也许就能获得 Annabelle 为她儿子所提供的那种资源。

政府项目

　　财政援助是可以从联邦和州政府的项目中获得的。但每个项目都有自己的一套规则、条例和程序。

补充保障收入

补充保障收入（Supplemental Security Income, SSI）是为有残疾儿童的低收入家庭所需要的特殊医疗保健需求提供财政支持的重要资源。根据美国社会保障局（Social Security Administration, SSA）的数据，在2018年，120万名18岁以下儿童和青少年接受了社会保障。在大多数州，符合SSI资格的孩子可以参加州医疗补助计划，该计划提供获得医疗保健的机会。补充保障收入由SSA管理，由联邦政府提供资金，在一些地方还得到州政府的支持。

要获得资格，儿童必须被确诊有身体或精神障碍，或是由于多种因素导致明显且严重的功能障碍。这种障碍必须持续或预计至少持续1年。

要确定孩子的障碍是否符合申请SSI的资格，需要对孩子进行评估。这一过程由残疾判定服务（Disability Determination Services, DDS）处理。每个州都有自己的名称，为机构处理DDS，但他们都是由SSA监督的。为了做出决定，残疾检查人员和医学或心理专业人员将从父母、医生、医院、心理学家、教师、学校、社会工作者、朋友、亲戚及其他任何可能提供有关儿童的损伤和功能信息的人那里收集信息。孩子儿科医生的医疗记录对于做出决定尤其重要。伤残鉴定员和医疗或心理专业人员必须确定伤残的程度，是否"严重"到有资格获得SSI服务。

资格和实际获得的经济支持取决于家庭收入，无论是单亲家庭还是双亲家庭，有多少兄弟姐妹，以及金融资产。如果一个孩子自己从事"实质性有酬活动"，也就是说她在工作，挣的钱超过一定数额，那么她可能会被拒绝接受SSI。获得的总数每年确定一次。补充性保障收入可以成为转型期年轻人获得支持和健康福利的重要来源。有关SSI的更多信息，请联系SSA，或访问其网站。

社会保障残疾保险

补充保障收入不能与社会保障残疾保险（Social Security Disability Insurance, SSDI）混淆，SSDI是指父母残疾或退休并领取社会保障退休或残疾津贴的18岁以下未婚儿童或青少年（或18~19岁且仍在高中的年轻成人）。与 SSI 不同，SSDI 计划通过社会保障提供资金，使用通过《联邦保险缴款法案》（*Federal Insurance Contributions Act*，FICA）筹集的资金。领取社会保障金没有收入和资产限制，但支付的金额基于父母的就业历史和他们已经缴纳的社保金额。

信息速查

《社会保障法》（*Social Security Act*）第五章在美国各地制订了妇幼保健计划。符合条件的儿童有资格享受保健服务，这是为有特殊保健需要的儿童提供服务的一部分。这些项目通常由国家卫生机构管理，有许多名称，包括儿童特别保健服务和儿童医疗服务。这些项目大多通过诊所、私人办公室、医院门诊和住院治疗中心或社区机构提供。

如果您的孩子得不到社会保障收入，仍然可以从这些项目中得到帮助。联系您所在州或当地的卫生部门、社会服务办公室或当地医院，了解如何联系当地的儿童特殊保健计划。

在下列情况中，支付 FICA 的父母的子女即使成年也可以继续接受 SSDI。

- 如果父母去世，但在社会保障下工作时间足够长，或目前正在领取退休或残疾津贴，22 岁以前的成年残疾人可能有资格领取儿童福利。
- 年满 18 岁之前，依靠父母的社会保障收入领取抚养费的成年儿子或女儿。

获得 SSDI 福利的成年人在 2 年等待期后有资格享受医疗保险。要取得资格，成年人必须有适当的医疗诊断，并能够证明他的残疾妨碍了他获得有酬工作的能力。

如果孩子是 18 岁或 18 岁以上，他的残疾将以与任何成年人相同的方式进行评估，这个决定是由所在州的 DDS 做出的。

申请 SSI 或 SSDI

要申请 SSI 或 SSDI 计划，您需要访问当地的社会保障办公室或拨打免费电话 800/772-1213。如果您为孩子申请社会保险金,应该带上她的社会保险号码和出生证明。如果正在为孩子申请 SSDI 福利,请带上您自己的社会保险号码以及您孩子的社会保险号码和出生证明。

SSA 会联系医生以获取孩子的医疗记录,但您可以提供尽可能多的关于孩子的医疗状况信息。您无须向您孩子的儿科医生和其他医生索取信息,但如果您能提供尽可能多的有关孩子的医疗状况、医生和医院就诊记录以及患者帐号的信息,帮助 SSA 获得孩子的医疗记录,会有所帮助。如果有任何医疗报告或信息的副本,您也可以将这些副本提交给 SSA。

您也可以带上其他文件和资料。例如,如果为 18 岁以下的孩子或青少年申请社会保险,需要税务记录和就业文件来显示您和孩子的收入和资产。SSA 还可能要求您描述孩子的 ASD 疾病如何影响其日常工作能力,SSA 可能要求提供教师、家庭成员和儿童保育提供者的姓名。您可以把任何学校的记录带到 SSA 的面试中。

现在,许多社区与医疗机构、社会服务机构和学校有特殊安排,帮助社会保障局处理获得 SSI 的资格所需的证据。但是,您所做的任何有助于 SSA 获得所需记录的事情,都将有助于它更快地处理这个程序。

家庭和社区服务豁免

一些个人可能有资格通过 1981 年签署成为法律的《家庭和社区服务豁免计划》(*Home and Community-Based Services*,HCBS)[也称为《社会保障法》第 1915(c)节]获得服务和支持。家庭和社区服务由州医疗补助计划提供,并通过联邦资金和州资金的组合提供资金。这些豁免允许各州放弃某些医疗补助的限制,例如收入,这样个人就可以在家里和社区获得医疗上必要的服务,而这些服务本来可以在机构中提供,因为 1915(c)节计划要求个人满足机构级的护理要求。所涵盖的服务有助于支持残疾人,包括 ASD 患者,旨在帮助他们过上更独立的生活。这些豁免允许各州覆盖一系列的 HCBS,如临时护理、家庭环境改造和家庭培训,这些可能不在州医疗补助计划的范围内。

少数州甚至提供了针对孤独症的 1915(c)豁免。可以获得豁免的儿童年龄因州而异,所涵盖的服务类型也不尽相同。例如,在马里兰州,医疗补助豁免提供了密集的个人支持服务、临时护理和其他服务。但是这个计划,就像大多数的 HCBS 豁免一样,只对固定数量的个人有效。在没有孤独症豁免的州,个人可能有资格获得另一个项目的服务。在某些情况下,医务人员为患有 ASD 的儿童和成人提供了高度专业化的服务。

特殊需要信托

　　如果您的孩子收到一大笔钱作为礼物或其他人的遗嘱,您可能希望创建一个名为特殊需要信托(special needs trust, SNT)的文档(也称为补充护理信托)。这是一个法律工具,可以确保您的孩子在需要遗产时可以得到遗产。SNT 为您的孩子提供了所需的服务,而不会使他丧失从政府项目[如补充保障收入(SSI)和医疗补助计划]中获得福利的资格。如果这笔钱留在传统遗嘱中,则该人必须先将这笔钱用于生活开支和医疗保健,直到钱用完为止。为了确保所需的政府援助继续下去,必须将资产放入信托基金并正确备案。

　　投入 SNT 的资金只能用于医疗补助、SSI 或其他州或联邦基金未涵盖的项目和服务,而不能直接给予残疾人。相反,它们必须直接提供给第三方,以支付残疾人使用的货物和服务。信托可用于交通、爱好或娱乐活动的材料以及计算机和假期等费用。这些资金不能用于食物、住所或衣服。

　　信托中的钱可以被投资,但赚不到钱,资产和收益属于信托公司,而不是孩子。父母可以设立和资助信托基金,并在他们活着的时候担任受托人,也可以根据父母的意愿设立信托基金,并在父母去世后开始运作。尽早建立信托有很多好处,甚至可以在您的孩子 18 岁之前就建立。如果您想创建一个 SNT,一定要联系有经验的律师,请您的儿科医生转介或联系当地律师协会,也可以从相关的非营利组织寻求帮助。

ABLE 账户

　　2014 年,国会通过了 Stephen Beck Jr. 的《体验美好生活

（Achieving a Better Life Experience，ABLE）法案》，该法案允许残疾儿童家庭在一个不征税的账户中储蓄。账户的受益人（您的孩子）是帐户所有者，任何人（如家人或朋友）都可以捐款。与 SNT 一样，ABLE 账户中的资金不会影响 SSI、医疗补助或其他公共福利的资格。要获得资格，个人必须有 26 岁以前发病的残疾，可能需要一封儿科医生的信来记录您孩子的功能缺陷。账户中的资金用于"合格残疾费用"，如教育、住房、交通、就业培训和支持、辅助技术、个人支持服务、医疗保健费用和其他有助于改善健康、独立性和 / 或生活质量的费用。目前每年对一个有能力的账户的捐款限额是 15 000 美元。

ABLE 账户和 SNT 之间有区别。决定哪种选择最适合您的孩子和家庭将取决于个人情况。对一些家庭来说，这两种选择都是有益的。有关 ABLE 账户的更多信息，请访问 ABLE 国家资源中心网站。

一般来说，HCBS 放弃特定的项目和服务，不直接向个人提供资金。但是一些州已经建立了自我指导的计划，允许个人使用资金购买他们自己需要的服务，雇佣和解雇他们想要的员工。一般来说，等待服务的时间可能很长，有时需要数年。

您能做的最正确的事情就是在孩子被诊断出患有孤独症后立即打电话给当地或州医疗补助办公室，开始这一过程。您应该向儿科医生询问处理 HCBS 的机构的名称。一旦孩子被批准接受资助，您将与案例经理一起创建一个年度服务计划，明确孩子需要的确切支持。根据您所在的州，豁免可能适用于医疗设备、出于安全考虑的家庭改造和治疗服务。案例经理监督服务计划，确保孩子得到高质量的服务，同时确保参与者遵守规则。有时，案例经理可能会打电话给您，以确保您的需求得到满足。

提交豁免申请的过程在每个州都是不同的，就像可以获得的服务类型会因居住的地方而有所不同一样。有关详细信息，请与您所在州或县的卫生和公共服务部、精神卫生和智力障碍办公室或州发展残疾组织联系。

1982 年《税收公平和财政责任法案》

一些州通过 1982 年的《税收公平和财政责任法案》(*Tax Equity and Financial Responsibility Act*, TEFRA)为某些残疾儿童提供医疗补助。这也可以被称为 Katie Beckett 的弃权书,其以一个女孩的名字命名,她的母亲帮助她率先通过 TEFRA。TEFRA 为那些有更严重残疾的孩子提供医疗补助,但是他们的父母的收入会使他们失去资格。资助的目的是帮助残疾儿童,这些儿童可能需要在机构中得到照顾,但其家庭选择在家中照顾他们。一些州,如宾夕法尼亚州和新罕布什尔州,提供像 TEFRA 这样的项目。同样,您应该联系州医疗补助机构,以确定其是否提供 TEFRA。

政府医疗保险

大多数有全职工作的人都有健康保险。也许您的保险可以满足孩子对孤独症的许多需求。但是如果您没有私人医疗保险,可能会得到州政府和联邦政府项目的帮助。这里有几个您可以深入了解的项目。

医疗补助

医疗补助计划是联邦政府和州政府的一项联合计划,为满足特定资格要求的低收入家庭和儿童提供必要的医疗服务。近年来,有特殊需要和接受医疗补助的儿童人数显著增加。对于许多符合条件的儿童来说,医疗补助往往是他们健康保险的唯一来源。在某些情况下,个别参与者可能被要求分担某些服务的费用。

尽管医疗补助是一项联邦计划,但每个州都有自己的指导方针,并确定谁有资格享受哪些服务。然而,在 2014 年,联邦政府指示各州通过医疗补助计划覆盖所有治疗孤独症的必要医疗措施。这项新的义务是早期定期筛查、诊断和治疗方案的一部分,该方案要求为儿童提供被认为适当和必要的基本预防和治疗保健服务。对于 ASD 儿童,这可能意味着行为干预——如应用行为分析——可能会被包括在医疗补助计划中。

要了解您所在州提供的服务,请访问所在州的医疗补助网站、医疗保险和医疗补助服务中心网站,或医疗补助专用网站。您还可以从其他父母和残疾组织获取信息;有关建议,请参阅附录 A。

儿童健康保险计划

儿童健康保险计划(Children's Health Insurance Program, CHIP)为工薪家庭的儿童提供免费或低成本的健康保险,这些家庭的收入高于获得医疗补助的标准,使他们无法获得医疗补助,但又太低,无法负担私人健康保险。该计划涵盖处方药、视力保健、助听器和心理健康服务,在美国所有 50 个州和哥伦比亚特区都有。它还包括常规检查、免疫接种、医院护理、牙科护理、实验室和 X 线检查服务。儿童可以得到免费的预防性护理,但低保费和其他服务可能需要您承担一些费用。

每个州都有各自的 CHIP,并确定资格、福利、保费、申请和续签程序。一般来说,2018 年,家庭年收入不超过 49 200 美元的 4 口之家有资格参保。

要了解更多关于所在州 CHIP 的信息,请您联系所在州的医疗补助机构,也可以通过 www.insurekidsnow.gov 或拨打 877/KIDS NOW(543-7669)获取信息。

私人健康保险

在前几年,几乎所有的私人保险政策都没有涵盖行为和发育干预,这些是有效的孤独症治疗的基石。通过 ASD 儿童家长和孤独症倡导者的辛勤工作,孤独症干预措施的覆盖面在过去 15 年里发生了重大变化。截至本文撰写时,美国 48 个州已经颁布了孤独症保险改革法律,要求私人医疗保险公司涵盖孤独症治疗,如应用行为治疗、作业治疗和语言治疗。这些法律并不涵盖所有类型的保险单,因此您应该致电保险供应商,以了解您的保险单涵盖哪些特定的 ASD 服务。

如果您没有生活在这些州,不要假设孩子的服务和治疗是不可报销的。如果您的保险公司设在一个有孤独症保险授权的州,或者能够证明治疗是医学上必要的,就可以获得保险。如果您正在接受除孤独症以外的其他疾病的治疗,可以通过将其他的疾病这个问题列为治疗的原因来获得保险。

私人保险更新

　　《患者保护及可负担治疗行动法案》（*Patient Protection and Affordable Care Act*）在私人保险改革中载有若干条款,使残疾儿童的家庭受益。其中包括以下内容。

■ 取消终身和年度福利上限

■ 保证覆盖入保前已出现的情况

■ 扩大受抚养人的覆盖范围至 26 岁

父母的故事：Nora

　　"去年夏天,我女儿 Rory 收到了犹太社会服务机构的一笔补助金,用来支付每周的骑马课程。现在,我正等着我的申请通过 Arc 从低强度支持服务（Low Intensity Support Services, LISS）项目中获得资金的消息,该机构为马里兰州的发育障碍患者提供服务。LISS 的钱将帮助我们支付今年夏天的一个日间夏令营,并将包括两个星期的参与费用。我不得不填写两份补助金的申请表,但努力是值得的。

　　"我从 Rory 班上的家长那里了解到这些资金的信息。他们也帮助我找到了感官良好的电影院、理发的好地方,以及支持团体。我发现,任何孤独症信息的最佳来源,都是其他父母。"

私人组织的援助

　　美国许多组织为 ASD 患者提供奖学金、家庭补助金和其他类型的资助,帮助他们支付与孤独症相关的费用。找到这些组织需要花些时间,但如果愿意费点功夫,是有机会获得资金的。Autism Speaks 组织在其网站上提供了当前的家庭补助机会列表。

　　当您申请奖学金或助学金时,请仔细阅读所有内容,确保满足了所有的要求,并把它需要的信息发送进来。在用笔写在纸上之前,检查一下是否符合标准,密切注意截止日期,把寄来的东西复印一份。如果您第一次没有得到资金,可以利用这些信息在下一个周期再次申请。

孤独症斗士:Lorri Shealy Unumb, Esq

当 Lorri Shealy Unumb 的儿子 Ryan 被诊断患有 ASD 时,他的治疗费用每年自掏腰包加起来高达 75 000 美元。但 Lorri 知道她别无选择。她回忆说:"我和丈夫都是律师,与大多数律师相比,我们赚的钱不多,但我们愿意花掉一份薪水,为 Ryan 做治疗。"他们还搬到了一个较便宜的房子,并开始削减成本。

Lorri 有两个典型的发育障碍的儿子,她敏锐地意识到其他家庭也并没有那么幸运。"我会和其他妈妈一起去支持小组,她们没办法再贡献出额外的薪水了,"她说,"它就像一根木桩刺穿了我的心,想着这有多困难,这不公平。她们负担不起孩子的治疗费用,但仍然每月支付保险费。"

这种不公正的待遇促使她在自己居住的南卡罗来纳州推行 ASD 服务保险范围的改革。Lorri 招募了其他父母,开始拜访立法者,并在 2005 年写了一份法案。

获得相关保险并不容易。"当你是 ASD 儿童家长的时候,很多时候,你只能在崩溃前抓紧时间洗澡和睡觉",她说道,"你最不想做的事就是和保险公司交涉。"

2007 年,这个法案通过了。Ryan 的法律以她儿子的名字命名,为了纪念她的父亲,Ryan Shealy,一位前州立法者,要求为 ASD 服务提供保险,并作为美国 ASD 保险改革的催化剂。

"很多时候,面对孤独症是我生活中的福气",Lorri 说,"我不能说我很高兴我的孩子患有孤独症。一开始,我只想弄清楚这件事,然后伤心。现在我有了不同的看法。我很感激孤独症改变了我的生活,赋予了我生命的意义。我快 48 岁了,我看到我这个年纪的人在努力寻找人生的意义和目标。这是我不必纠结的事情,它带来了某种满足感,为此,我很感激。"

（赵冬梅　邹宇平　译）

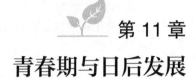

第 11 章
青春期与日后发展

1994 年，当 Charlotte 的儿子 Paul 首次被诊断为 ASD 的时候，她陷入了迷茫，她甚至不知道 Paul 日后能否完成简单的生活自理活动，比如使用自行车和电话。为了照顾 Paul，Charlotte 的新闻事业陷入了停滞，她每天需要花费数小时带他去完成各种各样的治疗。当 Paul 到了上学的年龄，由于他的"特殊"，Charlotte 整整两年不得不在家辅导儿子。

对于现年 20 岁的 Paul 来说，成长是一件令人恐惧的事情。与大多数青少年不同，Paul 既不想要手机，也不想带钱包，更不想工作。至于女孩子们？噢，那简直是太可怕了。

生活开始发生变化是在 Paul 十几岁的时候。他从高中毕业，在当地的超市找到一份打包食品的工作，并且有了第一位女朋友。然而 Charlotte 仍然感到十分不安，对于即将独立生活的 Paul，Charlotte 说："我和他爸爸担心他会过得很孤独，也不确定他能不能保护自己。"

于是 Charlotte 找到了其他几位 ASD 少年的父母，互相交流经验，共享信息，一起就 ASD 少年在成年后所面临的挑战进行了深入讨论。其中三个家庭还尝试制订了一项"过渡计划"，以训练 ASD 少年的独立生活能力。这三个家庭共同租用了一所房子，为每个少年分配了一间独立的卧室，同时聘请了一名专业的指导者，指导他们掌握理财、烹饪、清洁、购物以及乘搭公共交通工具等基本生活技能。同时，这项计划还为少年们安排了社交技能培训的课程，并要求他们每周去 2 次健身房、做 5 天瑜伽。后来，Paul 和他的一个室友为了获取驾照还参加了驾校的培训。

目前 Paul 正计划去青少年残疾人寄宿学校上课，他梦想有朝一日可以成为一名艺术家。而陪伴 Paul 一路走来的 Charlotte 在为儿子感到骄傲的同时,也为他的成长感到震惊。温 Paul 成长之故,知未来成长之新,对于 Paul 的成长经历,Charlotte 每次回顾都能收获新的启迪。自此以后,Charlotte 下定决心也要帮助其他 ASD 少年制订"过渡计划",帮助他们走向独立。

对于每个孩子来说,由童年走向成年的青春过渡期都是其人生中非常重要的一环。在心理上,孩子会开始思考自己的未来,比如:将来从事的工作、生活的地方以及他想成为一个什么样的人。而在生理上,随着体内荷尔蒙水平的改变,孩子将进入青春期并逐渐成长为一个真正的成年人。同时,伴随着身心的巨大变化,社会对他们的期望也随之改变,友情和爱情将在他们的生活中占有越来越重要的地位。

正如每对父母都知道的那样,青春过渡期是孩子生理、心理及情感同时产生变化的阶段,是青少年人生中至关重要的转折点。而 Paul,以及其他和 Paul 一样患有 ASD 的青少年,也同样需要经历青春过渡期的转变,他们其中一部分人的疾病症状在过渡中得以减轻,同时还提高了社交的能力。

在本章中,我们将介绍 ASD 患儿从童年过渡到青少年乃至成年这一过程中可能遇到的各种问题,同时还将介绍一些解决问题可行的措施与方法,从而帮助他们平稳地度过这一特殊时期。而在这些解决问题的方案中,"过渡计划"是非常值得关注的,我们认为当 ASD 少年开始向往社会中成人的独立生活时,过渡计划即应该被提上日程。之后本章还会将可行的具体步骤进行进一步论述,同时对 ASD 患儿过渡期所面临的生理、心理、社会以及情感问题进行探讨,从而帮助 ASD 患儿更加独立地生活。

特别需要注意的是,在青春过渡期,每一个孩子都有自己独特的过渡方式,ASD 患儿也并不例外。因此您需要明白,每个孩子对"解决方案"的反应会有所不同,家属对患儿的目标与期望也当因人而异。比如,单纯的 ASD 患儿与 ASD 合并智力缺陷者的预后往往存在差异,因此需要儿科医生对患儿发展的每一阶段进行全面的评估,以确保患儿发展的均衡性及独特性。这也正是家属在引导患儿的过程中需要儿科医生进一步协作的原因之一。

过渡计划

您是否还记得孩子上小学时的个性化教育方案(IEP)? 它列出了孩子在小学时期所接受教育的详细内容。IEP 是美国《残疾人教育法》(IDEA)的一部分,该法律规定 ASD 患儿可以享受特殊的教育服务。IDEA 设立的基本目标之一,即是为残疾学生的就业和独立生活提供可能。因此,该法律要求所有接受特殊教育服务的学生在 16 岁时需要制订过渡计划。如孩子情况良好,该计划的制订可提前至 14 岁。根据该法律,您的孩子在 21 岁之前都可以接受 IDEA 提供的特殊教育服务(在美国某些州可延长至 22 岁),一旦超过该年龄,他们将失去接受特殊教育服务的资格。

简而言之,过渡计划是一张人生规划图,可以帮助 ASD 患儿在完成学业后尽可能多地参与社区生活。ASD 患儿在完成学业后可以在一定范围内为自己的人生做出选择,部分人可能就职于他们较为适应的高度结构化的领域,一些人则可能会选择相对安全、可能被特殊照顾或帮扶的工作环境,另一些人可能会面对激烈的职业竞争。还有一些人可能在加入劳动大军之前,选择特殊类型的高等教育或职业学校进行进一步深造。无论如何,对于多数人(尤其是患有 ASD 的成年人)来说,工作将使他们更加明白生活的意义。过渡计划详细描述了 ASD 患儿在成年前应完成的具体目标,其中还包括孩子们的医保方案、职业规划、社会活动志向以及继续教育计划。

此时此刻,讨论 ASD 患儿对未来的职业规划似乎过于遥远,可能您也暂时无法想象您的孩子去承担一份工作的模样。但事实上,青春期是您与孩子谈论未来职业发展的好时机。您或许想从孩子日常感兴趣的事情入手和他探讨不同的工作或者职业技能。或者从孩子身边那些上了大学、步入工作或者独立生活的人谈起,和孩子就一些他熟悉的人物进行交流。在谈论的过程中,有一些 ASD 少年会对独立工作、生活的未来产生恐惧,对此,您可以每周花一些时间,循序渐进地与孩子畅想未来,这有助于减轻讨论产生的焦虑感。我们要让孩子明白,我们所讨论的是他日后的人生规划,这有助于孩子计划自己的人生,同时减轻对计划的抵触情绪。

在草拟过渡计划时,您需要考虑孩子的学习能力,以及如下几个问题。

- 您的孩子喜欢做什么?
- 您的孩子的人生梦想和目标是什么?
- 您的孩子能够做什么? 他的长处是什么?
- 您的孩子需要进一步深造的是什么?
- 您的孩子还需要学习什么才能够达到目标?
- 您的孩子有未来的教育目标吗?
- 您和您的孩子对于其拥有一份工作的感受如何?
- 您的孩子有哪些可能的工作选择?
- 这些工作需要孩子掌握哪些技能或需要获得何种支持与帮助?
- 如果孩子日后参与工作,您可以为孩子提供什么样的交通工具?
- 工作后,您的孩子将住在哪里?
- 您的孩子将如何获得医疗保险?
- 您的孩子交友是否需要帮助?
- 您所在的社区,人们是否认识您的孩子?
- 您的孩子对于娱乐时间的安排是否需要帮助?
- 您的孩子能否与他人进行有效的交流沟通?
- 您的孩子是否需要通过其他途径来改善沟通?
- 您的孩子还可能需要哪些帮助?

在制订过渡计划的过程中,非常重要的一点是,您需要全面考虑孩子目前所在的救助体系、孩子未来的经济预算及长期的护理需求,同时应尽可能获取社区及政府的扶助名额。此外,您还应该考虑从孩子的亲人处(包括他的兄弟姐妹)得到的帮助。最终的过渡计划应以所需的结果为导向,并根据您孩子的优势和需求进行制订。它应该包括实际的目标以及实现这些目标的具体措施,尤其在孩子面临重要的挑战时。此外,计划应该对重要事件的时间节点进行详细地标注,以便对孩子所拥有的资源进行调动、安排,从而更好地实现预期目标。

此外,过渡计划是一项进行中的计划,每年都应审查。同时随着孩子的学习与成长,计划也应随之调整。但需要注意的是,计划的调整应当及早进行,以便孩子明确目标并充分利用现有的特殊教育资源。同时,孩子的教育工作者及治疗者应和您共同参与孩子过渡计划的制订及调整。

但无论制订怎样的过渡计划,都应确保您的孩子尽可能多地参与制订的过程。参与的过程是培养孩子维护自己的权益的过程,且随着孩子年龄的增长,这一点将变得愈发重要。当然,不同的孩子所能够参与的级别是不同的,一些认知技能和沟通存在障碍的孩子,可能需要比其他人更多的帮助,其重点在于您应尽可能鼓励孩子全面地参与计划未来的过程。理想情况下,孩子应了解并可以和他人交流自己的病情,并可以和他人就自己的特殊要求进行沟通(具体请参阅第 5 章的“与您的孩子讨论关于他 / 她的 ASD 诊断”相关内容)。

注意事项:过渡计划制订团队可能包含的成员

很多人可能会参与您孩子的过渡计划,包括:

- 您的孩子
- 您和孩子的保姆
- 特殊教育行业的老师
- 其他相关的老师
- 学校的管理人员
- 治疗师和其他服务提供者
- 完成过渡计划后可能为您的孩子提供帮助的外部机构代表
- 其他可以帮助您孩子的人

促进孩子的“自我倡议”

每个父母都希望自己的孩子能够维护自己的权益,无论是在餐厅点餐的时候亦或在遭遇不公平待遇的时候。“自我倡议”是一种对自我的选择和决定负责、表达自我的需求并寻求帮助的能力。这是每个孩子随着成长需逐渐掌握的重要技能。"自我倡议",即维护自己权益、为自己发声的能力,对于任何孩子的成长和发展都是至关重要的。

在孩子的一生中,您可能一直是他"个人权益"的主要"倡议者",这意味着您已经为他做出了许多决定,比如:您为他选择了合适的治疗方法,告诉他应该什么时候起床,然后把他送到您认为适合他个性和兴趣的活动中。但是随着孩子的长大,训练目标应逐渐改变,您需要让他学会"自我倡议",即学会尽可能地保护自己的权益,这意味他需要学会对事件进行评估,知道遇到某些事件时应当采取某些行动,并针对这种"行动"合理表达出自己的需求。即孩子应学会明确自己的权利和义务并使用适当的资源来做出决定。对于患有 ASD 的孩子,"自我倡议"还意味着患儿需意识到自己的残疾,并能够通过言语、图片、文字或手势与他人进行交流。尽管并非所有 ASD 的患儿都可以全面掌握"自我倡议"的能力,但我们的目标是用最大的努力使之达到尽可能高的水平。

如同您教授孩子其他知识一样,"自我倡议"能力同样是不能速成的,孩子对于这种能力的理解需要一定的过程,这期间需要我们的耐心与时间。孩子"自我倡议"能力的发展始于生活的点点滴滴,从吃的食物的种类到穿的衬衫的样式,我们都可以鼓励孩子做出自己的选择。随着孩子的成长,您可以给他更多选择的空间,比如:他什么时候应该打扫房间? 他星期五晚上应该几点睡觉? 他应该参加哪些活动?

我们也可以将决策的过程分解为更简单的步骤。根据威斯康星州公共教育部的手册——《自决能力入门:高中毕业后的生活规划》(Opening Doors to Self-determination Skills: Planning for Life After High School),这些步骤分为以下内容。

1. 您需要做出什么决定?
2. 您能做出什么决定? (有什么选择的可能性?)
3. 评估每个选择。每个选择的优缺点是什么?
4. 选择最佳选择。描述您认为最适合您的选择。
5. 评估。您是否为您做出了最佳选择?

逐步思考后仔细进行决策,这有助于孩子更全面地了解自己面临的选择并做出对自己最有利的决定。最终通过不断的训练,您的孩子会逐渐减少决策中思考的步骤,使决策变得更加容易。

对于向往人际交往的青少年,参加 ASD 团体〔例如:ASD "自我倡议"网站(Autistic Self Advocacy Network, ASAN)〕也是一种不错的选择。该网络小组为 ASD 青少年及成年人提供组织交流平台、自我倡议指导、公共政策的宣传和教育等。ASAN 还致力于提高公众对 ASD 疾病的认识与理解。

我该何时并以何种方式告诉孩子他患有 ASD?

与孩子谈论他的疾病需要一个过程,并非单次的谈话可以完成。"ASD"本身即包含很多概念与内容,且伴随孩子的成长还会有很多新的问题被提出,我们对于"ASD"的理解也会随着时间的推移有所加深。与孩子对 ASD 进行讨论并没有所谓"正确"的年龄或时间,这与孩子本身的个性、能力和社交意识均存在关联。例如,当孩子开始问诸如"我为什么与众不同?"之类的问题时,父母可能可以开始与孩子对于 ASD 进行交流。

(更多信息请参阅第 5 章的"与您的孩子讨论关于他/她的 ASD 诊断"内容。)

ASAN 由患有 ASD 的成年人及 ASD 平权主义者组织运作并服务于 ASD 患者(ASD 平权主义者主张 ASD 患者与非 ASD 患者平等,同为社会重要及必要组成成员)。诸如 ASAN 之类的团体属于"神经多样性运动"的一个部分,该运动是神经系统疾病患者(包括 ASD)的民权运动,它的支持者认为:许多神经系统疾病是"人类基因组正常变异"的结果,不一定需要治愈,它们应像人类其他的正常变异一样被认可和尊重。更多信息请参见第 4 章。

鼓励孩子发展日常生活技能

在孩子的生活中,您一直在他的背后轻轻地推着他,力求他尽可能地独立。如果您已经这样做了,希望您继续坚持,并且着眼于他的未来,了解他生活在这个世界中所需的知识和能力。如果您还没有这样做,那么现在是时候让孩子掌握这些日常生活的技能了。伴随青春期的到来,孩子独立生活及工作的能力变得越来越重要,例如,如何乘搭公共交通工具以及如何购物等。

为了鼓励孩子在日常生活中掌握这些技能,请记住,人们在情景教学中学得最好最快。我们最好在恰当的时间并选用真实存在的对象进行教学,例如,当您想教孩子如何使用金钱时,请带他去商店并教他如何付款,不要只在家里玩钱币。再如,您想教孩子在睡觉前洗脸,请在就寝时间前对孩子进行教学而非白天。还有非常重要的一点,ASD 患儿通常在强烈期望获得某种东西或者满足某种愿望时具有最强的学习动机,此时进行教学容易获得良好的学习效果。

ASD 患儿青春期的医疗问题

在第 3 章中我们已经就 ASD 相关的医疗问题进行了解读与探讨,例如 ASD 患儿常见的睡眠困难和胃肠道疾病。而这些问题很可能会进一步延续至青春期并表现出更加难以处理的一面。这些伴随青春期而来的各种问题不仅在 ASD 患儿中存在,发育正常的孩子同样会遇到此类问题。对于 ASD 患儿来说,伴随着身体的发育,青春期的到来会给机体带来全新的挑战,比如青春期是 ASD 患儿出现癫痫发作的高峰时间(对于非 ASD 患儿,癫痫发作高峰时间为学龄前期)。

此外,ASD 并发抽动障碍的患儿在进入青春期后可能会出现抽动症状加重的情况。ASD 患儿伴严重挑食者,因进食困难所致食量的不足可能导致其生长发育受限,即每日摄入能量无法满足青春期的成长需求。再比如,ASD 患儿存在常见的睡眠障碍问题等。对于以上种种问题,您需要的是继续配合儿科医生的专业诊治从而帮助孩子应对疾病,对这些并发疾病的有效治疗是 ASD 患儿顺利度过青春期的基础之一。

近期,美国的研究数据表明:患有 ASD 的青少年可能更容易出现体重问题,包括超重及肥胖。究其原因可能与 ASD 患儿体力活动水平较低、高热量食品摄入过多以及服用抗精神病类药物所致食欲增长有关。因此,ASD 患儿在青春期易出现体重问题,在此期间,您应定期携患儿到专业儿科医生处,对患儿的健康进行评估及督导访问,以便对患儿的体重及体重指数进行监测,从而降低由体重问题引起的罹患 2 型糖尿病、高血压和高胆固醇血症等疾病的风险。以上疾病还可能在患儿成年后增加其心脑血管事件发生的风险，例如心脏病发作（也称为心肌梗死）和卒中。

伴随着青春期的到来，患儿的医疗保健也需要开始向成人医疗保健过渡，这需要您寻求专业人士的帮助以顺利完成转换。根据美国儿科学会及国家专业组织的建议，残疾儿童家庭应在孩子 12 岁时即着手计划并制订长期目标以满足患儿未来的医疗保健需求（具体请参阅第 10 章 "私人保险" 内容，以获取残疾人医疗保险法案等相关内容）。在其 14 岁时应开始与医疗保健专业人员共同制订医疗保健过渡计划。及早制订计划还可为教授患儿相关知识留出更充足的时间，使患儿以及患儿家属对此做出更充分的准备。

青春期体检与隐私保护

随着孩子逐渐成长，在孩子在接受身体检查时您需要开始考虑其隐私保护问题，而解决问题的方法通常取决于患儿的发育水平。如果患儿的认知能力属于幼儿水平，患儿需在家长陪同下进行体检。这样既可以保护患儿隐私权不被侵犯，亦可使您感到放心及舒适。

对于已经明白何种身体接触是合适的或者正在学习这一原则的 ASD 青少年或青春前期儿童，在体检时家长可适当回避。

此外，医患双方事先沟通身体检查的内容也是至关重要的，有效的沟通可使患儿及家属清楚体检的目的从而避免不必要的误解。

如果检查涉及敏感的隐私部位，且被检者为青少年或较为年轻的成年人，美国儿科学会建议医生选择陪护人员共同进行检查。陪护人员通常是护士或医疗助理，而非患儿的朋友或家人。最后检查是否需要陪护人员参与，由患儿和医生共同决定，但应以患儿的意愿作为首要考虑因素。

如果确实需要医疗陪护人员而患者拒绝，则医生应告知患者及患者家属可能出现的情况及可以做出的选择，包括：不进行全面检查、在另一时间进行全面检查、在没有陪护人员的情况下进行检查以及在其他医疗机构进行体检。

　　还有非常重要的一点,请您提前与儿科医生就患儿的医疗保健需求进行沟通并完成过渡的计划,以免延误患儿医疗保险的申请。此外,您在寻找具有成人 ASD 诊治经验的机构或成人 ASD 服务提供者时还可能遇到阻力,对此可及早与您的儿科医生进行沟通,他们可以帮助您寻找并确认患儿成年后需要的医疗团队的部分人选,包括成人初级保健从业人员和相关专家等。有关医疗保健过渡的更多信息,请访问美国儿科学会国家医疗中心实施中心网站和医疗保健过渡改善中心网站。

ASD 青年的出行安全

　　ASD 患者在出行时,无论其驾驶汽车、驾驶自行车、乘坐交通工具、步行或者以其他交通方式出行,家属应确保患者的出行安全。在作为乘客时,患者需做到自我监控,避免异常行为分散驾驶员注意力,同时患者需学会正确使用安全带确保自身安全。

青春期的行为问题

　　青春期时的某些行为问题,如焦虑、抑郁和情绪障碍等精神疾病可能会随着孩子的年龄而变得更加明显。有些孩子可能容易产生焦虑或抑郁,尤其是当他们越来越意识到自己与同龄人不同的时候。随着身体的成熟和发育,行为波动性较大的儿童可能变得更加不安全。例如,一个患有 ASD 的 3 岁男孩发脾气可能和一个 13 岁男孩发脾气没有什么不同,只是当大男孩发作时,可能会对自己或周围的人造成更大的伤害。

　　如果孩子正在与影响其日常功能和学习能力的困难行为作斗争,那么与您孩子的儿科医生交谈是很重要的。在行为突变的背景下,尤其是在沟通能力有限的儿童中,对于儿科医生来说,青春期及以后的生活是很重要的,要确认没有任何医学问题会让孩子感到不舒服,并导致她发怒,如耳朵感染、牙齿问题或便秘。儿科医生还将考虑睡眠问题或癫痫,这可能有助于挑战性行为,以及任何可能存在的精神疾病。当出现行为问题时,让孩子的整个团队都参与进来可能会有帮助。您可以与孩子的儿科医生讨论如何与教育工作者、治疗师、精神病医生和其他专家协调,制订一个帮助您的家庭和孩子的计划。

初露端倪的性欲

当患有 ASD 的孩子在青春期有和其他孩子一样的身体变化时,他们可能很难理解这些变化。用她能理解的语言和您的孩子谈论性行为是很重要的。这应该早在青少年时期就开始了,那时男女之间的差异得到了解释,社交技能得到了发展,良好个人卫生的重要性得到了强调。与任何一个孩子谈论性行为对任何一个父母来说都可能是不舒服的,如果孩子患有 ASD,这可能会让您感到特别尴尬。有些父母甚至认为如果他们的孩子患有 ASD,他们可以忽略关于性行为的讨论,但是每个青少年都应该对禁欲、避孕、怀孕等话题有充分的了解。谈论性行为对于孩子的安全也是很重要的,包括孤独症在内的残疾儿童和青年遭受性虐待的风险增加。

一些患有 ASD 的儿童可能更容易受到性虐待,因为他们依赖他人照顾,社交技能和判断力不发达,而且很难为自己辩护或举报虐待行为。这些担心导致一些家长庇护他们的孩子,使他们远离社交机会或性知识。然而,缺乏教育意味着孤独症和其他残疾儿童面临的风险更大。研究表明,当性问题在家庭内部公开解决时,虐待的风险就会降低。患有 ASD 的儿童可以学习保护自己身体的隐私,如果他们有这样做的知识。

因此,很明显对患有 ASD 的儿童来说,坦率地讨论性行为可能更为重要,因为他们不太可能从朋友、电影和其他来源那里学到性行为相关的知识。其他孩子所获得的大部分信息是微妙和间接的,而不是明确和直接的,这使得患有 ASD 的孩子更难掌握。讨论的两个重要方面是性安全和围绕性的社会问题。

性教育不仅仅是性交方面的教育,它是关于你孩子的身体和所有即将发生的变化、公共和私人之间的区别、适当的接触和界限,以及如何防止性剥削的知识。实际上,当您教孩子锁上公共浴室的门,在合适的更衣室里换洗衣服时，就开始教她性知识了。随着时间的推移，它演变成关于女孩月经和男孩梦遗的讨论。最终，您的谈话会变成关于性交和其他性活动的话题。在这一过程中，教孩子触摸也很重要，特别是为什么有些触摸方式是适当的，而有些则不是，如果孩子被不适当地触摸，她可以做些什么。

提出这些问题的最佳时机是在孩子进入青春期之前，并且应该以孩子能理解的为基础。您可以通过曾经教孩子关于其他主题的教学工具和技能，教孩子关于性和性行为的知识。这意味着您可能需要使用视觉辅助工具、书籍和故事。这也可能意味着将课程分解成一系列事件。最重要的是，确保指导是直接和明确的。患有 ASD 的儿童喜欢的信息是明确和直截了当的，而不是细致入微和含糊不清的。一定要给孩子提问的机会，让她知道自己以后还可以提问。孤独症演讲出版社已经为父母出版了一个免费的青春期和青春期工具包，该工具包涉及广泛的主题，包括身体变化、自我护理、卫生和月经周期，可以为如何与青少年一起解决这些主题提供一些指导。

> **世界上患有孤独症的青少年**
>
> 　　孤独症青少年的青春期是大多数青少年对家庭以外的世界越来越感兴趣的时候。同龄人和友谊可能会变得更加重要，孩子可能想探索新的活动，来成为团体的一部分。最终，孩子可能会对约会、开车和找工作感兴趣。同时，其中一些利益可能令人恐惧。幸运的是，您可以帮助孩子以自己的速度接受其中的一些兴趣，并从您那里得到一些额外的指导。

增强社会技巧

在青少年时期，友谊在生活中越来越重要，这可能会导致很多社交问题。对于患有 ASD 的青少年来说，缺乏强大的社交能力可能是交朋友和保持友谊的障碍。像所有的青少年一样，这些挑战可能会在这个年龄的 ASD 青少年身上变得更加明显，而与众不同和孤独的感觉可能会变得更加尖锐和痛苦。孩子也可能被取笑或成为欺负的目标。

帮助孩子发展更好的社交技能是一个终生的过程。首先要确保您的孩子了解什么是友谊，以及朋友之间的行为举止。例如，孩子应该明白，朋友是一个和你在一起并对你友善的人，而不是一个只在别人不在的时候，当她需要借钱的时候，或者当她需要帮助做家庭作业的时候才在身边闲逛的人。它还包括学习如何在另一个人的讲话中读懂他们的肢体语言、微妙的社会暗示、面部表情、温暖、讽刺和敌意。

社交技能似乎是可以教给孩子的东西。加州大学洛杉矶分校（University of California, Los Angeles, UCLA）的研究人员开发了一个项目，旨在为 7~12 年级的有积极性的儿童和青少年提供教育和丰富人际关系技能，这些儿童和青少年有兴趣学习帮助他们交朋友和保持友谊的方法。这是一个为期 14 周的项目，采用基于证据的干预措施，帮助青少年学习重要的社交技能，并在体育和棋盘游戏等真正的游戏活动中练习这些技能。在每周的社会化家庭作业中，父母通过社会辅导向青少年提供反馈，从而学会如何帮助他们的青少年子女交朋友。

课程中的主题包括如何使用适当的会话技巧，通过交换信息、适当地使用幽默、进入和退出对话来找到共同的兴趣。该节目还将探讨如何处理分歧、流言蜚语、拒绝、取笑和欺凌。此外，它还研究如何成为一个好的东道主、如何打电话、如何选择合适的朋友。2009 年的一项研究发现，这项计划有助于提高高功能 ASD 儿童的社交技能，这表明社交技能实际上是可以传授的。

当然，不是每个人都能参加加州大学洛杉矶分校的课程，但您孩子的儿科医生可能会介绍所在地区的课程，这些课程或项目可以帮助孩子（有关如何获取社区资源的更多信息，请参阅第 9 章）。您还可以通过为孩子提供与同龄人互动的机会，帮助孩子在社交上分享自己的兴趣。通过让孩子主持聚会来鼓励潜在的友谊。如果孩子对科技感兴趣，可以考虑帮助她使用合适的社交网站建立联系，并教她安全的上网习惯。把这些当作友谊，和她一起坐在电脑前，教她正确地使用这项技术的方法。要查找提供讨论论坛的网站，ASD 患者可以在其中分享他们的经历、提问和聊天，请参阅附录 A。

信息速查：心理理论

心理理论是将精神状态、信念、意图和欲望归因于他人的能力，这是大多数典型儿童随着年龄增长而发展和提高的技能。患有 ASD 的儿童可能没有完善的心理技能理论，因此他们很难对他人的经历和感受产生共鸣。这是他们在社会上遇到困难的原因之一。父母可以通过询问书籍、电影和电视节目中的人物在思考或感受什么、参与角色扮演，以及谈论自己的想法和感受，帮助孩子发展心理技能理论。

加强社区联系

无论我们生活在城市的高楼大厦中，还是农村的农耕小镇中，我们都生活在一个社区里，大多数人都需要参与其中。青春期是一个很好的时间来帮助孩子发展与他的社区联系的方式。尤其重要的是帮助孩子挖掘他的兴趣，并利用这些兴趣在课堂之外找到出路。

为了帮助您的孩子专注于正确的活动，想想他的兴趣。他喜欢动物吗，喜欢阅读吗，还是喜欢做运动？他是收集某些物品还是玩某些游戏？是什么激励他？他的挑战和挣扎是什么？当他参加这个活动时，您希望看到他达到什么目标？

其中一些活动可以在学校里找到。大多数学校提供各种各样的课外活动，无论是体育、音乐节目还是国际象棋俱乐部。但在您的社区里也可以找到很多这样的活动。例如，当地的青年会可以提供全方位的健身活动。工艺商店可以提供缝纫、剪贴簿和其他工艺美术课程。

也有专门为患有 ASD 的年轻人举办的社区活动。国际非营利组织 Best Buddies 帮助患有 ASD 的人与社区中的人联系起来，如企业以及公民领袖、大学生和高中生，建立一对一的友谊，最终可以带来就业、社会机会和领导角色。特奥会为您的孩子提供参加体育赛事的机会。在选择社区活动时，让孩子的兴趣成为您的指南。

进入成年期

当孩子长大成人后,你们两个都将面临许多决定,这些决定将决定她今后的生活方式。关键是和孩子谈谈这些选择,帮助她了解她能做什么和她想做什么。像其他年轻人一样,她可能会问一些重要的问题:"我应该上大学吗?""我应该学什么?""我在哪里工作?"帮助孩子回答这些问题是父母的一项重要工作。您的选择会有帮助的。

高中后教育

并非所有 ASD 患者高中毕业后都想停止上学。有些人想继续接受高等教育,无论是在学院、社区学院还是职业学校。许多四年制大学和社区学院现在为孤独症学生提供更多的支持服务。

残疾青年的高等教育模式主要有三种。在混合模式中,学生与没有残疾但也与其他残疾学生一起参加生活技能课程的学生一起上课,以获得学分或学业审核。学生也可以在校内或校外获得工作经验。在实质上独立的模式中,学生只与其他残疾学生一起上课。他们可以参加校园内的社会活动,也可以在校内或校外获得一些工作经验。在包容性的个人支持模式中,学生可以获得个性化的服务,例如在大学课程、证书课程或学位课程中获得教育教练、导师或技术,以获得审计或学分。服务和就业经验是由学生的职业目标驱动的。

重要的是在入学前与学校的特殊服务办公室合作,评估他们是否真的能满足 ASD 患者的需要,不仅包括教育支持,还有社会、情感和居住支持。为了帮助时间管理、清洁、营养、锻炼和社会化,在住宿环境中进行必要的指导可能比为一些学生提供教育支持更为重要。一个只提供其中一些支持的项目可能会降低学生获得成功的总体机会。根据您所居住的地方,可以参加一些项目,为学生的大学生活做准备,帮助他们顺利过渡到所选的学校。

准备过渡计划可以帮助孩子专注于她的兴趣和目标。定期讨论她的未来计划也很重要。可以咨询专家,比如孩子的儿科医生、学校指导顾问、大学招生专业人士,甚至那些已经过渡到年轻成人的孤独症患者的父母。

关于孤独症青少年不可避免的问题

我儿子对约会很感兴趣。我们怎样才能帮助他成功地做到这一点?

一些患有 ASD 的青少年不会对约会感兴趣,但其他人,比如您的儿子,确实对追求一段关系感兴趣。与新成年人想要从事的其他活动不同,作为父母,您很难控制他的浪漫兴趣和感情是否得到了回报。您能做的就是帮助孩子学习基本的社交技巧,比如在想约别人出去时该说什么,该怎么做,以及什么是合适的。像大多数人一样,青少年可能会体会到心碎的悲伤和坠入爱河的喜悦。

患有孤独症的青少年开车安全吗?

这取决于您的孩子。一些发育中的青少年和患有 ASD 的青少年都没有做好安全驾驶的准备,他们应该等到年纪大了再拿驾照。需要评估孩子的注意力,协调他的运动技能,调节他的情绪,帮他理解其他司机和车辆在做什么。如果您不确定,和孩子的儿科医生、治疗师、老师以及其他参与他护理的人谈谈。社区内作业治疗领域的专业提供者可能会提供正式的驾驶评估和培训。

我的孩子会住在哪里?

患有孤独症的成年人有几种住房选择。有些人最终可能完全独立生活,而另一些人则可能住在有保障的、有监督的或集体的房子里,每个房子都有不同程度的监督、帮助和支持。在选择孩子的住处时,要考虑他的安全技能、电话技能以及维护和清洁家庭的能力。其他重要技能包括杂货店购物、烹饪、做预算和洗衣服。

职业选择

像大多数人一样,患有 ASD 的年轻人也许有一天会找工作。有些人可能先上社区学院或大学,但其他人可能直接进入劳动力市场。渴望接受某项技能或职业的培训并获得有报酬的工作是一个重大的转变，它决定了十几岁孩子的未来。

IEP 中的过渡计划旨在让您和孩子开始思考可能的工作方向。孩子能做的最好的事情之一就是在中学和高中的时候探索工作选择。了解存在的职业机会，参加学校工作活动，如实习，并确定感兴趣的特定领域将帮助青少年进入工作角色，如果她需要进一步的技能发展，可以帮她获得她需要的培训。您的县或学区可以提供职业康复（vocational rehabilitation，VR）或规划服务（见下面的职业康复部分）。孩子甚至可以在学校里获得一些工作经验，帮助他们完成轻松的办公室工作，为学校商店配备人员，或者帮助他们在自助餐厅工作。学校也可能有正式的计划来支持这些类型的工作经验。在校外，孩子可以获得带薪或无薪实习。

孤独症谱系的个体可以成为理想的员工，这是因为 ASD 患者的共同优势，例如对细节的关注、对重复性和单调性任务的坚持、对涉及许多规则的高度结构化任务的坚持能力，以及对他们特别感兴趣领域任务的热情。一些大公司设立了专门的部门来安置患有孤独症的工人，因为他们是劳动力中有价值的一员。

患有 ASD 和其他残疾的人可能有不同的工作环境，这些工作环境在不同方面有所不同。孩子选择什么样的工作取决于她的能力和兴趣。例如，一些患有孤独症的成年人可能在有竞争性工作中，有市场工资，承担典型的工作职责，没有长期的支持。有些人可能会从有支持的工作中受益，支持性就业提供竞争性就业，但在工作中提供支持服务。另一种选择是有保障的或隔离的就业，在这种就业中，残疾人与无残疾工人分开工作，完成分类、组装和整理等任务。保障性就业类似于工人被隔离，但这类工作提供培训和服务，帮助工人发展生活技能。

职业康复

除了保护残疾人不受歧视之外，联邦《康复法》（*Rehabilitation Act*）还提供了职业康复（VR），这是一个为残疾人提供培训和教育资金以确保其就业的项目。职业康复计划由各州管理，主要由联邦政府资助。

要获得资格,必须有身体或精神障碍,这可能会限制孩子获得工作的能力,并表明需要虚拟现实服务才能就业。您还必须证明孩子打算工作。

要参加 VR 课程,必须先提交申请。一旦申请被批准,您的孩子将完成一个个性化的就业计划(IPE)。IPE 概述了孤独症的目标以及为达到这些目标而提供的服务。职业康复提供一系列服务,包括职业咨询、技能评估、工作培训和辅助技术。在工作了至少 90 天之后,服务结束或关闭。如果保障工作的目标似乎无法实现,或者如果个人选择退出计划,这些服务也可能停止。

根据社区包容研究所的一份报告,近年来,越来越多的 ASD 患者开始使用 VR 服务。事实上,在 2003 年到 2008 年,患有 ASD 的年轻人中脱离职业康复的人数增加了两倍多。研究表明,患有 ASD(非智力障碍)的年轻人比智力障碍或其他残疾的年轻人更有可能接受评估、工作安排和在职支持。接受这些服务的人也更有可能找到工作。

成人日活动服务

无论出于何种原因,无法过渡到全职工作的青年人可以从参加成人日活动中受益。这些项目所提供的服务各不相同,但通常作为个人在家之外的一个地方,让他们在社区中保持活跃,并在适当的监督下与同龄人保持联系。允许护理人员有时间在家外工作或照顾其他个人或家庭需要。这些服务可能包括娱乐活动、锻炼、生活技能培训、职业培训、志愿者机会和保健服务。

往后的路

也许父母面临的最关键、最可怕的问题是,"有一天,当我不在身边的时候,谁来照顾我的孩子?"一些患有 ASD 的成年人将能够保住工作,独立生活,甚至有一个家庭。其他人将能够在支持和协助下这样做。然而,还有一些人将受益于居住在提供更多支持的住宅设施中,如集体住宅。同样,建议将年轻人包括在青春期及以后,尽可能根据自己的参与能力做出这些重要决定。

为孩子的未来做计划通常需要与律师、财务规划师和其他能够帮助您制订具体细节的人会面。如果孩子需要长期的照顾和生活安排，您应该在他 18 岁、在法律上是个成年人之前就开始制订计划。如果在 18 岁时，年轻人不能做出负责任的决定，应该进行正式的评估，以确定他是否需要一个合法的监护人。监护权不是一个容易的问题，尤其是当您成年的儿子或女儿在某些领域解决问题的能力有困难，但在其他领域可以自己做一些决定时。监护意味着其他人会帮助年轻人决定他的健康和生活的其他方面。因此，只有当确信年轻人无法为自己做出深思熟虑的关于医疗保健选择以及与日常生活和财务相关的选择时，才应该追求这个目标。备选方案包括支持的决策和授权书。您可能想和年轻人的儿科医生、服务协调员、学校团队和直系亲属谈谈这个决定。律师也可能有帮助作用。

同样重要的是要确保您成年的儿子或女儿得到足够的医疗保险，并且在经济上有保障。建立一个特殊需要信托或者一个"体验美好生活"（Achieving a Better Life Experience, ABLE）帐户可以帮助做到这一点（见第 10 章的"特殊需要信托"框）。

在社区获得适当的资源是必要的，这有助于为孩子从童年到青少年再到成年的平稳过渡铺平道路。通过与您的过渡团队合作，在任何重大变革之前制订一个计划，将有助于确保孩子拥有在成年期间获得成功和成就感所需的技能和支持。

Ꮿ Ꮿ Ꮿ Ꮿ Ꮿ

孤独症斗士：Tim Page

Tim Page 一直对音乐充满热情，即使在 24 个月大时的幼年时期，一首歌也可以缓解他难以控制的脾气。小时候，他弹钢琴和作曲，后来，他成为了《华盛顿邮报》（*The Washington Post*）的普利策奖获得者。但他的童年充满了挑战。Tim 回忆说："我几乎什么都不及格。我 12 岁的时候还在尿裤子。我不能专心上课。我不明白为什么老师要我做这个或那个。"

Tim 在 20 世纪 50 年代和 60 年代初长大,那时人们对孤独症的认识和了解较少。他讨厌被强迫去学习那些他不感兴趣的东西,他总是喜欢听别人解释他们为什么要做他们所做的事情。他父亲坚持要他进行眼神交流。但对他来说,很难接受家人以外的人的拥抱和抚摸,他说,如果这种需要得到解决,几乎会对他生活的方方面面产生重大影响。

阅读《埃米莉·波斯特的礼仪》(*Emily Post's Etiquette*),有助于他理解社会的细微差别以及人们的行为方式。当他在 45 岁时被确诊患有 ASD,一切都有了意义。他的经历成了他的回忆录——《平行剧》(*Parallel Play*)。

今天,这位 64 岁的离婚父亲有三个儿子,其中一个患有孤独症,是南加州大学的音乐和新闻教授。他公开谈论他与孤独症的经历,并说 ASD 儿童最好是追求自己的兴趣,这对 Page 来说是音乐、旧唱片和无声电影。

他说,作为一个成年人,他已经掌握了"扮演 Tim Page"的艺术,可以轻松地与广大观众交谈。但他仍需要与不认识任何人的社交场合作斗争,他很少和同事一起参加社交活动,他通常更喜欢自己的公司而不是别人的公司。他继续害怕任何形式的过度刺激,无论是响亮的噪声、繁忙的谈话、色彩还是灯光,在与他人讨论任何他深有感触的事情或听音乐时,他都难以与他人进行眼神交流。

Tim 说:"我所做的就是找到我能做到最好而不是最差的方法。我知道我做什么容易,如果我必须做一些更困难的事情,我会找到一种方法说服自己。这需要几天时间,我通常都挺过来了。"

（吴馨如　刘婉婷　译）

第 12 章
总结帮助解决孩子问题的方法

　　想象一下,如果孩子每天的一举一动都在您的预料之中,就会知道什么情况什么事情会让他不高兴,也会了解孩子所有的情绪反应和需求,那么自然而然也就可以预想到在聚会、公共场所、户外等地方孩子可能会出现哪些情况,从而也可以用相应的方法来处理孩子遇到的问题。

　　众所周知,在涉及特殊儿童的情况下,尤其是当孩子患有孤独症的时候,情况可能会让人出乎意料,而您也常常无法预知孩子接下来会出现什么样的情况。不论好坏,从一开始就接受这一事实很重要,这样当孩子出现那些我们不希望发生的超乎预料行为的时候,看起来不是那么吓人。

　　所以您需要一套来应对和处理不同情况的方法。请切记,即使确实找到了行之有效的方法,也必须意识到这种方法只在某一特定情况下对孩子有效,但在另一种情况下可能没有效果。重要的是要准备好计划 B,并且在此基础上考虑计划 C、D 和 E。请切记,解决问题需要创新、灵活和耐心。

　　想要成功应对任何挑战就需要为任何可能出现的意外情况做好准备。众所周知,解决任何问题都有多种多样的方法。但对于 ASD 儿童的家长而言,他们面临的挑战并没有统一正确的解决方法。

　　在这一章节中,我们会给父母提供一些实用的方法来帮助他们患有 ASD 的孩子来探索这个世界。我们无法考虑到每种情况,也无法为每种情况都提供解决方法。关键是要富有创造性地思考,并在任何特定的情况下找到适合您和您孩子的解决方法。我们希望通过这些个人故事帮助您建立自己的方法和策略。

日常生活

在生活中,我们每个人都有必须遵循的例行程序和时间表,孩子也不例外。当孩子的日常生活有问题时,作为父母,这一天您可能会很煎熬。诸如穿衣服、吃零食或上车之类的简单任务可能会成为一项艰巨的挑战,最后让您身心疲惫。

大多数有 ASD 孩子的父母都有应对这些问题的方法。在这一章节中,我们将倾听并学习他们的处理方法。

❧ ❧ ❧ ❧ ❧

规律生活

像大多数患有 ASD 的孩子一样,我 4 岁的儿子 Quennedy 喜欢有规律的生活。我发现当他放学从学校回到家之后,就会充满焦虑地跑来跑去。

"所以,当在孩子学校看到一张醒目的时间表时,我便决定在家里尝试一下。我们用图片给孩子制作了一个时间表,其中包括洗手、上厕所、吃点心、读书等活动,最后,还包括每天晚上睡前看短片或录像的时间。

"如果孩子想知道接下来要做什么,他只需要看一下时间表就行了,有了这样清晰明了的时间表,就可以让孩子安静下来。如果发生像看牙医这样出乎意外的事情,我们会给孩子制作一张清晰醒目的图片并展示给孩子看。所以当我们第一次带孩子看牙医的时候,给孩子画了一张简笔画和一把椅子,告诉孩子即将发生的事情,第一次效果可能不好,但是第二次的时候就会好一些。"

——Tracey, Cincinnati, OH

守时

"迟到会让 Terry 感到非常焦虑,严重的时候甚至可以让他情绪失控。从过去到现在他 14 岁,我学会了无论 Terry 做什么,我们都能够提前留出时间,我们还会在看电影、约会、吃晚餐或其他外出活动的时候,在计划中安排一些额外的时间。

"我们最近外出参加了一项活动,最后不得不直接离开。我和我的丈夫都知道要花很长的时间才能到那里,在整个路途中 Terry 都非常焦虑。每过一个红绿灯,每次车减速或拐错弯都会加重他的焦虑。到达目的地的时候,Terry 非常紧张。更糟糕的是,因为我们的座位在会场的中间,又不得不面对嘈杂拥挤的人群才能到座位上去,这整个过程对 Terry 来说都是一场非常严峻的挑战。

"最后我决定用第二种方法,在类似这样的活动中选择过道上的位置,这样他就可自由地起身活动,也不会打扰别人,并且也不会让孩子感觉到幽闭恐惧。"

——Delia, Voorheesville, NY

刷牙

"我 9 岁的女儿 Annie 一直讨厌刷牙。她不喜欢这种感觉,在我刷牙的时候她也没有耐心一直坐着。而且她对看牙医也非常恐惧。为了帮助她刷牙和看牙医,我们开始非常缓慢地进行计数(所以我有充足的时间来刷牙),1 到 5 刷下牙,6 到 10 刷上牙,当数到 5 的时候,她重复一遍,然后再开始数 6。

"计数可以使她有预见性,使她可以预见到结局,也使她必须参与其中,否则我会不断地刷牙直到她尝试和我交流为止。总之,计数可以让她感到安心。也可以唱歌,像 ABC、一只可爱的小蜘蛛、五只小鸭子等,这些对她来说同样有帮助。"

——Amy, Exton, PA

系鞋带

"我儿子从很小的时候到现在 34 岁都是坚持自己系鞋带。鞋带总是系得松松垮垮的,他不喜欢鞋带松开拖到地上,会常常停下来重新系,所以当人们看到他的时候他经常半蹲着在系鞋带。

"因为他不能将鞋带系得很紧,经常做一些无用功,所以我们决定把鞋带永久绑起来,宽松适宜,可以让他轻松地穿脱鞋子。鞋带不能系太紧,要不然鞋子会脱不下来。"

——Phyllis, Kansas City, KS

出门在外

"旅行,尤其是需要过夜的时候,对于患有 ASD 的孩子可能会非常困难。如果在同一个房间里有一个洗手池,Annie 总是会想玩水。为解决这个问题,我们在房间放了一个可以容纳 5 个人的帐篷,称它为'Annie 自己的帐篷',在帐篷里放一个她喜欢的充气式空气床垫,她会知道这是她自己的空间,并且感觉很安全。

"我还带了一个装有她最喜欢的玩具的塑料容器,这个时候她有自己游戏箱、专属的毛毯,以及她喜欢的所有的毛绒玩具。然后拉上拉链,在 2 个拉链上系上蝴蝶结,这样她就出不来了。我们在帐篷里安装了一个视频监测器,以便可以观察她在帐篷里的一举一动。实践证明,这是为安妮创造安全环境并使我能够入睡的一种非常有效的方法。"

——Amy, Exton, PA

驾驶不同的路线

我的儿子 Sam 就像大多数 ASD 孩子一样喜欢一成不变的生活。每当打破常规的时候,他就会变得很焦虑。如果改变到达某个地方的路线,他就会感到非常不安。为了改变他这一点,我会故意走不同的路线,然后给他奖励,让他把改变路线和获得奖励联系在一起。

——Barbara, Ann Arbor, MI

教他穿衣服

"我们的儿子 C.J. 现在 4 岁了,正在学习如何穿衣服。为了教他,我们制订了一张清晰直观的日程表,列出了穿衣服、袜子、衬衫和裤子的顺序。

"开始穿衣服的时候他会首先看日程表,然后去取第一件物品,然后再看第二件物品是什么,并穿上它,以此类推。虽然花费了很长时间教他穿衣服,但是他现在已经学会了,并且会按照自己的步调进行。"

——Ronny, Cincinnati, OH

帮助她表明身份

"因为 Annie 不会说话,如果迷路了,没有办法告诉别人她住在什么地方。所以我们把一条医疗手镯(由不锈钢制成)永久戴在她的左手腕上。那是在她24个月大的时候,趁她睡着的一个晚上给她偷偷戴上的。即使她睡醒看到了,也没有办法把它取下来。

"手镯上有她的全名以及她患有疾病的名字(非言语孤独症),上面也有我的地址和手机号码。我们教她,当有人问她'你叫什么名字?'的时候,要指手镯。这样一来,她就可以与他们互动,并且告诉别人需要的信息在哪里。"

——Amy, Exton, PA

害怕转变

"在很长的一段时间里,每当我们散完步,转身准备回家的时候,儿子就会开始失控、发脾气。刚开始谁也不知道是什么原因导致他如此难过。他甚至讨厌我在路上掉头,原路返回。回到家之后,他也会发很长时间脾气。最后,有一天,他说'别的路',我们才弄清楚是怎么回事。

"他不是个淘气鬼或小孩,他是真的害怕,想让抱着,我们也经常握着他的手或抱着他。现在在我们转身之前会先告诉他,了解孩子的不好情绪,然后进行安抚。我们现在可以让他平静下来,继续做后边的事情。现在从吃饭到洗澡,每个环节我们都会提前给孩子提供一些信息。"

——Ronny, Cincinnati, OH

提高技能

"我们买了一个 iPad,女儿 Rory 拿到后非常喜欢它。它现在成为了主要的教学工具。我们还给她下载了很多应用程序,其中大多数并不是所谓的孤独症应用程序。

"真正有用的一个程序叫 Shape Builder,在这个程序里孩子可以把看到的形状根据轮廓拖到拼图当中去。我坚信这就是她现在写字的原因。她手的精细运动技能本来很差,现在有了很大程度的提高。ABC Traer 是另一个学习写字母的应用程序。

"她还喜欢儿童计算器,并且从中学到了很多数字。她可以认识100 以内的数字。她使用名为 Starfall ABCs 的绘图应用程序来写单词。她还喜欢闪存卡应用(flash card app),婴儿闪存卡(Baby Flash Cards)里边有许多犬类、汽车类和其他种类的各种类型的有趣的发音,也有 ABA 闪存卡(ABA Flash Cards)和应用行为分析受理卡应用程序。Rory 从不同的应用程序中学到了很多东西,获得了自信心,并且可以靠自己的能力解决问题,这也太不可思议了。"

——Nora, Gaithersburg, MD

您可能会发现其中一些方法有用,而有些则没有帮助。无论您尝试什么,都不要太沮丧或放弃太早。改变可能会遇到阻力,而且是您和您的孩子正在一起进行改变。因此,一些新的东西可能需要尝试几次,然后才能获得正面的回应,或者可能需要给孩子提供一个非常渴望的东西或活动来奖励这种行为。可能还需要确保家中的其他人也和您一样做出改变,并达成共识都同意尝试这样的改变。

处理孩子的不良行为

不良行为指的是不适当、具有破坏性、没有益处的行为。患有 ASD 的儿童,他们的行为可能是刻板的、重复的、自残性的或有攻击性的,有的时候甚至可能大发脾气。在教室里,您的孩子可能在屋子里跑来跑去,大声说话,或打断课堂秩序。重要的是要注意,尽管这些行为对您来说似乎"不好",但它们可能对您的孩子起着重要的作用。

患有 ASD 的儿童在焦虑、恐惧或困惑时可能会出现不良行为,大多数患儿在这种时候不知道该如何进行有效的沟通。因此他们经常采取适得其反且令人生厌的行为来逃避压力大的情况或错失获得想要的东西或活动的机会。问题是,这些行为可能会干扰孩子的学习能力,并可能使他们难以参与小组活动。

消除不良行为并不容易,但可以控制孩子情绪失控,尤其是在您充分了解孩子行为的情况下。就像我们已经说过的那样，许多患有 ASD 的儿童日常生活在没有告知的情况下突然发生改变、处于不熟悉的状况或完成新任务受挫时会让他们感到焦虑，父母可以通过尽量减少孩子的焦虑来帮助减轻不良行为。这里有一些方法可以帮助家长。

- 与孩子谈论您对孩子的期望时，要清晰、准确。患有 ASD 的儿童可能很难了解字里行间所表达的意思，也很难敏锐辨别面部表情。与孩子交流时，直接说出您的想法和您想表达的意义，避免使用隐喻、成语和讽刺来表达自己的观点。

- 用简单的单句下命令。为了让孩子接受您的口头命令，了解并做出回应，可给孩子最多30秒（有时更长）的时间。看起来像很长一段时间，但是患有 ASD 的儿童会比正常发育的孩子反应迟钝。

- 给您的孩子时间去做他想要做的事情。ASD 儿童通常需要更长的时间才能完成任务，因此耐心至关重要。如果您知道孩子需要更多时间，则在任务中要考虑时间的问题。这意味着当您要去某个地方或从一项活动过渡到下一项活动时，要将"准备"时间添加到计划中。一些父母发现设置厨房或微波炉定时器来帮助进行时间管理会有所帮助。

- 与您的回应保持一致。例如，如果孩子发脾气，重要的是您的反应要一致。这样，孩子就不会对什么行为是否合适感到困惑。

- 使用正强化。给孩子一个行为适当的理由，而不仅仅是一个避免不良行为的理由。记住要告诉孩子她做对了什么，而不仅仅是告诉她做错了什么。

- 建立融洽的关系。确保您每天与孩子一起度过一段有趣的时光，参加双方都喜欢的活动。这种时间上的"投资"将"填满银行"，当您向您的孩子提出请求时就可以"兑现"。建立融洽的关系是防止不良行为的必要步骤。

- 尽可能按照时间表来做事。当规律的生活发生改变时，患有 ASD 的儿童通常会变得非常焦虑。您可以通过口头或使用视觉卡或讲社交故事的形式来让孩子知道在什么时候要发生出乎意料的事情。

- 尽可能保持冷静。在压力大的情况下很难保持冷静和镇定。建议使用柔和的语气，不带情绪地陈述事实，并按逻辑顺序提供信息。

- 尽可能使用可视时间表。许多教室都会使用一张。这是因为患有

ASD 的儿童通常是视觉学习者,而不是听觉(语言)学习者。一些家长还发现老师或治疗师制订一个视觉时间表是很有帮助的,尤其是在他们没有电脑或打印机的情况下。

在行为开始之前

如果您可以预期并预防不良行为,则它会有所帮助。这就是要注意 Brenda Smith Myles 博士所说的"愤怒周期"的原因。据 ASD 专家 Myles 博士说,愤怒的发生是有原因的,通常经历三个阶段:隆隆声、崩溃/愤怒和恢复。

在隆隆声阶段的常见行为是在孩子完全发脾气或崩溃之前发生的,包括咬指甲或嘴唇、声音变小、肌肉紧张、拍打脚、做鬼脸以及其他不满行为。以下是在隆隆声阶段防止崩溃的一些方法。请记住,这些方法可以在家里或教室中使用。

- 轻柔地触摸。假设一个孩子正在大声敲打他的脚,通过轻轻触摸他的腿或脚,他可能会停止行为。
- 对孩子的兴趣表现出兴趣。如果您的孩子不想完成任务,在他有这个想法之前,告诉他您知道他更喜欢做别的事情。通过承认他的兴趣,可能会转移不当的行为。
- 带您的孩子去散步。为了让孩子从不满的情绪中脱离出来,和孩子一起去散散步。在散步的过程中,不带任何惩罚措施地让孩子说出自己的想法。
- 让孩子从当下的情况中彻底走出来。让孩子去做事,例如去他的卧室拿东西、取邮件,或者去找在邻居家丢了的东西。
- 将您的孩子送到安全的地方,让他恢复平静状态。
- 对孩子的感觉问题要敏感。许多 ASD 儿童对某些会影响他们感官的事物都有强烈的喜欢或不喜欢。无论是吵闹的声音、有害的气味,还是奇怪的质地,尝试找出孩子喜欢的,并接受他们。例如,如果他不喜欢拥抱,就不要坚持要他接受一个热情亲戚的拥抱;如果他不喜欢吵闹的声音,请尽量避免开车经过消防局;如果他对气味敏感,就不要用芳香的洗发水、肥皂和乳液。
- 给您的孩子说一句他可以在困难时刻使用的话。您可能建议他重复

"这事会过去的"或者"深呼吸"。

- 重申孩子违反了的规则时,请看着孩子的眼睛。避免长时间讨论谁对和谁错的问题。只需告诉他您对他的期望,然后继续。

- 分析情绪失控的原因。分析一下您的孩子开始表现出问题行为之前的几个小时内发生的事情,并尝试避免以后再次发生类似情况。想一些让自己在事情的发生过程中保持镇定,下次可以安慰孩子的方法。做一个行为观察表(包括之前的情况、出现的行为及引起的后果),可以参照第 5 章的内容。

- 尝试幽默一点。不管是转移您孩子的焦虑或改变旁观者的异样眼光,有时候有趣的解释可能会使情况变得滑稽可笑。但是,前提是要确保您的孩子理解这种幽默,不要认为是在嘲笑他。简单地说出"我想他今天过得很糟糕"这样的话在旁观者眼中可能也会有作用。

关于完整的愤怒周期和其他有用的方法,见第 5 章。

利用社交故事

社交故事有助于提高孩子对某些事件的理解,同时有助于教授适当的社会技能和行为。他们通常采取故事书的形式,为孩子设置一个有挑战性的活动(如理发)。句子可能是事实性的、描述性的或肯定的,或者它们可能承认作者或其他人的感觉或观点。详细地描述情境,并着重于重要的社会线索、事件,以及孩子可能期望在情境中发生的反应。他们也可能包括孩子可能期望的行为和反应,以及为什么。

鼓励孩子的社交技能

大多数儿童以及成年人都将社交技能视为理所当然。早期,他们学习如何进入游戏小组并加入其他孩子的活动中。随着时间的推进,他们学会读懂肢体语言和面部表情,并且可以感觉到当有人对对话主题失去兴趣。他们还将学习如何安全地离开互动而不冒犯他人。对于患有 ASD 的孩子来说,这种基本的社交技能可能是一个挑战,似乎是不可能完成的任务。许多患有 ASD 儿童可能难以进行一对一的互动、读懂肢体语言和开始游戏。他们很难拥有同理心，而且难以理解他人的情绪。

对于患有 ASD 的儿童，可能需要明确、定期地进行社交技能方面的训练。重要的是要知道，一个孩子不与同龄人互动，并不意味着他交往的愿望就不存在，她可能只是缺乏社交活动所需的技能。您可以通过以下方式帮助孩子发展和磨炼这些技能。

- 玩那些可以教给孩子社交技能、肢体语言和面部表情的游戏。字谜游戏等游戏可能特别有效。或者，您可以尝试在关闭音量的情况下观看电视节目。暂停演出，并询问孩子主人公的感受是什么以及可能会说些什么。然后重新打开音量并播放节目，看看孩子的回答是否正确。

- 提供有关孩子可能说或做什么的直接说明。患有 ASD 的儿童需要明确的信息。在展示特定技能的同时，大声说出她在不同情况下可以做什么和说什么。

- 心灵阅读游戏可以用来教 ASD 儿童了解他人的观点。看一些各种情景的图片，让孩子描述图片中人物的想法和感受。

- 观看电影和电视节目，可以教给孩子学习面部表情、肢体语言和良好的行为举止。鼓励孩子注意这些表情是如何表达情绪的，讨论这些表达的含义，以便孩子可以更好地理解他人的感受或想法。

- 表演困难的社交互动。首先使用脚本进行角色扮演，随着孩子技能的提高，让孩子即兴发挥自己的能力。

- 使用社交故事来教孩子如何社交。

- 让孩子与未患 ASD 的同龄人相处。

- 招募老师、助教和课间助手帮助提高孩子的社交能力。可以让老师将孩子与跟他有共同兴趣爱好的教室"伙伴"配对。当孩子在操场上时，可以让助教找一个能与您的孩子互动的孩子。建议老师和助教进行小组活动，使孩子有机会展示自己的特殊才能。

- 教孩子对话式听力技巧。患有 ASD 的儿童可能正在听某人说话，但她不明白为什么让其他人知道她正在听着是很重要的。鼓励孩子点点头或发表一个简单的确认回应，例如"哇！"或"真的吗？"

● 寻找使孩子参与课外活动的方法。无论是运动、俱乐部还是专注于特定爱好或兴趣的团体,关键都在于让孩子有广泛的机会建立友谊并进行社交。但是重要的是要注意,在课外运动中患有 ASD 的孩子可能需要一些额外的支持。团队运动的要求可能更高,并且在社交上也很难驾驭。如果孩子需要这种额外的支持,则当地的公园和娱乐场所部门可能会提供您的孩子可能感兴趣的一些相适应的娱乐活动。一些家庭发现,个人运动(例如游泳、武术、跑步)可以增强孩子的自尊心,并使娱乐活动更容易进行。最主要的是,选择对您的孩子来说有趣的东西!例如,我的儿子(Carbone 博士)Ben 喜欢运动,并且参加了相适应的娱乐活动,例如滑雪、棒球、篮球、骑马、室内攀岩、足球、游泳和健身课。通过这些活动,他结交了很多朋友,经历了参与的乐趣,而与此同时,也在提高他的社交能力、沟通能力、注意力范围和运动技能。另外,我和我的妻子也很开心看到这一切以及与其他家长的会面。向您的儿科医生或当地的 ASD 支持团队咨询有机会参与有关社区中相适应的娱乐活动的信息。

我的孩子很难解决简单的问题。我能给予什么帮助?

试着向他讲述您的做法,或者像 Brenda Smith Myles 博士所说的那样活出自我。大声说出来可以帮助孩子更好地理解他所处的环境,以及当他遇到问题时他能做些什么。例如,假设把钥匙锁在车里,您可能想说:"我要保持冷静。现在我要打电话给上班的孩子爸爸,但是他不在那里。我给邻居 Smith 太太打电话,她有钥匙,她在家,她会把钥匙给我。"讲述您的做法,教会孩子一步一步解决问题的过程,并让他相信大多数问题都可以在不崩溃的情况下得到解决。

当您的孩子上学时

您的孩子上学后,他的日常生活不再完全掌握在您手中。在这一点上,与学校的老师、工作人员、治疗师和支持人员沟通孩子的独特需求就变得很重要。有些人可能对孤独症知之甚少,而另一些人可能受过训练,擅长训练技巧,可以与患有 ASD 的儿童一起相处。作为父母,您可以帮助老师更好地了解什么可以帮助他们教您的孩子。以下是一些您可以尝试的方法。

- 询问有关创建可视时间表的问题。患有 ASD 的孩子喜欢可以预知的事情,并且能够了解他们的生活状况,可以减轻学校生活的压力。但要始终提醒您的孩子,计划赶不上变化,想不到的事情随时有可能会发生,以防他不会为意外的消防演习或特殊事件而感到困扰。

- 教您的孩子学会听取对其他孩子的指导意见。如果老师告诉一个学生停止说话,那么您的孩子最好也要保持安静。

- 恳请老师为您的孩子组织一个朋友圈。被同龄人接受对于学龄儿童很重要。询问老师是否有合适的学生可能成为您孩子的好伙伴。这些学生应该具备较强的社交能力,并乐于与您的孩子相处。

- 与老师分享您孩子的兴趣。了解孩子的喜好将使教师在上课与孩子互动时可以使用孩子感兴趣的话题。

- 恳请老师为您的孩子提供一个安全的空间或凉爽的区域。可以首先尝试教室中的空间,例如桌子或特殊的椅子。如果这个办法不奏效,则可以在教室外,比如说办公室里。这个想法的目的是当孩子变得不知所措并且需要冷静下来的时候,给他提供一个地方。

- 了解您的孩子白天是否可以休息一下。对于一些孩子来说,在学校度过一天可能会感到有压力。给他们放松的机会可以使他们更安心,并减少参与新活动的压力。

- 鼓励教师在下达指令时做到具体和准确。患有 ASD 的儿童需要明确的指示,告诉他们该怎么做以及对他们的期望。只是简单地告诉他们清洁他们的书桌常常是不够的。准确地告诉他们这是什么意思非常重要。更清楚地说,最好是让学生收起他们的笔记本。

- 经常赞美。简单、清晰、特别的赞美可以为患有 ASD 的孩子带来不同的生活,并使他充满信心,使他做得更好。敦促您孩子的老师找出您的孩子表现比较好的时刻,然后将这些时刻指出来告诉他。

- 将任务分解为更细小的步骤。给学生逐步描述完成每个微型任务的详细步骤以使他们完成一个任务。

- 尽可能多给老师提供一些帮助。不要只列出需求清单。帮助老师了解您的孩子,并提供解决问题的策略。要有耐心,并意识到老师在与患有 ASD 的孩子一起相处时会有不同程度的经验和舒适感。
- 在家中强化练习学校活动。在家里,尝试使用一些老师的工具,例如有关"图片交换沟通系统"的书、可视化时间表或数学操作(例如模式块或联锁立方体这样的数学游戏)。这可以帮助您的孩子减少上课时的焦虑,并使他对在学校学习的技能拥有一定的概念。

照顾好自己

您可能想知道为什么有关帮助您的孩子的章节中会出现关于帮助您(孩子的主要照护者)的部分。这是经典的"氧气面罩"方案。在飞机上时,我们总是被告知要首先戴上自己的氧气面罩,然后再给孩子戴上。只有帮助自己,您才能更好地照顾孩子。就这个问题而言,适用于任何孩子。

- 列出您可以打电话与其讨论问题的朋友和专业资源的清单。当您需要的时候,请寻求他们的帮助以获得实际的援助。
- 经常锻炼。定期运动可释放压力,帮助您入睡并改善情绪。花些时间去健身房、散散步或做些柔和的伸展运动。与朋友一起参与,您也会拥有一些社交的时间。
- 考虑加入支持小组。与跟您有相同经历的其他人相处可以减轻压力、提供新的应对策略,并为您提供急需的信息。
- 寻找减轻压力的方法。无论是每月按摩还是每周与朋友共进午餐,都是在寻找可以减轻压力的方法。抚养一名患有 ASD 的孩子可能会非常有压力。最近一项针对参加"正念减压"计划的 ASD 儿童父母的研究表明,父母的压力、焦虑和抑郁感减轻了,睡眠质量变好,生活满意度也更高了。花些时间进行自我护理可以帮助您成为更好的父母,并且会对您和孩子以及其他家庭成员的关系产生有益的影响。
- 尝试让自己入睡。这件事可能说起来容易做起来难,但是好的睡眠可以给您养育孩子所需的体力。把睡眠作为计划里的优先事项。
- 临时看护。ASD 儿童的父母偶尔需要从他们承受的压力中解放出来短暂休息一下。临时看护,即让另一个受信任的人临时看护孩子,使您的家人有机会休息、恢复精神、放松、重新集中注意力、重整旗鼓和充电。研究人员发现,接受临时看护可以降低父母压力、改善婚姻质量以及减少儿童不适应行为的发生。也许您可以依靠家庭成员获得这种支持,或者可以咨询儿科医生有关如何通过州或地方机构获得临时护理服务的机会。您可以通过访问 ARCH 国家托管网络和资源中心网站,找到有关暂托服务的更多信息。

🐌 🐌 🐌 🐌 🐌

孤独症斗士:Cathy Purple Cherry

　　"我的大儿子 Matthew Cherry 今年 26 岁,1991 年 10 月 23 日出生于俄罗斯的 Igor Sklyarov。我们在他 3 岁时收养了他。他被诊断出患有孤独症并有一些其他特殊的需要。在收养了 Matthew 之后,我和我的丈夫又有了两个孩子,分别是 21 岁的 Jason 和 18 岁的 Samantha。在过去的 20 年中,我们经历了一段非常紧张的过程,我喜欢称之为"抚养孤独症"的旅程。

　　"当初我们从俄罗斯收养 Matthew 时,我们没想到会带回一个非常复杂的孩子。起初,我们不明白为什么我们儿子的举止如此极端。作为新手父母,我们没有与其年龄相适应的活动和反应进行比较的基础知识。在接下来的 5 年中,我们儿子被下了多种诊断,包括注意缺陷 / 多动障碍、强迫症、躁狂症、反应性依恋障碍、焦虑症、胎儿酒精综合征,最后被诊断为孤独症。在这 5 年中,我得知我们中的一个人(在我丈夫和我之间)必须成为儿子的"发言人",另一个人承担支持的角色。作为一名更积极、坚定的拥护者,我带头了。最终,我们旅程成功的原因在于我的丈夫完全支持我的领导。在举行任何会议之前,我会阅读资料以做好准备进行讨论。我们进行了自己的策划,创造了一个统一的阵营。

　　"在我们的孤独症旅程中,我学会了成功地进行倡导。我有三节课和大家分享。

　　"第 1 课:永远不要忘记,没有人会像您一样认识您的孩子。在倡导的过程中，许多人会评论您的孩子取得的成功。这些成功仅代表参与的一天中的一小部分。除非有人接替您的位置在家中住了一整年，他或她才能真正开始理解抚养孤独症的全部意义。不要让任何人的声音比您的重要。您可以控制所有结果；如果您没有听到您所期待的，再问一遍。

"第 2 课：公开一切。如果您不向与家人有关的整个团队透露所有活动和行为，会影响孩子获得适当支持的机会。您必须乐于暴露好的、坏的和丑陋的一面。这做起来很难，我们大多数人对自己的家庭生活都是保密的。

"第 3 课：不要从底层开始，从上层开始。您会发现支持孩子的个人可能希望为您的孩子提供最好的服务，但他们无法带来重大改变，尤其是当服务是通过国家机构资助时。如果您需要为孩子做出关键性的改变，请找上层的负责人。他们可以是服务提供者的负责人、学校系统管理的负责人、县长、州长甚至是白宫。不要降低您的影响力，以及限制自己为孩子发声。

"孤独症是家庭的事务。作为家长，我们不仅仅抚养了一个患有 ASD 的孩子，我们所处的家庭也受到孤独症带来的快乐和挑战的影响。抚养 ASD 孩子有可能通过演变、发展、成长以及整个家庭的最终力量而发生本质的改变。通过抚养一个患有 ASD 的孩子，我们可以获得非凡的忍耐力、耐心、同情心、毅力、灵活性和激情。

"现在，我在美国孤独症协会国家委员会任职，并且是一名被认证的孤独症专家。我发表过几篇有关特殊需求设计的期刊文章，并在美国各地的会议上进行过演讲。但是首要和最重要的角色，我是一名母亲。

"我写了一本书，希望有一天能出版。这本书可能并不是非常科学或详尽，它没有讨论任何传统意义上所说的疗法、治疗方案或措施。它通过描述一些真实生活中的小故事，让大家了解我们家抚养一名患有 ASD 儿童的过程，它向大家分享了挑战、爱、恐惧和幽默。它是真实的，是坦诚的，老实说它就是家有孤独症患者的生活。"

（邢梦娟　陈飞　译）

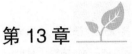

第 13 章

孤独症谱系障碍与家庭

Asher 的母亲 Carly 爱她的儿子,并为他的成就而庆祝,无论他的成就有多小。但接受他的孤独症谱系障碍(ASD)诊断,并适应 Asher 给她和她的家人带来的变化,是一段漫长的旅程。您会看到,为了适应 Asher 的残疾,她做出了牺牲和调整,但相比于她的孩子们带来的快乐是值得的。在 Asher 之前,她过着她所认为的田园诗般的生活。经过 Asher,她的生活依然很美好。在某种程度上,她的梦想已经改变了,但她的旅程教会了她,新的梦想也可以同样甜蜜。

从一开始,现年 7 岁的 Asher 就向家人提出了几项挑战。他是一个"跑者",如果没有密切的监督,他可能会从房子里消失。由于他的感官需要,他有时和他的姐妹们玩得很粗野,弄坏她们的玩具,跳到她们的床上。也许最大的障碍是他难以表达自己的需求。和其他母亲一样,Carly 不知疲倦地帮助儿子更有效地沟通。她研究了各种策略,以确保自己使用的方法是正确的。一直以来,她都很担心 Asher 和他的未来,担心他的妹妹,患孤独症的风险更高,担心这一切会如何影响她的家庭。所有的压力都开始产生影响,Carly 开始表现出抑郁和焦虑的迹象。幸运的是,在家人和社区的支持下,她的情况有所好转。

有 ASD 的 Asher 影响到了家里的每一个人。Carly 和她的丈夫尽他们最大的努力团结一致,但像所有的父母一样,她有时把她的挫折发泄在她的配偶身上。Asher 的妹妹很难理解为什么 Asher 可以不吃完就离开饭桌,但她不能。Asher 的异常有时意味着,作为一个家庭一起外出就餐或外出度假可能会遇到不一样的挑战,有时会导致家人感到被孤立。

尽管如此,Carly 还是努力让 Asher 尽可能多地参与进来。她鼓励女儿们也这样做。Carly 说:"因为他不说话,他们就忘记了可以跟他说话。"虽然有时她会感到气馁，但她会继续支持 Asher，帮助他做出成功所需要的调整。他们把院子围了起来，安装了合适的锁，调整了自己的期望。"你只能学会为小事庆祝"，她说，"对我的女儿们来说，这可能是赢得一场比赛。对 Asher 来说，这是他学会用叉子的时候。"

ಬಿ ಬಿ ಬಿ ಬಿ ಬಿ

正如这个故事所表明的，孤独症的诊断对一个家庭有巨大的影响。它会给婚姻带来压力，给兄弟姐妹带来混乱。它可以限制活动和社交活动。它会增加财政负担和就业机会。对于主要的照护者来说，照顾 ASD 患儿甚至可能导致精神健康问题。

与此同时，一些家庭表示，有一个患有 ASD 的孩子可以带来难以言说的快乐和难以置信的回报。在正常儿童中可能被忽视的小的发育里程碑在患有 ASD 的儿童的都值得被庆祝。许多父母谈到他们时，对孩子充满感激。

正如每个患 ASD 的孩子都是不同的一样，每个家庭也是不同的。虽然所有的家庭都会经历压力时期，但研究表明，有孤独症儿童的家庭通常比没有孤独症儿童的家庭承受更大的压力。在这一章中，我们将探讨孤独症对家人的影响，以及家庭可以做些什么来缓解压力，家庭中每个人接受这个新挑战的方式，甚至如何从这种经历中变得更强大。

孤独症对婚姻的影响

孤独症对于婚姻关系的影响就像婚姻本身一样千差万别。一些夫妇在抚养 ASD 孩子问题上想法一致，其他人则在如何抚养孩子的问题上产生分歧，甚至其中一方可能否认 ASD 的诊断结果。还有一些人可能会纠结，但仍然致力于保持他们的关系。与任何婚姻一样，受孤独症影响的婚姻能否持续取决于许多因素。

许多年来，人们认为许多拥有 ASD 孩子的婚姻都以离婚告终。但 2010 年肯尼迪克里格研究所（Kennedy Krieger Institute）的研究人员发布的一项研究显示，患有 ASD 的儿童中有 64% 与父母双方都住在一起,这个比例与没有 ASD 的儿童家庭没有什么不同。

　　威斯康星大学麦迪逊分校威斯曼中心的另一项研究则不那么乐观。这项研究表明,在成年孤独症组中,相比没有孤独症的,其父母更容易离婚。而当孩子小于 8 岁时,两组父母之间的离婚率是相同的,之后,有 ASD 患儿的父母的离婚率上升,而没有 ASD 患儿的父母的离婚率下降。根据这项研究,患有 ASD 孩子的长期需求,对这些夫妇来说,持续的时间越长,对婚姻造成压力更大。研究表明,在孩子出生时,较年轻的母亲和年龄较大的母亲离婚率更高。其他研究还表明,患儿如果合并有注意缺陷多动障碍等其他缺陷,其家庭离婚率更高。

　　尽管有这些发现,专家们说,有 ASD 儿童的婚姻和其他婚姻的秘诀是一样的:诚实和公开地沟通;花时间在一起;互相提供支持。研究表明,母亲特别强调配偶支持、有一个熟悉日常生活的伴侣并能分担责任非常重要。

家庭相关事务

在照顾儿子方面,我丈夫帮不上什么忙。我怎样才能让他更多地参与进来?

　　通常母亲成为 ASD 儿童的主要照顾者,这并不罕见。男性在处理没有直接解决方案的情况时往往会遇到更大的困难,他们可能会把精力放在其他事情上。然而,在现实中,父母双方应该分担日常的责任。不仅要让您的丈夫知道,您如何重视他的参与,还要让他知道,他可以提供哪些具体帮助。如果他在努力,即使他的帮助方式和您不一样,也要心存感激。如果他在接受 ASD 诊断方面有困难,也可以建议他和治疗师谈谈。邀请他参加孩子与医生的会面,这样他就可以了解更多关于孤独症的知识,以及如何更多地参与其中。有些父亲可能在学习如何与患有 ASD 的孩子建立联系上遇到困难,所以可以尝试为他们找一个活动,帮助他们建立更牢固的联系。

我丈夫和我想偶尔出去一下,但我们担心找不到一个能照顾我们患有 ASD 的女儿的保姆。我们在哪里可以找到保姆?

　　试着在 ARCH 国家托管网络和资源中心定位器上寻找一些人。您可以通过当地的学院或大学找到保姆,特别是如果它有特妹的教育项目。照顾 ASD 儿童的夏令营辅导员也是很好的保姆。您也可以通过家庭之声或国家家庭 / 专业伙伴关系中心寻求帮助。孤独症组织的地方分会也可以帮助找到保姆。

我的孙子被诊断为孤独症。作为祖父母，这对我意味着什么？

对于大多数祖父母来说，最近的一项调查显示，有一个患有孤独症的孙辈会对祖父母产生深远的影响，可能会影响他们居住的地方以及他们如何使用自己的退休储蓄。一些祖父母搬到离他们患有孤独症的孙辈更近的地方，而另一些人则为治疗提供资金。令人惊讶的是，70% 的人甚至参与了治疗决定。毫不奇怪，许多人非常担心他们成年的儿女和他们所面临的压力。像父母一样，祖父母可能想要尽可能多地了解孤独症。理解孤独症可以帮助他或她成为一个更有效和更有同情心的祖父母。

兄弟姐妹的挑战

ASD 患儿的兄弟姐妹大多表现良好。许多人甚至在家庭的日常运作中提供更多帮助。有些人甚至选择帮助残疾人的职业。但也有些人可能会经历巨大的压力和怨恨。许多兄弟姐妹都经历着复杂的情感，前一分钟感到爱和支持，下一分钟感到愤怒和痛苦。一个家庭中正常的孩子对患有孤独症的兄弟姐妹的反应取决于孩子的年龄和他们的成熟程度。这也取决于家庭环境。

不同的孩子会有不同的顾虑。非常小的孩子经常担心一些奇怪的行为，这会使他们感到害怕或困惑。有些孩子可能害怕成为他们兄弟姐妹愤怒和攻击的目标。其他人可能会试图弥补他们的兄弟姐妹做不到的事情。有些孩子嫉妒他们的兄弟姐妹从父母那里得到更多的关注。其他人可能会因为不能与兄弟姐妹建立关系而感到沮丧。

青少年可能会担心他们患有 ASD 的兄弟姐妹的未来。他们可能会担心自己在照顾兄弟姐妹时需要扮演的角色。其他的孩子可能会想知道如何向他们的朋友解释孤独症，并且可能会因为兄弟姐妹的不寻常行为而感到尴尬。还有一些人可能会担心父母的压力和悲伤,或者他们可能会觉得有必要承担起照顾患有 ASD 的兄弟姐妹的责任。无论孩子表现出什么样的情绪,不管这些情绪对您来说有多么不舒服,都要尊重他们。

在孩子能够理解的水平上,以一种开放和诚实的方式讨论孤独症,这对帮助 ASD 患儿的兄弟姐妹至关重要。如果您不告诉其他孩子他们兄弟姐妹患有孤独症,他们可能会感到越来越孤立或困惑。但不要只提供一次关于孤独症的对话或讨论。当您的孩子长大了,要不断地和他们谈论这些。当他们更小的时候,他们可能不理解 ASD 这个术语,但是您可以从与其他孩子可能有的不同开始,以及失能意味着什么。您甚至可以和他们一起读一些有失能角色的书。当他们开始询问自己在照顾患有 ASD 的兄弟姐妹方面的责任时,重要的是要让他们放心,告诉他们,如果您不再能够提供这种照顾时,会有一个替代的计划。仔细倾听他们的担忧,这些担忧肯定会随着时间的推移而改变。有关兄弟姐妹支持组织的进一步信息,请参阅附录 A。

培养兄弟姐妹之间的关系也很重要。患有 ASD 的儿童通常在社交技能方面存在挑战。当兄弟姐妹之间无法进行互动时,他们可能会放弃。但是兄弟姐妹们可以被教导一些简单的方法来吸引 ASD 患儿,并且随着时间的推移可以为 ASD 患儿提供一种自然的方式来提高他们的社交技能。

促进兄弟姐妹关系和谐

父母可以通过留出一些时间和每个孩子单独相处来减轻兄弟姐妹的压力。可能是睡觉前几分钟,也可能是每周下午出去走走。记住您所有孩子生命中的重要事件。如果患有 ASD 的孩子不能参加另一个孩子的毕业典礼,找个人陪他,这样您仍然可以参加。

尽最大的努力为患有 ASD 的孩子设定合理的期望,就像对其他孩子做家务和承担个人责任一样。这样做不仅能帮助患有 ASD 的孩子发展尽可能独立的生活所需的技能,还能消除兄弟姐妹之间不公平对待的观念。当然,公平并不总是意味着对所有的孩子都有平等的责任。您需要和孩子们讨论孤独症给他们的兄弟姐妹带来的挑战以及他们需要怎样去理解。

最后,尝试建立一个健康的视角。您如何看待孩子的孤独症,可以成为其他家庭成员的力量源泉。通过寻求信息和支持,您正在向其他孩子展示如何在面临挑战的情况下变得坚强和有弹性。同样,通过展示您在养育孤独症孩子的积极表现,也给其他孩子树立了榜样。

姐姐的故事:Shay

"成为孤独症患者的姐姐对我来说是一段很好的经历。我的弟弟在 22 个月大的时候被诊断出患有 ASD,他比我小 9 岁。我是和他年龄最接近的兄弟姐妹。自从他出生以来,我就主动承担起照顾他的角色。尽管他缺乏语言交流能力,但我一直觉得和他之间有一种特殊的纽带。从很小的时候,他就会来找我,引导我找到他想要的东西。我认为他是我最好的朋友,不是累赘。

"我有一个患有 ASD 的兄弟,这让我看到了世界上有特殊需要的人的家庭所面临的挑战和祝福。他是我快乐的源泉,因为我看到他在沟通技巧上取得了很大的进步。当我从大学一年级回来的时候,我和妈妈一起哭了,听他在 9 岁的时候自己数到 10。他精湛的唱功让我捧腹大笑,热情奔放地高唱《花木兰》中的《沉思》。虽然在我看他费力地去表达他复杂的感情时很难过,有时在我试图给他提供帮助时感到无助,但我很乐意与他相处。多年来,作为我的兄弟和朋友,他用简单的方式教会了我生命中什么是重要的。"

父母的故事:Jennifer

多年来,Jennifer 是有三个男孩的单亲母亲,他们都患有孤独症。在经历了一场艰难的离婚,几乎得不到任何支持之后,她尽其所能,独自在为 ASD 儿童提供的服务体系中摸索。"我每周开车送他们去进行 17 次治疗,帮他们剪掉衣服上的标签,直面他们所有的问题。我一直在担心。我的大儿子什么时候说话,什么时候交朋友?为什么我的二儿子会咬自己?我最小的孩子什么时候才能睡到天亮?

"当我遇到并嫁给我的第二任丈夫时,一切都变了。他自己有四个孩子。他们都是高成就者、运动天才和社会成功人士。我想知道这7个人在一个屋檐下如何生活。

"事实证明,他们相处得很好。一方面,我的继子们可以做我的孩子们做不到的事情,比如参加生日派对和无休止地玩耍。我的孩子每天都能看到'正常'孩子的生活。我不能把这些教给他们,因为我们还在学习如何说话,如何偶尔尝试一种新食物。真让我心碎。

"另一方面,四个新的哥哥姐姐都是能力很强的,这对我的孩子来说是非常棒的。他们现在有社会同伴模型和语言模型。他们有额外的帮助来做妈妈没有额外时间做的事情,比如学习骑自行车和系鞋带。在我们搬到一起的短短几个月里,我的孩子们在各个发展领域都取得了前所未有的进步。我的继子女是世界给我和我儿子最好的礼物。"

处理自己的压力

抚养患有 ASD 的孩子在很多层面上都是挑战。对于许多父母来说,他们对孩子早期行为和发展的担忧,然后试图找到为什么他们的孩子与其他孩子的发展不同的答案,这是一种压力。一些父母可能一直怀疑 ASD,但直到他们开始研究才知道其影响。不管怎样,大多数父母在接受孩子的诊断时都会经历很多情绪波动。事实上,东密歇根大学的一项研究表明,家庭通常将孤独症诊断视为改变生活的事件,最初可能会导致对孩子未来的内疚、悲伤和担忧。这些情绪会让很多父母感到不知所措。

确诊之后,ASD 患者每天都要面对的挑战也会让他们倍感压力。面对抚养 ASD 儿童的困难,即使是最有耐心的父母也会感到吃力。许多影响 ASD 患儿的挑战也会影响到护理人员。例如,如果孩子难以入睡,您可能会因为帮助孩子而失眠。

在 ASD 孩子面前保持积极的态度是很困难的,尤其是在未来充满不确定性的初期。面对这种压力,您可能会发现很少见到您的朋友,花更少的时间和您的配偶或其他孩子在一起,喜欢的事情做得少了。在某些情况下,您甚至可能不得不减少工作时间或辞职。生活中这些变化带来的情绪和经济上的影响会加重压力。众所周知,有些人会出现焦虑和抑郁等心理健康问题。

虽然外人说起来容易但做起来难,但可以试着从朋友、家庭成员和其他抚养有孤独症孩子的家庭那里寻求支持。研究发现,寻求其他父母和社区组织支持的父母通常压力较小。虽然父母都是不同的,但当他们加入社区中的父母支持小组时,许多人找到了支持、理解和友谊。与其他家庭的会面既可以是安慰的主要来源,也可以是建立人际关系的绝佳机会。您可以在第 9 章和附录 A 中找到这些组织。同样,让孩子参加一些娱乐项目,也可以见到其他 ASD 儿童的父母,并通过观看孩子的活动一起分享快乐。

从照顾孩子的工作中抽身出来休息一下对减轻压力大有帮助。如果家人没有时间,可以考虑寻找暂托服务。暂托服务为孩子提供照顾,而您可以在工作之余,处理其他家庭事务或休息一段时间。虽然大城市可能随时提供暂托服务,但在小社区可能很难找到暂托服务。一些暂托服务可以在家庭和社区服务豁免计划的帮助下获得资助(见第 10 章)。如您认为日后可能需要暂托服务,应尽快申请豁免。许多豁免申请都有等待期。

为压力和情绪寻求帮助

对一些人来说,压力、焦虑或抑郁会变得难以承受。如果这种情况发生在您身上,可能要考虑和治疗师谈谈了。有了治疗师,您应该能够诚实地谈论感觉和经历——好的、坏的和丑陋的。婚姻或家庭治疗也可以帮助解决挑战。找一个好的治疗师,和其他的父母谈谈,或者在社区里找一个心理健康组织作为依靠。

孤独症儿童的家长的好读物

由 Stanley D. Klein 博士和 Kim Schive 博士合著的《你将会有新的梦想》（*You Will Dream New Dreams*）是一本由残疾儿童的父母撰写的散文集，它传达了四个关键信息。

- 在这旅途上，你并不孤单。

- 所拥有的——并将继续拥有的——各种各样的困难感受，是人类经历中正常的一部分。我们也活了下来，我们的生活还在继续，可以继续成长。

- 虽然没有简单的答案，但会找到应对的方法。您可能会发现以前不知道的内在资源。

- 有悲伤，有些梦想破灭了；会哀悼，但能治愈；会再次快乐，会有新的梦想。

照顾好您自己

母亲尤其容易受到抚养患有 ASD 的孩子的压力。它往往是由于社会孤立、财政负担和获得服务困难造成的。这就是为什么照顾好自己和家人是如此重要。这里有一些可以做的事情来预防压力。

- 让运动融入生活。抚养一个患有 ASD 的孩子，所花费的时间可能是情感上的紧张和消耗。照顾自己最好的方法之一就是锻炼。有规律的体育活动能在体力和脑力上补充能量，帮助应对问题。锻炼对身体健康也很重要，保持健康的体重，远离抑郁。当然，长时间的锻炼并不总是那么容易。试着在一天中增加运动量，而不是走一小段路，在电视机前锻炼。

- 留出时间照顾自己。几项研究已经检验了以正念为基础的干预措施，如以正念为基础的减压计划（Mindfulness-Based Stress Reduction，MBSR）对 ASD 儿童照护者的幸福感的影响。2014 年发表在《儿科学》（*Pediatrics*）上的一项研究中表明，参加 MBSR 或其他积极心理学练习的母亲，压力、抑郁和焦虑更少，睡眠和生活满意度提高。虽然花几分钟给自己听起来可能有点违反直觉,但在您为人父母的生活中,对自己做这样的投资可能在很多方面都是有益的。

- 花时间和朋友在一起。减少压力最重要的方法之一,就是和朋友在一起。每周一次的午餐或短时间的咖啡休息可以滋养、激发和恢复活力。花点时间和孤独症群体的人在一起也是有帮助的,尤其是那些能够确切知道您正在经历什么的父母。

- 得到关于孤独症的教育。作为 ASD 患儿的家长,不仅要了解孤独症的医学事实,还要了解与孤独症相关的法律、资源和服务。有了这些信息,当需要为孩子辩护时,您就有了明显的优势。它也会给予您应对挑战所需要的知识和信心。俗话说"知识就是力量"。

- 成为有计划的人。为人父母往往意味着扮演各种各样的角色。前一分钟,您还是个厨师,下一刻,就是个司机。当您的孩子患有 ASD 时,责任就大大增加了。通常您也是一个治疗师、倡导者和研究者。为了更好地管理这些角色,需要在计划方面变得更加熟练。了解自己的日程安排可以更好了解大多数 ASD 患儿的需求,这将减轻他们和您自己的焦虑。

- 防止抑郁。抑郁不仅仅是感到悲伤或不开心。这是一种严重的情绪障碍,会改变您的能力,使您很难享受日常活动。抑郁症在照顾 ASD 患儿的人群中很常见。事实上,2010 年 6 月出版的《美国精神病学杂志》(*American Journal of Psychiatry*)上的一项研究表明,26% 的 ASD 儿童看护人会患上抑郁症。如果您正在经历一段艰难的时期,并认为自己患有抑郁症,请与您的医生谈谈。

- 拥有睡眠。晚上睡个好觉是对抗抑郁、压力和疲劳的最佳缓冲器之一。尽所能让自己得到休息,即使这意味着在白天小睡一会儿。尽量每天在同一时间睡觉和起床。不要在一天的晚些时候过量摄入咖啡因。在上床睡眠之前尽量放松。

- 学会接受帮助。当朋友主动提出帮助您时,告诉她需要什么。也许朋友花一个小时陪孩子,这样您就可以去散步或者开车带另一个孩子去看足球比赛。不管是什么,不要害怕向家人或朋友寻求帮助,以确保获得配偶的帮助。研究表明,大多数母亲从平等的配偶那里获得了很多情感支持和实际帮助。

- 寻找抚养孩子的乐趣。尽管有这些挑战，许多父母说抚养一个患有
  ASD 的孩子是令人兴奋的，特别是当孩子努力奋斗并发挥他的潜力
  的时候。然而，要真正欣赏任何进步，往往需要重新规划父母处境、
  改变一些想法，可以在很大程度上帮助您应对孤独症的挑战。这样
  做可以给您更大的信心和力量。

父母的故事：Cheryl

"我们终于要见到我们的大儿子了，他和妻儿住在圣地亚哥。
我们决定带上我们患有孤独症的小儿子去那里，他喜欢游泳和去
海洋世界。他唯一一次坐飞机就是为了去迪士尼乐园，一切都很
顺利。

"我犯了一个错误，在我们离开前一周左右告诉他我们要坐飞
机。他连续几天每隔 15 分钟就说一次'飞机，飞机'，然后开始在
一周剩下的时间里加上'迪士尼乐园，飞机'。我说，'不，我们这次
不去迪士尼了。'也许他认为如果他说足够多遍，就会是真的。

"我们在飞机上通常会做些安排：一个装满 DVD 的背包、充
电的播放器、iPod 和迪士尼音乐、书籍、糖果和苯海拉明。我坐在
我儿子旁边，我丈夫坐在他前面，这样当他踢到座位后面时，不会
惹恼陌生人。我们给我儿子穿上一件 T 恤，上面写着'我有孤独
症，对我妈妈好点'，这样我们就有希望避开那些'歧视'，得到一点
同情。

"我们一路平安抵达圣地亚哥，没有遭遇太多的困难，仍然时
常听到'迪士尼乐园'的声音。

"回家的路是困难的，因为迪士尼乐园不会出现，所以通过机
场时，非常令人痛苦。我们找到了机场候机区。他试图从机场的
紧急出口出去，触发了警报。警察来了，闹钟响了很长很长时间。
我们排队登机，队伍又长移动又缓慢，这就像试图把一只狂躁的猫
控制在两条线内一样。人们和我们一样激动。

"'他们为什么坐头等舱？'我在想乘客们肯定被这个精神不
正常的男孩所打扰，他在飞行前把小吃点心丢得到处都是。他开

始说，'14、14、14'，这是我们去圣地亚哥时的座位号。我说，'不，我们是第13排。'我们终于到了第13排，但他却爬过第13排到了第14排。

"'嗯'，我说，'也许我们应该和这些人交换座位？'他却又哭又咬人。空姐说：'哦，不要咬人！'这就像告诉新生儿不要哭，或者告诉狗不要掉毛一样。我拿出DVD播放器，让我沮丧的是，电池没电了。现在我怀疑是否真的有上帝。所以我和我的丈夫开始祈祷，'求求你，求求你，让他睡觉吧……'，然后奇迹发生了。他睡着了。

"下次我们要去迪士尼乐园。"

认识抑郁症

抑郁症是一种常见的情绪障碍，美国9%的成年人都有这种症状，其中大部分是女性。抑郁症通常通过药物、心理治疗或两者结合来治疗。根据美国国家心理健康研究所的研究，抑郁症有以下症状和体征。

- 持续悲伤、焦虑或空洞的感觉
- 感觉绝望和悲观
- 罪恶感、毫无价值或无助
- 易怒和/或不安
- 对活动失去兴趣或失去爱好，对包括性在内曾经带来快乐的事情无感
- 疲劳和精力下降
- 精力难以集中，难以记住细节和做出决策
- 失眠
- 暴饮暴食或食欲不振
- 有自杀或企图自杀的想法
- 有持续性的疼痛或头痛、痉挛或消化问题，即使治疗也无法缓解

适应力

　　直到 20 世纪 80 年代，人们还普遍认为，如果孩子有孤独症，家庭就会一直处于痛苦之中。随着研究人员开始关注意到听的能力、应对技巧以及家庭对孩子和自己的积极看法，这一看法受到了挑战。研究发现，家庭可能具有很强的适应力。当他们面对抚养一个有特殊需要的孩子的挑战时，他们能够以更强大的力量来面对。

　　研究发现，成功适应抚养 ASD 儿童的父母具有以下特征：

- 能够快乐地照顾孩子
- 看到孩子时感到欢乐
- 为他们的孩子做到最好
- 加强家庭关系，团结应对孩子出现的情况
- 发现新的人生目的
- 提高精神力量
- 对生活中什么是重要的有新的看法

　　孤独症互动网络（Interactive Autism Network，IAN）的研究人员表示，"父母告诉我们，他们经历了最初诊断的痛苦和悲伤，来适应他们的孩子，并促进他们茁壮成长。一位家长告诉伊恩："他教会了我们生活中什么是重要的。"另一位家长评论道："我们决定不让孤独症成为我们家庭的全部。"

　　成功地抚育了患有 ASD 孩子的家庭重新定义了他们的状态，他们庆祝孩子的特殊和收获，他们拥抱新的人生观，他们以新的方式欣赏他们的日常追求。

　　有关家庭复原能力的科学研究表明，将小组训练和个人训练结合起来的结构化训练项目会带来益处。目前已经成功地实施了一些项目，如帮助军人家庭应对分离的压力，帮助那些遭受特殊创伤的家庭应对压力。目前正在对 ASD 儿童家庭的复原能力训练进行研究。我们希望在这本书的未来版本中呈现这项研究的结果。

结语

得知孩子患有孤独症,肯定会改变您对自己人生的看法。您可能需要调整生活的优先级,培养新的应对技能。您可能不得不改变未来的一些计划。但取而代之的将是新的梦想、新的目标和新的优先事项。关键是找到适应和调整的方法来适应家庭、需求和环境。这可能并不容易。但是人们常常从自己的内心和周围的人身上找到力量来获得成功。通过深爱您的孩子,您会受到鼓舞。尽所能去学习尽可能多的关于孤独症的知识,这样,当发现什么对家庭有用时,您就会得到回报。

೭ఄ ೭ఄ ೭ఄ ೭ఄ ೭ఄ

孤独症斗士:Jennifer Wood

来自伊利诺伊州平原镇的 Jennifer Wood 还记得她第一次为 16 岁的儿子 Tripp 争取权益的情景。她说:"公共特殊教育的学前项目不会在公交车上为我 3 岁的孩子提供安全座椅。""我在网上搜索,直到找到了适用的法规、法典和案例法,我把这些交给了学校管理部门,并附上了一个警告,即我将聘请律师来确保我儿子的安全。"

学校采纳了她的建议。她说:"他不仅有了合适的安全座椅,而且在两年后,我的第二个儿子和第三个儿子上学的第一天,学校也准备了安全座椅。""我在第一个案例中为我儿子辩护,结果为我三个儿子都解决了这个问题。"

Jennifer 多年来一直是一个单身母亲,抚养着三个 ASD 男孩,这一事件标志着她作为家长权益倡导者工作的开始。她开始在有特殊需要的孩子的父母支持小组会议上发言,并成为其他家庭个性化教育项目会议的志愿调解员。她还加入了孤独症研究组织(Organization for Autism Research,OAR)的"为孤独症跑步"项目,并通过跑马拉松来筹集资金。她花了一年的时间作为 OAR 的发言人,同时作为志愿调解员工作。结束了志愿者工作后,她攻读了一个研究孤独症和相关法律的法律学位。如今,她是一名成功的律师,通过帮助许多家庭获得服务,帮助他们的孩子在教育体系中取得进步;并在法律体系中保护他们的权利,为他们辩护。

作为一个深谙抚养孩子所面临的挑战的人,Jennifer 说,让孩子接受治疗是关键,另外还要有足够的耐心。"治疗是一场马拉松,而不是短跑,"她说。她还建议父母积极交谈以互相支撑。"这段旅程已经够孤单的了,"她说。"如果没有必要,就不要独自前行。"

（曹佳捷　译）

第 14 章
孤独症谱系障碍的未来

如今，我们对孤独症谱系障碍（ASD）的了解比以往任何时候都要多。被诊断为 ASD 的人数迅速增加，这使得孤独症成为一个重要的研究领域。与此同时，它也使人们意识到，我们需要提高对 ASD 潜在原因的认识，改善对孤独症患者及其家人的服务。它还催生了旨在授权和保护孤独症患者的联邦和州法律法规，包括获得早期干预服务、适当教育和职业培训的权利。患有孤独症的人和他们的家人甚至成了一股政治力量。很明显，孤独症已经成为我们社会关注和研究的一个话题，这对为孤独症患者创造机会来说是个好兆头。

尽管取得了这些进步，但在理解孤独症方面还有很长的路要走——为什么会发生、遗传和环境风险因素以及如何治疗个体和支持家庭。在服务方面仍有许多不足，特别是对缺乏代表性的人群和患有 ASD 的成年人。如果我们要为儿童和成人提供最好的治疗，值得引起更多的关注的是孤独症的症状差异非常大。记住，孤独症的范围很广，包括那些不能说话的人，以及那些依靠他人帮助来满足日常生活需求的人，还有那些最终获得全职工作并独立生活的人。

在这一章中，我们将讨论我们在提高对 ASD 的认识、为孤独症患者提供更多保护和服务方面取得的进展。我们也反思还需要做些什么。我们将何去何从？我们在进行什么样的研究？我们如何更好地支持孤独症群体？

联邦政府的领导

2006 年，美国国会通过了《防孤独症法案》（*Combating Autism Act*,

CAA），旨在加快孤独症研究，改善对 ASD 患者及其家人的服务。该法案授权联邦政府加强 ASD 研究、监测、预防、治疗和教育方面的工作。在随后的 5 个财政年度中，政府为此拨款 9.24 亿美元，并使联邦政府在孤独症方面的支出增加了至少 50%。2014 年，美国总统贝拉克·奥巴马签署了重新授权 CAA 的法案，该法案被重新命名为《孤独症协作、责任、研究、教育和支持（关怀）法案》。这部法案在 5 年内为美国国家卫生研究院、美国 CDC 和人力资源与服务管理局从联邦 ASD 基金中划拨了 13 亿美元。

总统公告：世界孤独症日

"每个人都应该有机会实现自己最大的期望，发挥自己最大的潜力。值此世界孤独症日之际，我们重申，我们将努力确保所有生活在孤独症中的人都能实现这一信念……我们坚持我们的义务，帮助每一个男人、女人和孩子，无论其能力或背景如何，都能被接受，都能过上不受歧视、充满机会的生活。

"从家庭到学校，从企业到世界各地的群体组织，患有 ASD 的人对我们的社会做出了不可估量的贡献。他们每天都在提醒我们，每个人生来都有独特的才能，应该受到尊重，应该在规划自己的未来时发挥积极作用，充分参与群体活动，为群体做出贡献。当 ASD 患者获得平等的机会时，我们都会做得更好，而这首先要确保我们的国家履行其承诺，确保所有人都能有一切可能。

"患有孤独症的美国人在我们国家的历史中扮演着重要的角色，在他们的日常生活中，体现了我们的立国之本。在美国，通过努力工作和平等机会，所有人都能实现自己的愿望。今天，以及今天之后的每一天，让我们达到一种未来：患有 ASD 的人将不会受到任何限制，包括他们的梦想的大小。在这样的未来里，所有人都有机会过上充满认可、目标和有自主决定能力的生活……"

——总统贝拉克·奥巴马

2016 年 4 月 2 日

CAA 促成了跨机构孤独症协调委员会(Interagency Autism Coordinating Committee, IACC)的成立,该委员会由来自美国卫生与公众服务部几个机构的代表、受孤独症影响的公众成员以及孤独症宣传和研究组织的参与者组成。IACC 向国会报告孤独症研究方面取得的进展。每年,IACC 都会发布一份战略计划,概述正在进行的孤独症研究,总结孤独症研究的进展,并监控与孤独症相关的联邦活动。IACC 的最新战略计划要求到 2020 年 ASD 研究预算达到目前的两倍。

《孤独症关怀法案》(Autism CARES Act)为 CDC 的监测和认知项目提供资金。监测有助于专家了解 ASD 的流行情况,或在美国任何特定时间内有多少病例。自 2000 年以来,美国 CDC 孤独症和发育障碍监测网络一直在跟踪美国儿童 ASD 的患病率。收集有关 ASD 患病率的信息有助于确定 ASD 的长期趋势,并可能最终帮助我们了解哪些人有 ASD 的风险。让我们看看其他一些有意思的关键领域。

更早、更好地诊断

近年来最重要的变化之一是强调早期诊断。专家们现在知道 ASD 的症状通常在孩子 24 个月大的时候就能被确诊,甚至在 12 个月大的时候就能确诊。然而根据美国 CDC 的数据,ASD 的平均诊断年龄大约是 4.5 岁。早期发现孤独症可以通过获得更早的治疗和干预,对儿童的预后产生重大影响。为了强调早期诊断的重要性,自 2004 年以来,美国 CDC 一直在推广其"学习症状,及早行动"活动,旨在提高人们对孤独症的认识并鼓励父母、儿童照护人员和其他专业人士等与儿童有互动的人员对儿童进行发育监测,其目标是为所有患有 ASD (和其他发育障碍)的儿童实现早期诊断。自 2007 年以来,美国儿科学会建议对所有 18 个月和 24 个月大的儿童进行 ASD 筛查。2016 年的一项调查显示,81% 的美国儿科医生定期进行孤独症的特异性筛查。

虽然这些努力产生了巨大的影响,但仍有许多工作要做。识别 ASD 的早期症状仍然是困难的,因为正常的发育过程在幼儿中差异很大,即使是患有 ASD 的儿童也常常在很多时候表现出正常的行为。例如,一些孩子在很小的时候就会说话,而另一些直到很久以后才会说话,但仍然在被认为是在正常和适当的范围内的。

另一个挑战是在某些社会经济群体中对儿童健康认识不足。来自贫困背景或生活在农村的儿童可能更难以获得高质量的卫生保健或服务。因此,这些儿童中有许多未能得到诊断或在较晚的年龄被诊断出来。即使是那些被确诊的患者,也可能要等待很长时间才会有治疗师提供治疗。在这些群体中建立公众意识、推进早期诊断和治疗服务的努力,还需要更好地理解这些社会经济差异。

此外,某些种族和民族群体在诊断方面存在差异。根据美国 CDC 2018 年关于 ASD 患病率的报告,与白人儿童相比,黑人和西班牙裔儿童被诊断为 ASD 的可能性更小。为了解决这些差异,专家们希望开发出更好、更可靠的筛查工具,这些工具易于对大量人群进行筛查,也要对不同群体有效,包括女孩、年龄较大的儿童以及来自不同民族和种族背景的儿童。

研究人员也希望找到一种可靠的生物标记——一种独特的生化、遗传或分子特征、物质或行为特征——来鉴别出有 ASD 风险的儿童或患有 ASD 的儿童。理想情况下,生物标记在出生前或出生后不久就会很明显。一个可靠的生物标记将有助于更准确地诊断。如果没有生物标记,卫生保健专家将继续依赖于对行为的观察,而这些行为往往在出生后很久才会显现出来,这造成了很大的时间延迟。延误诊断就错过了早期干预的机会。目前有一些积极的研究来识别 ASD 患儿血液、尿液或脑组织中的生物标志物,以及识别功能类型脑扫描或电生理检测的生物标记,包括视觉处理、语言处理和社交活动的大脑信号模式。现在已经研究过出生后最初几个月的视觉跟踪模式。科学家们还在做其他的工作,识别妊娠母亲胎盘内的 ASD 的潜在生物标志物,或者通过检测母亲的自身抗体(以人体组织或器官为目标并与之发生反应的免疫蛋白)来确定这些标志物。然而,目前这项研究还没有发展到在临床环境中进行生物标志物检测的程度。

解决整个谱系的问题

有些 ASD 患者有一种障碍,严重影响了他们交流愿望和需求的能力,因此他们更依赖于护理人员来帮助他们进行日常活动。对另一些人来说,他们的障碍带来的影响更少,他们的功能水平更高。

孤独症谱系的广泛性——通常被称为其异质性——不仅代表了确诊患者的广泛能力和需求,如第2章所述,也代表了 ASD 的多种潜在原因。这种功能上的多样性、相关的医疗条件,以及潜在的大脑差异的类型,使得研究人员很难确定在所有 ASD 患者中明确的最佳治疗方法。症状和原因的多样性表明,无论是行为的、发育的、医学的还是其他的干预,不同的人对可行的干预措施的反应是不同的。关键是要知道哪种干预措施或干预措施的组合对谁最有效,以及如何为未来的治疗建立合理的预期。

满足整个谱系的需求也意味着关注患有 ASD 的青少年和成年人的需求。直到最近,许多人还认为 ASD 只在儿童时期会带来影响。我们现在正处在一大批 ASD 患者的中间,他们正在向成年期过渡,这正在使人们意识到他们的整个生命周期都需要支持。ASD 患者的症状和需求可能会随着时间的推移而改变,目前许多成年人的需求没有得到很好的解决。

在 IACC 2016—2017 年 ASD 战略计划中,确定了 ASD 成人的需求是需要更多服务和研究的领域,尤其是在采取实用战略改善青少年和成人生活质量和功能方面。这意味着要解决与中等教育、工作机会、住房、社会参与和群体整合有关的问题。ASD 成人也有独特的医疗保健需求,需要增加成人医疗提供者关于 ASD 的知识,包括之前的章节提到的共患的身体与精神疾病[如癫痫、消化道症状、失眠、注意缺陷多动障碍(ADHD)以及焦虑]。其目标是帮助青少年顺利过渡到成年,使他们有机会在自己选择的群体中过有意义和自主的生活,并获得他们需要和渴望的服务。

另一个不足是相对缺乏对 ASD 女孩和妇女的了解。到目前为止,在患病率研究中,男孩与女孩的比例为 4:1,这在很大程度上是因为这种疾病在男孩中更容易被发现。然而,最新的研究表明,ASD 在女孩中的发病率可能比之前认为的要高，而且人们担心，目前使用的筛查和诊断工具在确定女孩是否患有 ASD 方面可能没有那么有效。IACC 呼吁对女孩和妇女 ASD 的基础生物学进行更多的研究，开发更好的筛查和诊断工具来发现女孩的 ASD，并为患有孤独症的女孩和妇女提供更好的服务和支持。

有关 IACC 的更多信息和最新的战略计划，请访问 IACC 网站。

推动保险范围覆盖孤独症

任何一个父母都可以告诉您，孤独症的花费是高昂的。为了在经济上帮助家庭，包括美国儿科学会及其各州分会在内的倡导团体一直在努力争取保险范围覆盖孤独症。到目前为止，美国已有 48 个州颁布了法律，要求为 ASD 儿童的评估和治疗提供某种形式的保险。各州法律的细节各不相同。家庭、儿科医生和其他倡导者继续与州议员合作，改进现有法律，制定新政策，提高 ASD 儿童的保险覆盖率。想要了解更多关于孤独症保险的法律，请访问 Autism Speaks 网站获取相关信息。

实事快报

近年来，用于孤独症研究的资金大幅增加。早在 2000 年，美国国立卫生研究院（National Institutes of Health）就拨款约 5 000 万美元用于孤独症研究。到 2017 年，这一数字跃升至 2.45 亿美元。人们对孤独症研究的兴趣也反映在越来越多专门研究孤独症的医学期刊上，包括《孤独症研究与治疗》（Autism, Autism Research and Treatment）和《孤独症与发育障碍杂志》（Journal of Autism and Developmental Disorders）。

改善治疗

孤独症的病因还未被完全了解，所以找到 ASD 的最佳治疗方法仍是一个挑战。目前我们知道 ASD 的病因有很多。对那些病因明确的 ASD 患者使用特定的治疗会有更好的疗效。例如，目前正在对脆性 X 综合征和 1 型神经纤维瘤病等患者进行药物测试，来寻找对疾病有特异性反应的治疗方案。现在越来越多的 ASD 患者被发现有遗传基因问题，这种检测在未来会有更大的发展。

行为和发育干预是一种科学的治疗方法。虽然应用行为分析等方法已经在 ASD 患儿中进行了研究，但如何在年龄较大的儿童、学校和农村社区等资源有限的环境中使用这些治疗仍需要进一步研究。与此同时，还需要对 ASD 患者的药物治疗和膳食补充剂的使用进行更多的研究。到目前为止，美国食品药品监督管理局只批准了利培酮和阿立哌唑治疗部分 ASD 患儿的易怒和攻击性，并没有批准任何治疗 ASD 核心症状的药物。然而，尽管缺乏科学的依据，许多家长仍在给孩子服用膳食补充剂或使用特殊的饮食来治疗 ASD。

我们还需要更好地了解如何识别和治疗 ASD 患者中常见的共患身体和心理健康问题，如癫痫、胃肠紊乱、睡眠问题、焦虑和注意缺陷多动障碍。孤独症治疗网络（Autism Treatment Network, ATN），一个为 ASD 儿童提供服务的机构，一直致力于改善患儿的医疗护理。ATN 的网站为 3 万多名儿童提供服务，通过对这些儿童的数据进行汇总研究，他们可以发现诊断和治疗共患病的最佳方法。由《孤独症关怀法案》（*Autism CARES Act*）支持，ATN 根据这项研究结果发布了治疗 ASD 儿童失眠、便秘、注意缺陷多动障碍和焦虑的指南。这些指导方针已与世界各地的儿科医生分享。

孤独症儿童的未来之路

在正确的康复治疗下，孤独症儿童可以取得显著的进步。我们对 ASD 的了解不断加深，但还远远不够。美国儿科学会非常支持正在进行的明确 ASD 基础生物学特性的研究，也很支持针对 ASD 儿童及其家庭的干预措施和服务的研究。研究的资金来自联邦机构，如美国 CDC、美国国立卫生研究院、卫生资源和服务管理局。

对研究的支持

我们要继续对 ASD 进行深入研究。这需要大量人力、资金和多方面的合作。该领域研究人员共享数据将有助于优化信息分析且能获得更好的成果。这些共享的数据将有助于研究人员判断早期诊断、服务以及服务的类型是否会影响个体 ASD 的进程。

为了进行深入研究，科学家还需要更多的人体组织样本。为了进行对比，这些组织样本不仅需要来自 ASD 患者，还需要来自正常人群。建立存储和获取这些样本的流程和方法对研究也是至关重要的。

此外，研究还需要长期监测。长期监测有助于研究者跟踪 ASD 儿童的数量和流行趋势。这还有助于明确潜在的危险因素和保护因素。监测过程中收集到的信息可以用来优化早期诊断、教育、卫生服务以及社区项目。

未来的研究还必须明确 ASD 患者最具成本效益的社会保障服务。例如，2014 年的一项研究表明，一个孤独症患者一生需要花费 140 万美元到 240 万美元。对 ASD 患儿来说，这笔费用大部分是由特殊教育和父母生产力的下降所造成。对 ASD 成人患者来说，则是家庭护理和个人生产力下降。诸如此类的研究提出了一个问题：如何投资 ASD 患儿的治疗可以提高他们自理能力从而长远地节约社会资源。初步研究结果倾向于对 ASD 患儿的早期治疗进行投资。例如，2017 年的一项研究显示，由于对后期服务需求的减少，早期启用丹佛模式（见第 4 章）治疗 ASD 儿童的成本在干预后几年内被完全抵消。

与此同时，我们要展望未来，并评估我们是否能满足数量日益增长的 ASD 儿童的需求。目前，由于专业人员的缺乏，很多家庭难以获得孤独症的诊断评估和行为发展治疗。现在培训专业人员的项目正在增加，但要长期坚持培训工作才能培养足够的专业人才。这些培训项目中有一项是神经发育及相关功能障碍领先教育（LEND）项目。2014 年《孤独症关怀法案》（*Autism CARES Act of 2014*）资助的 LEND 项目促进了 ASD 婴儿、儿童和青少年的教育、早期发现和干预。LEND 项目的学员参与学术、临床、领导和社区活动，并接受文化和语言能力方面的培训,用以家庭为中心的理念来照顾 ASD 儿童。仅在 2015 年,美国 43 个 LEND 项目有 683 名 LEND 教师培训和指导学员,大量增加了从事 ASD 和其他发育障碍工作的专业人员。同年,LEND 的教师和学员进行了 10 多万次 ASD 诊断评估。

您可以通过多种方式支持研究工作,以了解有关 ASD 的更多信息。如果您的孩子患有孤独症,或者您自己患有孤独症,您可以考虑参加一些研究(请访问临床试验相关的网站,参与或了解联邦和私人资助的临床试验)。您提供的信息可能对我们理解这种复杂的疾病至关重要,并可能帮助改善 ASD 患者的治疗和护理。本文和第 2 章总结了可以参与的几个大型研究项目。

- SPARK 是一个在线孤独症研究项目,旨在加快研究速度,增进对孤独症的了解。这项研究招募 5 万名孤独症患者及其家人。它对所有在美国被诊断为孤独症的人开放。SPARK 提供由临床医生和研究人员出具的总结和个人结果,以及相关主题的月度网络研讨会。
- 孤独症互动网络(IAN)是一个创新的在线项目,旨在通过家长报告关于孩子的诊断、行为、环境、接受的服务以及随着时间的推移所取得的进展,从而加快对孤独症的研究。

孤独症斗士：Geraldine Dawson 博士

"我对孤独症的兴趣始于研究生时期,当时我正作为一名临床心理医生实习。我的第一个患者是一个孤独症的孩子。我们对孤独症缺乏了解的程度让我震惊:一个孩子为什么难以形成社会关系? 如果能弄清这一点,我们不仅可以帮助孤独症患者,也可以了解我们如何形成关系。理性地说,这是一个引人注目的话题,但它也抓住了我的心。那时,几乎没有人愿意帮助这个小男孩和他的父母。我觉得这是一个可让我以全身心投入的领域,希望能有所作为。

"在过去的几十年里,我们的进步令人欣慰。现在我们有更多的方式来帮助这些孩子和他们的家庭。孤独症不是一种单一的疾病而是有多种病因和表现形式的综合征。患者需要个性化的治疗。我们正在研究孤独症的生物标志物，它可以帮助我们更好地识别 ASD 的亚型，并为患者提供更适宜的治疗。

"同时，孤独症的患病率增加了 1 000%。培训年轻人成为我工作最快乐的部分之一，因为这可以让我们为更多的 ASD 患者提供服务。无论是在美国还是全球，了解有效治疗和社区实践之间仍存在巨大的差距。我和 Sally Rogers 为 ASD 儿童开发了一种有效的早期干预方法。但是我们面临着专业人员缺乏的问题。我们希望远程医疗等技术能解决这个问题。现在我们可以早期识别有 ASD 风险的婴儿，并在出现综合征之前早期干预，从而减少或预防部分症状的出现。我们已经证明，孩子接受早期行为干预不仅会对孩子的认知能力、社交技能和语言技能产生积极影响，还会改善大脑功能和预后。

"作为一名研究人员和临床医生，我的目标一直是帮助患者减少与孤独症相关的功能障碍，同时发挥 ASD 患者的独特才能和特殊能力。在这方面，我们从那些已经高度自律的 ASD 成年患者身上学到了很多，并正在制订研究和指导方案。在国际层面，我倡导提供服务、保险福利和研究资助，以便我们能够继续为 ASD 患者提供更有效的治疗方案。在我的职业生涯中，我的灵感一直来自我遇到的 ASD 患者和他们的家人。我很荣幸能与他们合作，并成为他们生活的一部分，为孤独症和其他功能障碍的患者创造一个更美好的世界。"

编者按：Dawson 博士是国际上孤独症领域最知名的研究人员之一，多次获奖，是首位孤独症首席科学官，在多个国际组织担任领导职位，现任杜克大学孤独症和大脑发展中心主任。

（朱一可　唐　鑫　译）

第 15 章
为孤独症谱系障碍患儿呼吁

当所有父母公开为他们孩子发声时,他们就是孩子的代言人和呼吁者。但是对于孤独症谱系障碍(ASD)患儿的父母来说,呼吁常常要越过孩子,成为世界上努力理解这种复杂的神经系统疾病,以及如何照顾有相关需求的个人运动。

字典将呼吁者定义为强烈公开支持某人或某事的人。很难找到比ASD患儿的父母对孤独症有更强烈看法的人。如今,家长们站在了呼吁孤独症的前沿。许多父母在照顾自己孩子的同时,对孤独症的呼吁产生了极大的热情。另一些人投身于对孤独症的大量研究,然后致力于分享自己的研究成果并将其加以有效利用。还有一些人想呼吁普及有关孤独症的信息。好消息是,孤独症相关组织非常希望这些家长为呼吁孤独症这项事业带来前进的能量和动力。

在这本书中,您已经读到了那些关于孤独症呼吁者的简介。但您也可以通过参与当地的学校、家乡社区或非营利组织来改变现状。在这一章中,我们将探讨如何采取多种方式来成为一名呼吁者。也许您会在这些文章中找到灵感,让自己成为一名孤独症呼吁者。

呼吁者能做什么

呼吁者首先是教育者。他们在公共场合为人们普及什么是ASD以及它是如何影响生活的。呼吁者可能需要告诉立法者关于孤独症相关立法的重要性,帮助父母理解他们在特殊教育法下的权利,或者为社区普及关于ASD的知识。无论是试图说服学校董事会需要一位新的特殊教育教师,还是请求专业人士为孤独症研究提供更多资金,孤独症呼吁者都不应羞于表明立场并说服他人理解他们立场的价值。

如何为孤独症患儿呼吁

在社区、州或联邦一级的呼吁可以对社区、州和全国的儿童产生有意义和持久的影响。社区、州和联邦的呼吁使您成为更广泛的呼吁网络的一部分,系统地提高对孤独症的认识、教育和制定政策,帮助保持 ASD 患儿的安全和健康。

对许多人来说,成为一名呼吁者首先要认识到一种未被满足的需求,并有改变现状的愿望。对另一些人来说,呼吁来自对那些不幸的人的真正关心和善意。另一些人可能会把呼吁视为一种表达对他们所获得机会感激的方式以及让他们"把爱传递出去"的机会。

而呼吁在任何层面上不需要大范围地去做,也不需要用一生的时间去做。很多人在自己的社区里找到了更小的目标,并把它们变成了有价值的追求。找到目标的关键是激发热情,也就是说找到对您最重要的东西。对许多人来说,这种激情来自他们的孩子和其他亲人。

确切的事实

家长们并不是唯一为 ASD 患儿奔走呼吁的人。儿科医生和其他医生、教师、管理人员、治疗师和特殊教育工作者也会参与到呼吁工作中来。

在"呼吁"之前,最重要的事情之一就是在心中有一个明确的目标。到底想要什么?作为呼吁者的角色是什么?怎么去那儿?有时候,您需要时间来弄清楚当前的目标是什么。但如果有一个长期的计划,它可能有助于您现在做的事情。

呼吁所需的技能

任何人都可以在会议、博客或信件中表达自己的观点。但是,有效的呼吁者拥有能够让他们清楚而准确地表达观点的技能,他们的目标是说服他人并获得他们所寻求的结果。以下是这些有效呼吁者展示的一些技能。

- 他们知道如何研究和收集事实。呼吁者收集事实和信息。当他们收集信息、整理文件和记录时,他们了解了孩子的残疾和受教育的历史。呼吁者利用事实和独立的文件与学校和教育官员合作,为他们的孩子获得适当的服务和成果。

- 他们开始熟悉学校、社区或组织中的管理者。呼吁者知道决策是如何做出的,也知道是谁做的。

- 他们知道自己的合法权利。呼吁者关注特殊教育的法律、法规和涉及特殊需要儿童的案件。他们也知道保护自己和儿童权利的程序。

- 他们总是准备就绪。呼吁者是计划者,用他们需要的所有关键信息参加会议、演讲和其他活动。他们提前做好准备,在出发之前就知道自己的目标。他们也知道要接触和影响的人。

- 他们提出问题,并且是很好的倾听者。呼吁者知道,即使答案似乎很明显,他们有时也必须探究答案,并且不怕提出问题。

- 他们是保持记录者。信息在呼吁工作中至关重要,因此聪明的呼吁者始终将文件放在手边。如果他们还有很多难解决的问题,或者为了确认会议中发生的事情,他们会记下大量笔记并写后续文字。

- 他们将精力投入到寻找解决方案中,而不是一味指责。拥护者宁愿花费宝贵的时间来寻求解决问题的方法。他们通过学习知识来做到这一点。责备他人将一事无成。

- 他们不害怕讲述自己的故事。当面对政策问题或为了寻求一个有挑战性的解决方案时,挖掘呼吁者的个人经验,有助于带来有意义的改变。

- 他们知道如何在没有对抗的情况下表达自己的观点。他们是很好的沟通者,他们在进行很重要的谈话和聆听时,就学会了谈判的技巧并掌握理解了这些技巧。他们意识到了让每个人都觉得自己以某种方式"获胜"的重要性,如果可能的话。

一位知名的呼吁者:尤妮斯·肯尼迪·施赖弗

尤妮斯·肯尼迪·施赖弗(Eunice Kennedy Shriver)是最著名的残障人士呼吁者,她发起了特奥会。施赖弗夫人是约翰·肯尼迪总统和马萨诸塞州参议员爱德华·M."泰德"·肯尼迪的妹妹。她对为残障人士呼吁的热情源于她对姐姐罗斯玛丽(Rosemary)的热爱,她是老约瑟夫·肯尼迪和妻子罗丝的长女。

小时候,罗斯玛丽爬行、走路和说话都很慢。上学后,很明显她患有智力障碍。作为一个年轻女子,她变得越来越烦躁,并且情绪波动剧烈。由于无法照顾自己,罗斯玛丽的余生都在一家机构里度过,在那里她每天都需要接受日常护理,直到她去世,享年86岁。

施赖弗夫人对她的姐姐以及她一生所面临的挑战怀有深切的同情。1962年,她在后院开始了一个针对智力障碍青年的日间集中营,她将其称为"施赖弗营地"。她希望看到孩子们在各种体育活动中运用他们的技能。该营地越来越受欢迎。六年后,第一届国际特殊奥林匹克夏季运动会在伊利诺伊州芝加哥举行。施赖弗夫人承诺,这个新组织将为智力障碍儿童提供游戏、竞争和成长的机会。今天,特奥会在172个国家/地区举行,为近500万人提供服务。

但是施赖弗夫人并没有就此止步。她还接任了小约瑟夫·肯尼迪基金会的领导职务,该组织的成立是为了纪念在第二次世界大战中丧生的她的大哥约瑟夫。施赖弗夫人为智力障碍人士孜孜不倦地工作。她于1962年帮助创立了美国国家儿童健康与人类发展研究所。她还帮助建立了尤妮斯·肯尼迪·施赖弗智力和发育障碍研究中心和大学附属机构,现称为"大学发展残疾教育、研究和服务卓越中心"。她为与残疾儿童和特殊保健需求相关的专业人员开发临床培训计划的努力,已发展为神经发育和相关残疾的领导力教育计划。

施赖弗夫人于2009年去世,为给残障人士工作的人们留下了一份遗产。

"对于所有关心我们的人来说,工作仍在继续,事业仍要持续下去,希望仍然存在,梦想永远不会消逝。"

——参议员爱德华·M."泰德"·肯尼迪

1980 年 8 月 12 日

呼吁工作的类型

呼吁者这个词的含义很广,原因很简单:您可以做很多事情。它可以像写支票来支持孤独症研究一样简单,也可以像在您的社区中创建孤独症支持小组一样。它可能是游说州立法者进行改革以帮助 ASD 人士,是在当地的报纸上写有关孤独症的文章,或者自愿加入机构组织写建议信。参与的可能性无穷无尽,但总是始于同一个愿望:对孩子的爱和对孩子幸福的关心。

正如我们已经提到的,大多数成为呼吁者的人在代表自己的孩子工作时会发现自己的激情。如果他们成功了,他们可能会感到有能力,并希望参与其中,以便帮助改善其他孩子的生活。他们所知道的第二件事是,他们参加了孤独症组织的当地分会,参加了募捐活动,或代表患有 ASD 的人写给国会代表。当朋友鼓励他们承担起因时,其他人也参与其中。

如果您想加入孤独症呼吁领域,请考虑自己的热情、才华和兴趣。请查阅附录 A 中的资源并与您社区中的其他人交谈。您会为自己提供帮助的方式感到惊讶。

您能行的!

任何人都可以成为呼吁者。作为呼吁者,最重要的事情是精通该领域。知识就是力量。因此,请阅读有关 ASD 和特殊教育法律的信息,并随时了解相关法律。了解其他组织如何筹集资金或提高知名度。与其他知道您需要学习的知识的人交谈。

订阅适当的杂志和期刊。保持了解最新动态,并与其他个人和团体建立联系并共享信息。

此时,您可能会说您太害羞、太容易受到恐吓或太害怕以致无法成为呼吁者。毫无疑问,成为呼吁者需要一定的信心和勇气。对于某些人来说,这很自然。与其他人一起,可能需要更多的精力和时间。无论现在处于什么状态,您对呼吁的信心都会随着时间而增长。每次获得结果时,无论大小,您都会感到更有发言权。请记住,没有人比您更了解自己的故事。

如果确实决定进行呼吁工作,请您不要在此过程中忽略自己的需求。抚养患有 ASD 的儿童会花费大量的时间、精力和耐心。加上工作、家庭维护和呼吁,您可能会觉得有点不知所措。如果您成为呼吁者,请务必花些时间为自己充电和更新。对于许多父母而言,呼吁使他们感到自己似乎能够控制少见的某种情况和帮助诊断。

未来之路

阅读本书后,对于如何抚养 ASD 儿童,您已经获得了坚实的信息基础。但是,获取知识不应止步于此。孤独症已经成为一个主要的公共健康问题,因此,此领域会不断发展。掌握最新的研究进展将有助于您成为最好的父母和倡导者。

抚养一个 ASD 患儿并不容易。在这个过程中,您会想哭、想尖叫、想发脾气。在很多时候,您会感到疲惫不堪。但是,更多时候,您会为孩子取得的成就及您和家人们做出的努力而感到高兴。我们希望本书在帮助您理解和面对挑战的同时,能够提供更多的机会来肯定并拥抱在抚养孩子过程中出现的欢乐时刻及独特礼物。

🦢 🦢 🦢 🦢 🦢

孤独症斗士:Cheryl C. Smith 学士

作为一名严重 ASD 患儿的母亲,Cheryl C. Smith 学士不知道怎样才能自己承担她的儿子去一所特殊学校的费用。她回忆道："我儿子幼儿园就读于 Carmen B. Pingree 孤独症儿童中心,在此期间的学费比他在犹他大学医学院的就读时的学费还要高"(此中心最近更名为 Carmen B. Pingree 孤独症学习中心)。

Cheryl 拜访了她的州代表,J. Morgan Philpot,并且他同意支持有关设立私立学校奖学金的法案。"在接下来的数月里,我参与了采访、寄送信件和电子邮件、打电话、与患儿父母交谈、去各州参观并去了国会大厦",Cheryl 回忆说,"在会议期间,我每周工作超过 50 个小时"。

她的努力取得了回报。在 2005 年,犹他州成为美国第一个为有特殊需要的儿童提供私立学校奖学金的州。这项奖学金被命名为 Carson Smith 奖学金。"人们总是热泪盈眶地找到我,向我表达感谢。他们说如果没有这项奖学金,他们将不能送孩子去需要的学校",Cheryl 说。"有些人能够和其他孩子待在家里,有些人是为了偿还他们为残疾孩子申请的第二笔贷款,有些人是为了恢复电话。但是,至少我不是一个人在努力。"

Cheryl 是犹他州孤独症协会的前任主席/创始人。Carson 在接近 9 岁时开始学会说话,他说的第一句暖心的话是"妈妈"。对于抚养孤独症儿童,Cheryl 给出了自己的建议:"使自己放轻松。我们不可能解决所有问题。不管我们哭多久,吃多少曲奇饼,大多数事情都不会改变。我们处理的事情可能会改变,也可能不会,但是我们总能从中发现乐趣。"

(刘思奇 张樊 冯晨辉 译)

后 记

Shana 的特别祝福

作者：Nicole Ashley Herzog

9 岁

这个故事献给世界上所有的 Shana 和 Freddy，献给我的兄弟 Eli，他不知道我有多爱他，也不知道我有多接受这样的他。

🦢🦢🦢🦢🦢

在一条温馨的小街上，住着一个温馨的小家庭：妈妈、爸爸和 Shana（就是我）。我们非常幸福，但我知道如果我有一个弟弟或妹妹，我们会更幸福。这也是我一直以来想说的。每当我许愿时，我总是希望拥有一个弟弟或妹妹，比如我们在购物中心的时候，我把钱包底部的硬币扔进喷泉时，或者是我吹灭生日蛋糕上的蜡烛的时候。我盼望着，盼望着。你知道发生了什么事吗？一个奇迹！在我坚持不懈许愿之后，终于有了一个弟弟！

弟弟出生时很可爱——至少大家都这么说。我觉得他看起来怪怪的。他有很多皱纹，就像我爷爷一样，但我还是很爱我的小弟弟。他对我笑，胖乎乎的，眼睛跟着我，每当我走进房间，他都很兴奋。这太棒了。我喜欢逗他笑，挠他痒痒，跟他玩躲猫猫。

我们的生活如常。我们是一个温馨的小家庭：妈妈、爸爸、Shana 和 Freddy。我们非常开心，只是最近爸爸妈妈的脸上露出担心的表情，有时我还看到妈妈在哭。

"怎么了，妈妈？"我问。"哦，妈妈只是有点难过，Shana。没什么好担心的。来点热巧克力怎么样？"妈妈知道我喜欢热巧克力。热巧克力和椰子软糖总是让我很开心。"耶！我去拿杯子！"

　　一天晚上，Freddy 穿着印有"麻烦来了"的 T 恤，穿着鼓鼓的尿布，摇摇晃晃地走来走去，他从我的拼图盒里取出一小套木制数字。"噢，那不是很可爱吗，妈妈？Freddy 喜欢我的数字拼图。"他边走边说："8！7！"他举起数字6，把它倒过来，说："9！"这非常有趣，因为 Freddy 直到那一刻才开口说话。

　　问题是，Freddy 开始随身携带这些数字。有一次，我指着一把吉他问他："嘿，Freddy，你看到了什么？"他说："8！"你知道吗？那把吉他真的很像8。突然，我意识到 Freddy 不仅仅是喜欢数字。Freddy 热爱数字，他特别喜欢数字8。有一天，他甚至在公园里把爸爸的眼镜摘了下来，竖着拿着。猜猜他说了什么？正是……8！

　　我发现自己开始对这个孩子生气了。8这个，8那个的。"好吧，Freddy。我们已经学会它了！"因为我想跟 Freddy 一起读书，一起做他喜欢做的事，和他一起上学。但他在乎的只是那些糟糕的数字，17似乎也给他留下了相当深刻的印象。嗯，1加7等于……8，啊！

　　尽管如此，Freddy 还是很可爱。他有一张胖乎乎的小脸，粉红色的大脸颊，脸上挂着大大的笑容，但他有些不同。妈妈告诉我弟弟有孤独症。"孤独症？那是什么？妈妈，Freddy 是生病了吗？"我问。"不，Shana。他不是生病，但是他的小脑袋瓜的工作方式和别人非常不同。"我问："这就是他那么喜欢数字的原因吗？"妈妈点了点头，眼睛湿润了，她转过头，对着 Freddy 笑了笑。Freddy 正拿着两根吸管走进房间，骄傲地向我们展示他是如何把其中一根吸管弯成"7"的形状的。

　　在那一刻，我们都笑了。我拥抱并亲吻了 Freddy，与他一起编玫瑰花环。你知道吗？Freddy 咯咯地笑，他喜欢玫瑰花环。

　　像大多数孩子一样，Freddy 喜欢在水里玩，喜欢在游泳池玩滑水道。但是我注意到 Freddy 从来没有一起玩的小朋友。有时这让我很难过，因为我希望 Freddy 有小朋友，那些小朋友不在意他发出的滑稽的声音或他兴奋时拍手的方式。但没关系，因为 Freddy 有我，我永远是他的朋友。

　　最近，Freddy 发现了其他的兴趣。他喜欢古典音乐，尤其是莫扎特和巴赫的音乐。噢，我怎么能忘记他对圣诞音乐的痴迷呢？我记得有一年夏天,外面温度超过 37℃,我们把空调开到最大,妈妈车上的收音机响着"铃儿响叮当"。幸运的是,那年夏天我得到了 iPod。

虽然 Freddy 不是完美的,他可能不是我想要的小弟弟,但世界上所有的椰子软糖都不会让我交换他。因为我爱 Freddy,他也爱我……几乎就像他爱数字 8 一样。

（任永颖　译）

附　录

附录 A

相关资源

　　这不是一份包罗万象的清单。但是，下面的建议将帮助您搜索信息，确保您的儿科医生知道您的问题和担忧，分享您在搜索中发现的信息。记住，您和您的儿科医生是孩子健康的伙伴。

　　请注意：这里列出的内容并不意味着得到了美国儿科学会的认可，美国儿科学会不对这些资源的内容负责。电话号码和网站是尽可能最新的，但也可能随时改变。

美国儿科学会资源

American Academy of Pediatrics

　　800/433-9016

　　www.AAP.org

　　www.HealthyChildren.org

　　www.medicalhomeinfo.org

政府网站

Center for Parent Information and Resources

　　973/642-8100

　　www.parentcenterhub.org

Centers for Disease Control and Prevention

　　800/CDC-iNFO（232-4636）

　　www.cdc.gov/ncbddd/autism

www.cdc.gov/ncbddd/actearly

Early Childhood Technical Assistance Center

http://ectacenter.org

Interagency Autism Coordinating Committee

https://iacc.hhs.gov

Maternal and Child Health Digital Library at Georgetown University

877/624-1935

www.mchlibrary.org/families/frb-autism.php

National Institute of Mental Health

866/615-6464

www.nimh.nih.gov

US Department of Education Individuals with Disabilities Education Act

http://idea.ed.gov

教育和治疗组织

Association for Behavioral Analysis International

269/492-9310

www.abainternational.org

Epilepsy Foundation of America

800/332-1000

www.epilepsy.com

ICDL (Interdisciplinary Council on Development and Learning)
(Home of DIR and DIRFloortime)

    301/304-8834

    www.icdl.com

Medical Home Portal

    www.medicalhomeportal.org

Parent to Parent USA

    518/637-9441

    www.p2pusa.org

Responsive Classroom

    216/368-1707

    www.responsiveclassroom.org

The SCERTS Model

    http://scerts.com

Social Thinking

    www.socialthinking.com

TEACCH Autism Program

    919/966-2174

    www.teacch.com

其他协会和资源

Academic Consortium for Integrative Medicine and Health

    703/556-9222

    www.imconsortium.org

American Academy of Child and Adolescent Psychiatry

202/966-7300

www.aacap.org

The Arc

www.thearc.org

Association for Science in Autism Treatment

www.asatonline.org

Association of University Centers on Disabilities

301/588-8252

www.aucd.org

Autism Science Foundation

914/810-9100

www.autismsciencefoundation.org

Autism Society of America

800/3AUTISM（328-8476）× 9620

www.autism-society.org

Autism Speaks

888/288-4762

www.autismspeaks.org

Autism Wandering Awareness Alerts Response and Education（AWAARE）Collaboration

http://awaare.nationalautismassociation.org

Autistic Self Advocacy Network

http://autisticadvocacy.org

Best Buddies

305/374-2233

www.bestbuddies.org

Disability Scoop

www.disabilityscoop.com

Easterseals

800/221-6827

www.easterseals.com

Family Voices

888/835-5669

www.familyvoices.org

Got Transition/Center for Health Care Transition Improvement

202/223-1500

www.gottransition.org

Interactive Autism Network

www.iancommunity.org

Organization for Autism Research

866/366-9710

www.researchautism.org

Sibling Support Project

www.siblingsupport.org

Siblings of Autism

https://siblingsofautism.org

SPARK

https：//sparkforautism.org

Special Olympics

800/700-8585

www.specialolympics.org

参考书

通用类

Autism Women's Network. *What Every Autistic Girl Wishes Her Parents Knew.* Lincoln, NE: DragonBee; 2017

Bashe PR. *Asperger Syndrome: The OASIS Guide; Advice, Inspiration, Insight, and Hope From Early Intervention to Adulthood.* 3rd rev ed. New York, NY: Harmony Books; 2014

Grandin T, Panek R. *The Autistic Brain: Thinking Across the Spectrum.* New York, NY: First Mariner Books; 2013

Notbohm E. *Ten Things Every Child With Autism Wishes You Knew.* 1st rev ed. Arlington, TX: Future Horizons; 2012

Ozonoff S, Dawson G, McPartland JC. *A Parent's Guide to High-Functioning Autism Spectrum Disorder: How to Meet the Challenges and Help Your Child Thrive.* 2nd ed. New York, NY: Guilford; 2015

Prizant BM. *Uniquely Human: A Different Way of Seeing Autism.* New York, NY: Simon & Schuster Paperbacks; 2015

Reber D. *Differently Wired: Raising an Exceptional Child in a Conventional World.* New York, NY: Workman; 2018

Silberman S. *Neurotribes: The Legacy of Autism and the Future of Neurodiversity.* New York, NY: Avery; 2016

Verdick E, Reeve E. *The Survival Guide for Kids With Autism Spectrum Disorders (and Their Parents).* Minneapolis, MN: Free Spirit Publishing; 2012

行为管理、社交技能和健康

Bondy A, Frost L. *A Picture's Worth: PECS and Other Visual Communication Strategies in Autism.* 2nd ed. Bethesda, MD: Woodbine House; 2011

Cicero F. *Toilet Training Success: A Guide for Teaching Individuals With Developmental Disabilities.* New York, NY: DRL Books; 2012

Durand VM. *Sleep Better! A Guide to Improving Sleep for Children With Special Needs.* Rev ed. Baltimore, MD: Paul H. Brookes; 2014

Gibbs VD. *Self-regulation and Mindfulness: Over 82 Exercises & Worksheets for Sensory Processing Disorder, ADHD, & Autism Spectrum Disorder.* Eau Claire, WI: PESI Publishing & Media; 2017

Gray C. *The New Social Story Book.* 15th anniv ed. Arlington, TX: Future Horizons; 2015

Greene RW. *The Explosive Child: A New Approach for Understanding and Parenting Easily Frustrated, Chronically Inflexible Children.* New York, NY: HarperCollins Publishers; 2014

Harris G, Shea E. *Food Refusal and Avoidant Eating in Children, Including Those With Autism Spectrum Conditions: A Practical Guide for Parents and Professionals.* London, England: Jessica Kingsley Publishers; 2018

Kemper KJ. *Mental Health, Naturally: The Family Guide to Holistic Care for a Healthy Mind and Body.* Elk Grove Village, IL: American Academy of Pediatrics; 2010

Kluth P, Shouse J. *The Autism Checklist: A Practical Reference for Parents and Teachers.* San Francisco, CA: Jossey-Bass; 2009

McClannahan LE, Krantz PJ. *Activity Schedules for Children With Autism: Teaching Independent Behavior.* 2nd ed. Bethesda, MD: Woodbine House; 2010

Moor J. *Playing, Laughing, and Learning With Children on the Autism Spectrum: A Practical Resource of Play Ideas for Parents and Carers.* 2nd ed. London, England: Jessica Kingsley Publishers; 2008

Notbohm E, Zysk V. *1001 Great Ideas for Teaching and Raising Children With Autism or Asperger's.* 2nd rev ed. Arlington, TX: Future Horizons; 2010

Rogers SJ, Dawson G, Vismara LA. *An Early Start for Your Child With Autism: Using Everyday Activities to Help Kids Connect, Communicate, and Learn.* New York, NY: Guilford; 2012

Tarbox J, Bermudez TL. *Treating Feeding Challenges in Autism: Turning the Tables on Mealtime.* London, England: Academic Press; 2017

Wilde KC. *Autistic Logistics: A Parent's Guide to Tackling Bedtime, Toilet Training, Tantrums, Hitting, and Other Everyday Challenges.* London, England: Jessica Kingsley Publishers; 2015

Wilens TE. Hammerness PG. *Straight Talk About Psychiatric Medications for Kids.* 4th ed. New York, NY: Guilford; 2016

Winner MG, Crooke P. *You Are a Social Detective: Explaining Social Thinking to Kids.* Great Barrington, MA: North River Press; 2010

Winner MG, Murphy LK. *Social Thinking and Me.* Santa Clara, CA: Think Social Publishing; 2016

青春期和成年期

Glasberg BA, LaRue RH. *Functional Behavior Assessment for People With Autism: Making Sense of Seemingly Senseless Behavior.* 2nd ed. Bethesda, MD: Woodbine House; 2015

Koegel LK, LaZebnik C. *Growing Up on the Spectrum: A Guide to Life, Love, and Learning for Teens and Young Adults With Autism and Asperger's.* New York, NY: Penguin Group; 2009

Mahler KJ. *Hygiene and Related Behaviors for Children and Adolescents With Autism Spectrum and Related Disorders: A Fun Curriculum With a Focus on Social Understanding.* Shawnee Mission, KS: AAPC; 2009

McHenry I, Moog C. *The Autism Playbook for Teens: Imagination-Based Mindfulness Activities to Calm Yourself, Build Independence, and Connect With Others.* Oakland, CA: Instant Help Books; 2014

Organization for Autism Research. *Life Journey Through Autism: A Guide for Transition to Adulthood.* Arlington, VA: Organization for Autism Research; 2006. Reaffirmed 2017

O'Toole JC, Bojanowski B. *The Asperkid's (Secret) Book of Social Rules: The Handbook of Not-So-Obvious Social Guidelines for Tweens and Teens With Asperger Syndrome.* London, England: Jessica Kingsley Publishers; 2013

Winner MG, Crooke P. *Socially Curious and Curiously Social: A Social Thinking Guidebook for Bright Teens and Young Adults.* Great Barrington, MA: North River Press; 2011

杂志和新闻通讯

Autism Asperger's Digest

　　800/674-3771

　　www.autismdigest.com

Autism Spectrum News

　　978/733-4481

　　www.mhnews-autism.org

附录 B

孤独症谱系障碍儿童紧急信息表	
日期	
姓名	
您是否同意向医疗保健专业人员填写此表格?	是 　　　　　　　　否
这是新的表格还是更新的?	

儿童信息			
儿童姓名		地址	
出生日期		城市、州、邮政编码	
患者昵称		主要语言	
主要通信手段		他/她是否佩戴医用身份手链?	
家长/监护人1		家长/监护人2	
联系方式		联系方式	
紧急联系人		紧急联系人	

照顾者 & 设施			
照顾者	照顾者姓名	特殊设备	电话、传真和邮箱
初级医疗			
专家1			
专家2			
专家3			
专家4			
专家5			

续表

其他人			
初级药房（分支机构、电话、其他）			
预期初级急诊科（名字、电话、其他）			
预期三级护理中心（名字、电话、其他）			
临床信息 / 数据			
诊断 / 手术史（全部列出），从最重要的开始		1	
		2	
		3	
		4	
基线的查体结果			
基线生命体征			
最近的身高体重（包括日期）			
基线神经状态			
认知 / 发育年龄（分别描述）			
	接受性语言		
	表达性语言		
认知能力			
粗大运动功能			
精细运动功能			
感到舒适的东西			
他 / 她是不是四处逛了？如果是，去哪里？请描述			
曾用药		实验室检查结果（如血检、X 线片、心电图）	
1		1	
2		2	
3		技术设备（如通信辅助设备）	

4	1
5	2
过敏史:需注意的药物/食物 & 原因	需避免的操作和原因
1	1
2	2
3	3
4	4

疫苗接种(月/年)			
白喉、破伤风、全细胞性百日咳混合疫苗日期		水痘情况	
白喉、破伤风、非细胞性百日咳混合疫苗(7岁以下)日期		乙肝疫苗日期	
脊髓灰质炎疫苗日期		甲肝疫苗日期	
麻腮风疫苗日期		脑炎疫苗	说明具体哪一种
流感疫苗日期		肺结核情况	
7价肺炎疫苗		人乳头瘤病毒	
13价肺炎疫苗		流感疫苗	
轮状病毒		破伤风白喉百日咳混合疫苗(增强针)	
其他		其他	
对儿童、家庭或其他具体医疗问题的评论			
医师/照顾者签名		印刷姓名	

附录 C

早期干预计划转诊表

如欲以书面形式将儿童转介至早期干预（C 部分），请填写此表格。此外，请指出您希望从早期干预计划收到的反馈，以回应您的转诊。对于转诊来说，不需要对特定的情况或疾病进行诊断。

家长 / 儿童联系信息
儿童姓名：
出生日期：　　　　　儿童年龄 / 月：　　　性别：男　女
家庭住址：
父母 / 照顾者：　　　　　　　　　与儿童关系：
第一语言：　　　家庭电话：　　　其他联系方式：
转介至早期干预原因
（请勾选所有符合的情况）
□ 确定的诊断（如脊柱裂、唐氏综合征）：
□ 怀疑发育迟缓或问题（请勾选怀疑的方面）：
□ 运动 / 身体的　□ 认知　□ 社交 / 情绪　□ 言语 / 语言　□ 行为　□ 其他
□ 处于危险中（描述危险因素）：
□ 其他（请描述）：
转诊联系信息
转诊人：　　　　　　　　　　转诊日期：
地址：
办公电话：　　　传真：　　　电子邮箱：

续表

早期干预计划联系信息
计划名称：
地址：　　　　城市：　　　　州：　　　　邮政编码：
办公电话：　　　传真：　　　电子邮箱：

转诊期望的反馈
转诊接收日期：　　　　　　与儿童/家庭初次见面的日期：
指定联系人姓名：
电话：　　　　传真：　　　　电子邮箱：

初次预约后，请发送以下信息
□ 初次接触情况　　　　　□ 提供的服务中改变的部分
□ 发育评估结果　　　　　□ 定期报告进展/总结
□ 向儿童/家庭提供的服务　□ 其他（请描述）：

信息公开同意书
我，　　（父母或照顾者名字印刷体），允许我的儿科保健提供者， （儿童保健提供者名字印刷体），在早期干预项目中共享我的孩子， （孩子的名字印刷体），的所有相关信息。
父母/合法监护人签字：　　　　　　　日期：

此表格可在美国国家特殊需要儿童医疗之家倡议中心网站上查阅。

http://pediatrics.aappublications.org/content/pediatrics/suppl/2007/11/21/120.5.1153.DC1/EI_Referral_Form.pdf 下载此表格并了解有关早期干预的更多信息。

本表格是美国儿科学会与 Orelena Hawks-Puckett Institute, Inc. 追踪、转诊和评估中心合作开发的一部分。本表格的开发部分得到了美国教育部、特殊教育计划办公室、实践研究部的资助（H324G020002）。

转载自美国儿科学会残疾儿童委员会：医疗之家在以家庭为中心的早期干预服务中的作用。

附录 D

用药表格

患者:

药物	开始日期 / 靶症状	剂量变化 / 益处 / 副作用	终止日期 / 原因

经 Alan Rosenblatt 博士、资深律师许可改编。

索 引

55检